`D1666702`

Kohlhammer

Ethik im Diskurs

Hrsg. vom Münchner Kompetenzzentrum Ethik
Band 5

Das Münchner Kompetenzzentrum Ethik (MKE) möchte ethische Probleme erkennen und beurteilen, bevor sie virulent werden. Ethischen Problemen kommt nicht nur in der Öffentlichkeit, sondern auch in den Wissenschaften eine stetig wachsende Bedeutung zu. Da diese Entwicklung von der überwiegenden Mehrzahl der Wissenschaften bis vor kurzem kaum wahrgenommen wurde, mangelt es an Lösungsansätzen in vielen Disziplinen.

Das MKE fördert ethische Forschung an der Ludwig-Maximilians-Universität München und bietet ein interdisziplinäres Netzwerk für kooperative Lösungen ethischer Probleme in den Wissenschaften und in der Gesellschaft. Dabei baut das MKE auf den Resultaten früherer und gegenwärtiger Forschungen auf und vertieft die interdisziplinären Perspektiven. Das Zentrum fördert internationale Zusammenarbeit und bietet ein hochqualifiziertes Forum für den Austausch von Argumenten und Forschungsergebnissen.

Die Reihe „Ethik im Diskurs" ist den Themen, Aufgaben und Zielsetzungen des Münchner Kompetenzzentrums Ethik verpflichtet. Ihre Bände decken die ganze Bandbreite der am MKE beteiligten 14 Fakultäten der LMU ab, sie können sich dabei sowohl schwerpunktmäßig auf einzelne Disziplinen beziehen als auch interdisziplinär angelegt sein.

Die Bände der Reihe, die von Prof. Dr. Gian Domenico Borasio, Prof. Dr. Benedikt Grothe, Prof. Dr. Friedrich Wilhelm Graf, Prof. Dr. Konrad Hilpert, Prof. Dr. Armin Nassehi, Prof. Dr. Ulrich Schroth, PD Dr. Stephan Sellmaier und Prof. Dr. Wilhelm Vossenkuhl herausgegeben wird, basieren in Form von Monographien und Sammelbänden einerseits auf den Ergebnissen von Forschungsprojekten und herausragenden Tagungen, andererseits auf hervorragenden Dissertations- und Habilitationsschriften.

Gerhard Ernst
Stephan Sellmaier (Hrsg.)

Universelle Menschenrechte und partikulare Moral

Mit Beiträgen von
Julia Eckert, Gerhard Ernst, Rainer Forst,
Volker Gerhardt, Stefan Gosepath, Thomas Hoppe,
Matthias Koenig, Friedrich Lohmann und
Georg Lohmann

Verlag W. Kohlhammer

Gefördert durch die Berlin-Brandenburgische Akademie der Wissenschaften, die Junge Akademie sowie die Udo Keller Stiftung Forum Humanum

1. Auflage 2010

Alle Rechte vorbehalten
© 2010 W. Kohlhammer GmbH Stuttgart
Gesamtherstellung:
W. Kohlhammer Druckerei GmbH + Co. KG, Stuttgart
Printed in Germany

ISBN 978-3-17-021321-0

Inhalt

Einleitung

Menschenrechte sind moralische Ansprüche, die der Mensch allein aufgrund seines Menschseins hat. Jeder Mensch hat diese Ansprüche, und zwar in gleicher Weise. Jeder Mensch hat diese Ansprüche zu achten. Wenn von der Universalität der Menschenrechte die Rede ist, sind zumeist diese Thesen gemeint. Sind sie wahr? Betrachtet man die vielfältigen Moralvorstellungen, die sich zu verschiedenen Zeiten, in verschiedenen kulturellen Gemeinschaften, in verschiedenen sozialen Gruppen etc. finden, so gewinnt man eher den Eindruck, dass es mit der Universalität gleich welcher moralischer Ansprüche nicht weit her sein kann. Ist also der universelle Anspruch der Menschenrechte in Zweifel zu ziehen? Oder sollte man eher die These vertreten, dass viele partikulare Moralvorstellungen schlicht falsch sind? Wie ist das Verhältnis zwischen universellen Menschenrechten und partikularer Moral tatsächlich zu bestimmen?

Dass diese Fragen nicht nur von rein wissenschaftlichem Interesse, sondern auch von großer gesellschaftlicher und politischer Bedeutung sind, ist offensichtlich. Spätestens seit der *Allgemeinen Erklärung der Menschenrechte* von 1948 ist der Begriff der Menschenrechte auf internationaler Ebene einer der wichtigsten Begriffe nicht nur des moralischen, sondern auch des politischen und juristischen Diskurses geworden. Fragen, die das Verhältnis zwischen universellen Menschenrechten und partikularen Moralvorstellungen betreffen, stehen dabei ständig zur Debatte. Aber wer kann sie beantworten? Zunächst einmal hat man es hier sicherlich mit einem moralphilosophischen Problem zu tun, das die Bereiche der Metaethik, der normativen Ethik und der politischen Philosophie gleichermaßen betrifft. Aber auch die Sozialanthropologie, die historische Soziologie, die Theologie und die Politikwissenschaft leisten hier wesentliche Beiträge. Das Ziel des vorliegenden Bandes ist es deshalb, das gemeinsame Problem aus der Perspektive verschiedener Ansätze und Disziplinen zu beleuchten. In dieser Einleitung wollen wir die Themen der einzelnen Beiträge vorstellen.

Die Menschenrechte sind, so *Stefan Gosepath* in seinem Aufsatz „Der Sinn der Menschenrechte nach 1945", heute weltweit als verbindlicher normativer Maßstab anerkannt. Zwar gibt es ein großes Implementationsdefizit. Diesem

7

steht jedoch die – zumindest verbale – allgemeine Akzeptanz der Menschenrechte als Grundlage einer transkulturellen moralischen Ordnung gegenüber. Gosepaths Ansicht nach liegt die Erklärung für diese universelle Anerkennung darin, dass die Menschenrechte auf einem minimalen, aber globalen Konsens in der Moral beruhen. Sie bilden sozusagen die Schnittmenge der vielen, tatsächlich vorfindlichen partikularen Moralvorstellungen. Dieser Sonderstellung der Menschenrechte geht Gosepath in inhaltlicher, formaler, begründungstheoretischer und positiv-rechtlicher Hinsicht nach: Inhaltlich ist zunächst festzustellen, dass die Anerkennung der Menschenrechte eine Reaktion auf die universelle Erfahrung der Verletzlichkeit des Menschen ist. Verschiedene Dimensionen dieser Verletzlichkeit werden in spezifischen historischen Entwicklungen deutlich. Dennoch gibt es hier genügend geteilte Erfahrungen, die Grundlage eines minimalen moralischen Konsenses werden können. Zu bestimmen, worin das gute Leben liegt, ist Sache verschiedener Kulturen oder Einzelpersonen. Das zivilisatorische Minimum ist dagegen Gegenstand einer universellen Moral. Formal gesehen unterscheidet Gosepath drei Epochen in der Geschichte der Menschenrechte: der philosophischen Entwicklung der (moralischen) Menschenrechtsidee im 17. und 18. Jahrhundert folgt die (rechtliche) Etablierung der Menschenrechte als Grund- und damit zunächst nur als Bürgerrechte im 18. Jahrhundert und schließlich – als Reaktion auf die Schrecken des 20. Jahrhunderts – die übernationale Verankerung der Menschenrechte im Völkerrecht. Bezüglich der normativen Grundlage der Menschenrechte weist Gosepath einerseits auf die Notwendigkeit einer Begründung, andererseits auf die Schwierigkeiten einer pluralistischen Begründung hin. Eine Lösung des Problems sieht er in der „politischen Konzeption der Menschenrechte", bei der ein überlappender *politischer* Konsens (im Sinne von Rawls) in Bezug auf geteilte *moralische* Vorstellungen herrscht. In positiv-rechtlicher Hinsicht schließlich ist nach Gosepath zu beachten, dass die rechtliche Durchsetzung bereits eine immanente Forderung der Menschenrechte, verstanden als moralische Ansprüche, darstellt. Die Bedeutung der Menschenrechte liegt in ihrer Praxis.

Ausgangspunkt für *Georg Lohmanns* Aufsatz „Kulturelle Besonderung und Universalisierung der Menschenrechte" ist eine politische Frage von grundlegender Bedeutung: Wie soll man angesichts der Diskussionen um den Inhalt der Menschenrechte im Menschenrechtsrat agieren? Soll man sich darauf einlassen, kulturell spezifische Menschenrechtsverständnisse zuzulassen, wie das viele Staaten fordern – und damit die Universalität der Menschenrechte, jedenfalls teilweise, aufgeben? Oder soll man hier hart bleiben – und Abstimmungsniederlagen riskieren? Die Beantwortung dieser Frage setzt nach Lohmann eine philosophische Klärung des Begriffs und der Begründung der Menschenrechte voraus. Was den Begriff der Menschenrechte angeht, identifiziert Lohmann insbesondere vier Elemente, die unverzichtbar sind: Individualität (Menschenrechte kommen *Einzelpersonen* zu), Kategorialität (Menschenrechte kommen

Einzelpersonen *bedingungslos* zu), Universalität (Menschenrechte kommen *allen* Einzelpersonen zu) und Egalität (Menschenrechte kommen allen Einzelpersonen *gleichermaßen* zu). Was die Begründung der Menschenrechte angeht, gibt es drei Möglichkeiten: Es könnte eine, allein richtige Begründung geben oder gar keine oder mehrere. Lohmann plädiert für die dritte Möglichkeit. Für ihn kann es zwar keine absolute Begründung der Menschenrechte geben, wohl aber relative Begründungen. Die Relativität der Begründung widerspricht dabei nicht der Universalität des Begründeten! Eine solche „schwach relativistische" Begründung der Menschenrechte skizziert Lohmann in seinem Aufsatz. Er geht dabei von einer inhaltlichen Prämisse (bezüglich des Werts der Fähigkeit zu individueller, überlegter Selbstbestimmung) sowie vom formalen Beurteilungsprinzip der Unparteilichkeit aus. Dem Aspekt des Individualismus der Menschenrechte, der als besonders umstritten gelten kann, schenkt Lohmann in diesem Zusammenhang besondere Beachtung. Er betont, dass dieser Individualismus zwar auf kulturspezifischen Prämissen aufbaut, dass jedoch im Zeitalter der Globalisierung überall ähnliche Individualisierungsprozesse ablaufen und dass die Menschenrechte als Antwort auf die damit verbundenen Unrechtserfahrungen angesehen werden können. Die Aufklärungsmoral der universellen und gleichen Achtung aller, die für die Begründung der Menschenrechte grundlegend ist, hofft Lohmann mithilfe des Unparteilichkeitsprinzips rekonstruieren zu können. Dieses Prinzip lässt auf der rechtlichen und politischen Ebene eine gewisse kulturelle Vielfalt zu, solange die oben genannten vier prinzipiellen Merkmale der Menschenrechte unangetastet bleiben.

Volker Gerhardt stellt in seinem Beitrag „Menschenrecht und Konstitution" zunächst die Geschichte des Wortgebrauchs der Geschichte der Sache des Menschenrechts gegenüber. Während die explizite Rede vom Menschenrecht erst seit dem 16. Jahrhundert zu finden ist, geht es um die Sache schon bedeutend länger: in der Tradition des Naturrechts, im Alten und Neuen Testament, auch in anderen Kulturen. Anhand einer Betrachtung des *Kriton* zeigt Gerhardt, dass schon für Platon das ursprüngliche Recht, von der eigenen Freiheit Gebrauch zu machen, grundlegend für die Verbindlichkeit der politischen Ordnung ist, weil diese nur aufgrund von Zustimmung Geltung beanspruchen kann. Thomas Paines Einteilung der politischen Geschichte in eine Epoche des Aberglaubens, der Macht und des Menschenrechts wandelt Gerhardt folgendermaßen ab: Der Institutionalisierung politischer Herrschaft folgt ihre Autonomisierung (von anderen gesellschaftlichen Kräften) und schließlich eine Phase der Konstitutionalisierung, die noch längst nicht abgeschlossen ist. Letztere ist dadurch gekennzeichnet, dass sich hier die staatliche Macht verbindlichen Verfassungen und damit letztlich dem Menschenrecht unterstellt. Dieses begründet den Anspruch auf Partizipation. Gerhardt entwickelt den Gedanken der Konstitutionalisierung aus anthropologischen Grundelementen heraus: Der Mensch kann sich selbst und seine soziale Organisation in der Form von handelnden Einheiten begrei-

9

fen. So kommt es zur Institutionalisierung des Politischen, zur Einrichtung des Rechts als sozialtechnischer Form und schließlich zur Konstitutionalisierung als „Potenzierung des bereits gegebenen Rechts". Der korporativ verfasste Staat kann so zum Rahmen für die moralische Person werden. Beide sind aufeinander angewiesen, und das Prinzip dieser Verbindung ist für Gerhardt gerade das Menschenrecht. So kommt er schließlich zu dem Ergebnis: „Das Menschenrecht muss als die elementare Produktionsbedingung begriffen werden, unter der sich der einzelne Mensch als Teil einer größeren Organisation begreifen kann, ohne darin seine Eigenständigkeit zu verlieren." Das Menschenrecht erweist sich somit für Gerhardt als Grundbedingung des Politischen überhaupt und kann damit kaum anders als universell verstanden werden.

Auch *Rainer Forst* vertritt in seinem Aufsatz „Die Rechtfertigung der Menschenrechte und das grundlegende Recht auf Rechtfertigung" eine universalistische Position. Diese ergibt sich für ihn daraus, dass die Menschenrechte in einem basalen moralischen Recht wurzeln, das alle Menschen gleichermaßen besitzen: „das Recht einer jeden Person, als jemand respektiert zu werden, der oder die ein moralisches Recht auf Rechtfertigung besitzt, demzufolge eine jede Handlung oder Norm, die legitim zu sein beansprucht, auf eine angemessene Weise gerechtfertigt werden können muss." Diese Position ist universalistisch, aber nicht ethnozentristisch, da jede legitime kulturspezifische Kritik ihrerseits auf dem grundlegenden Recht auf Rechtfertigung der Angehörigen anderer Kulturen wie auch der eigenen Gesellschaft basiert, wie Forst gegenüber Befürwortern einer minimalistischen Begründung der Menschenrechte (z. B. J. Cohen) betont. Ein universelles Menschenrecht auf Demokratie ist damit seiner Ansicht nach auch gegen traditionelle hierarchische Vorstellungen gerechtfertigt. Forst setzt sich mit seiner Theorie vor allem von zwei alternativen Begründungsansätzen ab: zum einen von teleologischen Ansätzen (wie sie beispielsweise von Griffin, Tasioulas und Nickel vertreten werden), denen zufolge die Menschenrechte auf der Grundlage substanzieller Vorstellungen vom guten Leben (und damit auf ethischer Grundlage) begründet werden können, zum anderen von politischen Ansätzen (wie denen von Rawls, Raz und Beitz), die den Zweck der Menschenrechte in erster Linie in der völkerrechtlichen Begrenzung staatlicher Autonomie sehen. Gegenüber Ansätzen der ersten Art vertritt Forst, dass das Recht auf Rechtfertigung grundlegender als alle ethischen Vorstellungen ist. Auf Letztere darf man sich in einer Begründung der Menschenrechte nicht berufen, da es hier keine interkulturell rechtfertigbare gemeinsame Basis gibt. Gegenüber politischen Ansätzen macht Forst deutlich, dass es nicht die primäre Funktion der Menschenrechte ist, staatliche Autonomie von außen zu begrenzen, sondern deren interne Legitimität zu begründen. Ein Staat ist nur dann in diesem Sinne legitim, wenn er seine Mitglieder nur solchen Institutionen unterwirft, die vor diesen Mitgliedern gerechtfertigt werden können. Dies sollte allerdings nicht vorschnell mit der Frage der Legitimität externer

Interventionen verknüpft werden. Gegenüber beiden Ansätzen verweist Forst auf die historische Dimension der Menschenrechte. Diese drückten stets den Anspruch aller aus, vollwertig integrierte Mitglieder der Gemeinschaft zu sein. Die Menschenrechte sind daher eher republikanischen als liberalen Ursprungs. Forst diskutiert in seinem Text nicht nur die Begründung der Menschenrechte, sondern auch deren politische Pointe: Die Menschenrechte zielen auf die Etablierung des Grundgerüsts einer gerechtfertigen Sozialordnung und damit auf die soziale Absicherung des grundlegenden Rechts auf Rechtfertigung. Welche konkreten institutionellen Implikationen sich dabei ergeben, kann nach Forst nur diskursiv bestimmt werden.

Im Mittelpunkt des Beitrags von Gerhard Ernst steht die Frage, wie die Universalität der Menschenrechte mit der Vielfalt moralischer Vorstellungen, die sich weltweit finden, vereinbar ist. Auf den ersten Blick scheint es nur zwei, gleichermaßen unplausible, Alternativen zu geben: Entweder der universelle moralische Anspruch der Menschenrechte muss zurückgewiesen werden. Oder die tatsächlich bestehende moralische Vielfalt ist letztlich inakzeptabel. Weder ein frivoler Relativismus noch ein moralischer Imperialismus scheinen jedoch attraktiv zu sein. Zur Lösung dieses Problems behandelt der Aufsatz zunächst die Frage, auf welche Weise man zu einer Klärung des Begriffs der Menschenrechte kommen sollte und welche Einschränkung sich dadurch für den Inhalt des Begriffs ergibt. Es zeigt sich, dass das Wort „Menschenrechte" als Bezeichnung eines echten Teilbereichs der moralischen Ansprüche, die es gibt, nicht etwa als Bezeichnung aller moralischen Ansprüche, reserviert bleiben sollte. Damit ist es von Anfang naheliegend anzunehmen, dass die Menschenrechte in Konflikt mit ebenfalls wichtigen moralischen Ansprüchen geraten können und dass es dann eine rational nicht völlig determinierte Abwägung von Gütern geben kann, die in unterschiedlichen Gemeinschaften nicht unbedingt gleich ausfallen muss. Diese Einsicht ist deshalb von Bedeutung, da eine Form des normativen Relativismus, die in diesem Aufsatz verteidigt wird, auf ihr beruht. Der normative Relativismus wird dabei strikt unterschieden von zwei anderen Formen des moralischen Relativismus: dem deskriptiven und dem metaethischen Relativismus. Der deskriptive Relativismus, demzufolge es tatsächlich, auch in Bezug auf die Menschenrechte, divergierende Moralvorstellungen gibt, hat eine gewisse Plausibilität (und ist jedenfalls philosophisch gesehen unproblematisch); der metaethische Relativismus, der moralische Urteile relativistisch analysiert, ist dagegen nach der hier vertretenen Auffassung unhaltbar (und daher rührt der schlechte Ruf des Relativismus). Der normative Relativismus schließlich wird bisher, wenn überhaupt, nur in einer so naiven Variante diskutiert, dass seine Leistungsfähigkeit im Hinblick auf das Ausgangsproblem bisher kaum erkannt wurde. In diesem Aufsatz wird dementsprechend der Versuch unternommen, einen anspruchsvolleren normativen Relativismus zu skizzieren, der sowohl dem universellen Anspruch der Menschenrechte als auch der Vielfalt moralischer Vorstellungen gerecht wird.

Julia Eckert geht in ihrem Aufsatz der Frage nach dem Verhältnis von universellen Menschenrechten und partikularer Moral aus sozialanthropologischer Perspektive nach. Sie versucht diesbezüglich zu klären, worauf genau sich sozialanthropologische Fragen nach dem Partikularen richten könnten. Der Begriff einer – normativ integrierten – Kultur ist problematisch geworden und stellt deswegen auch die Idee der partikularen Norm in Frage. Tatsächlich gilt es nach Eckert eher, unabgeschlossene soziale Prozesse der normativen Integration und damit der Konstitution partikularer Moral zu untersuchen. Die leitenden Fragen werden dann: Was führt zur Dominanz bestimmter normativer Ordnungen? Wie wandeln sich Normensysteme, wenn sie aufeinander treffen? Was genau sind die Bedingungen, die zur Aneignung oder Nichtaneignung von Normen führen? Eckert diskutiert in diesem Zusammenhang den in der sozialanthropologischen Globalisierungsforschung zentral gewordenen Begriff der *Aneignung*. Er verweist darauf, dass man das Verhältnis von universellen Menschenrechten und partikularer Moral nicht einfach als Ergebnis eines *Exports* westlich geprägter Rechtsnormen (gestützt durch ökonomische und politische Macht) betrachten kann. Doch auch die Vorstellung einer *Vernakularisierung* (als einer Version der Aneignung), also der Formulierung globaler Rechtsnormen in lokalen Normsprachen, greift zu kurz, da sie die normativen Veränderungen unter denen, die sich einer „fremden" Norm bedienen, ebenso wie die zugrunde liegenden globalen Machtstrukturen aus dem Blick verliert. Der Begriff der Übersetzung (globaler in lokale Normen und vice versa, etwa durch die Vertreter von NGOs) ist ebenfalls nur bedingt geeignet, da er in seiner Verwendung in der Analyse der Globalisierung von Recht die Interpretationsleistungen der Betroffenen beziehungsweise der „Nutzer" außer Acht lässt. Geeigneter sind nach Eckert die Begriffe des *Gebrauchs* beziehungsweise der *Iteration* (die eventuell dem Übersetzungsbegriff nach Latour näher kommen). Sie verweisen auf die (unsystematischen und kreativen) Aneignungsprozesse, die in der konkreten Normanwendung stattfinden. Eckert plädiert somit für eine „Entkulturalisierung" der Untersuchung von Normenkonflikten und Normwandel. Der normativen Heterogenität aller sozialen Gruppen trägt man eher dadurch Rechnung, dass man differenziert und auf breiter empirischer Grundlage die Aneignungsprozesse untersucht, die darüber entscheiden, welche spezifischen normativen Ordnungen tatsächlich dominant werden.

Sobald für die Menschenrechte gegenüber partikularen kulturellen Traditionen ein universeller Geltungsanspruch erhoben wird, wird häufig darauf verwiesen, dass die Menschenrechte selbst als Ergebnis partikularer kultureller Entwicklungen zu sehen sind. Die Genese normativer Vorstellungen ist zwar im Prinzip unabhängig von ihrer Geltung. Dennoch werden historische Untersuchungen zum Ursprung der Menschenrechtsidee durchaus mit normativen

Urteilen über ihre Geltung verbunden. Mit einer solchen *Genealogie* der Menschenrechte beschäftigt sich der historisch-soziologische Beitrag von *Matthias Koenig*. Koenig analysiert in seinem Aufsatz zunächst die Entwicklung der protestantischen Genealogie der Menschenrechte bei Jellinek, Troeltsch und Weber. Jellinek argumentiert dafür, dass die Ursprünge der modernen Menschenrechtsidee im Kampf um Freiheit der puritanischen Sekten in Amerika (und damit letztlich in der Reformation) zu suchen seien. Religionsfreiheit wäre damit das erste Menschenrecht. Troeltsch greift Jellineks Ansatz auf, weitet den Blick jedoch auf die Ideen des modernen Naturrechts als Grundlage der Menschenrechte. Diese seien vor allem von den vom kirchlichen Protestantismus gehassten protestantischen „Sekten" aufgegriffen worden. Sie könnten somit als Väter der Menschenrechte gelten. Nach Weber ist vor allem der asketische Protestantismus für den antiautoritären Grundzug des modernen Naturrechts verantwortlich. Der religiöse Individualismus führe zum Gebot der Toleranz und der Anerkennung der Gewissensfreiheit (die nach Weber zum ersten Menschenrecht wird). Koenig identifiziert mehrere mögliche Kritikpunkte an dieser protestantischen Genealogie der Menschenrechte: 1) Das Vorbild der amerikanischen Menschenrechtserklärungen wurde in Europa durchaus nicht unkontrovers, sondern kontextspezifisch übernommen. 2) Die Bedeutung der Reformation für die Expansion staatlicher Gewalt ist mindestens ebenso groß wie (wenn nicht größer als) ihre Bedeutung für die Idee der Menschenrechte. 3) Die Wirkung religiöser Ideen war für die Institutionalisierung der Religionsfreiheit in Amerika vermutlich weniger entscheidend als ökonomische Interessen. Eine multikausale Konstellationsanalyse scheint also angemessener als die protestantische Genealogie zu sein. Wie sind die Einseitigkeiten der protestantischen Genealogie aber ihrerseits zu erklären? Koenig verweist hier im Anschluss an die Sekundärliteratur auf ihre Entstehung im Kontext des Kulturkampfs und der Kritik des Heidelberger Kreises an Liberalisierungs- und Demokratisierungsdefiziten im Kaiserreich. Jellinek reaktivierte konfessionelle Deutungsmuster der Menschenrechte gegen den französischen Säkularismus, um die Menschenrechte in der deutschen Staatslehre wieder hoffähig zu machen. Für den heutigen Kontext konstatiert Koenig, dass eine religiös gebundene Genealogie der Menschenrechte zwar binnenreligiöse Akzeptanz befördern, das interkulturelle Gespräch indessen eher behindern kann. Insofern sind für Menschenrechte ihre Begründungsoffenheit sowie der Verweis auf geteilte Unrechtserfahrungen wesentlich wichtiger.

Die Begründungsoffenheit betont auch *Friedrich Lohmann* in seinem Beitrag über das Verhältnis universeller Menschenrechte zu partikularer Moral aus Sicht der protestantischen Theologie. Ausgangspunkt für ihn ist dabei die Beobachtung, dass es *die* protestantische Sicht überhaupt nicht gibt, da der Protestantismus in sich vielfach differenziert ist. So geht Lohmann seine Fragestellung auch zunächst mittels eines geschichtlichen Abrisses zum Verhältnis von

Protestantismus und universeller Moral an. Bereits bei Luther, Melanchthon und Calvin zeigen sich hier deutliche Unterschiede in der Bestimmung der Beziehung zwischen (ethisch relevanten) Glaubenswahrheiten und eines durch die Vernunft erfassten Naturrechts. Während Luther gegenüber der Leistungsfähigkeit der Vernunft skeptisch war, sehen Melanchthon und Calvin eine (mehr oder minder) harmonische Beziehung zwischen Vernunft- und Glaubenswahrheiten. Calvin etwa betont die universelle ethische Verpflichtung, die alle (auch die Nichtgläubigen) gegenüber allen Menschen (aufgrund deren Gottebenbildlichkeit) haben. Die weitere Geschichte des Protestantismus ist stark geprägt durch den Konflikt zwischen einem Supranaturalismus, der die Glaubenswahrheiten gegenüber der Vernunft ausspielt, und einem Rationalismus, der die Glaubenswahrheiten auf die Vernunft reduziert. Schleiermacher versucht, diesen Konflikt zu überwinden. Dabei hebt er das Moment der Individualität bei der Aneignung eines vernünftig durchdrungenen Glaubens hervor. Im 20. und 21. Jahrhundert dominiert zunächst der Supranaturalismus als Reaktion auf eine positivistische Engführung des Vernunftbegriffs im allgemeinen Bewusstsein der Zeit. Entsprechende Ansätze werden jedoch zugunsten einer Haltung überwunden, in der eine vernünftige Auseinandersetzung mit außertheologischen Erkenntnissen gesucht wird. In Bezug auf die Menschenrechte betont man nun ihre Begründungsoffenheit. Lohmann formuliert und begründet – im Geiste des Protestantismus – eine Reihe von Thesen zur Universalität der Menschenrechte: 1) Das Streben nach einer universellen Moral ist angemessen. 2) Menschlich handeln bedeutet, seine Mitmenschen menschenwürdig zu behandeln. 3) Zum Respekt vor dem Menschen gehört auch der Respekt vor seinen Überzeugungen. 4) Bezüglich eines moralischen Imperialismus ist aufgrund der Einsicht in die eigene Fehlbarkeit Zurückhaltung geboten. 5) Die ethische Etablierung und rechtliche Implementierung der Menschenrechte ist immer nur vorläufig möglich. 6) Beides ist jedoch von uns gefordert. Lohmann geht so davon aus, dass eine Vielfalt moralischer Vorstellungen zwar berechtigt ist, dass diese uns jedoch nicht zu einem Indifferentismus verleiten sollte, sondern dass es durchaus gilt, die ethische Etablierung und rechtliche Implementierung universal akzeptierter menschenrechtlicher Standards durch argumentative Diskurse über das Menschengerechte voranzutreiben.

Darf man zur Implementierung menschenrechtlicher Standards auch zu Gewalt greifen? *Thomas Hoppe* geht in seiner Untersuchung auf politisch-ethischer Ebene der Frage nach, ob und inwieweit der Schutz der Menschenrechte bewaffnetes Eingreifen legitimiert. Wie weit reicht die auf universelle Menschenrechte bezogene „responsibility to protect"? Welche Rahmenbedingungen müssen, insbesondere bei militärischen Interventionen, erfüllt sein? Hoppe geht davon aus, dass es eine universelle, über den Ansprüchen partikularer Moral stehende, ethische Verpflichtung gibt, bedrohte Menschen vor schwersten Menschenrechtsverletzungen zu schützen. Diese Verpflichtung rechtfertigt unter bestimmten Umständen selbst militärische Gewalt, auch wenn diese ihrerseits schwerwiegende Risiken und Übel mit sich bringt. Sie kommt deswegen nur als äußerstes Mittel in Betracht, dessen Anwendung durch präventive Politik möglichst zu vermeiden ist. Die allein auf das Eigeninteresse der politischen Akteure bezogene Rechtfertigung militärischer Interventionen greift nach Hoppe jedenfalls zu kurz. Im Rahmen einer umfassenden Friedensethik ist vielmehr auch der Schutz kollektiver Güter der Völkergemeinschaft zu berücksichtigen. Hoppe ist zuversichtlich, dass die legitimen Forderungen des (langfristigen, aufgeklärten) nationalen Eigeninteresses und die des internationalen Gemeinwohls gleichermaßen erfüllt werden können. Langfristig koinzidieren nämlich nationale sicherheitspolitische Ziele einerseits mit den Zielen der dauerhaften Friedenssicherung, der internationalen Gerechtigkeit und des Menschenrechtsschutzes andererseits. Die Legitimität humanitär begründeter Interventionen ist jedoch an vielfältige Bedingungen geknüpft: Nicht nur müssen praktische Rahmenbedingungen (wie angemessenes Mandat, hinreichende Ausstattung etc.) erfüllt sein. Vielmehr muss auch eine politische Gesamtkonzeption für den entsprechenden Einsatz vorliegen, seine Rechtmäßigkeit muss gewährleistet und eine ethische Sensibilisierung der beteiligten Akteure für die Grenzen, die in der Anwendung von Gewalt nicht überschritten werden dürfen, sichergestellt sein. Weiterhin ist die „responsibility to protect" durch eine „responsibility to rebuild" zu ergänzen. Der dauerhafte Ausstieg aus Gewaltstrukturen wird nämlich nicht (allein) durch den militärischen Eingriff, sondern vor allem durch zivile Maßnahmen (wie Schutzvorkehrungen gegen erneute massive Menschenrechtsverletzungen, die Unterstützung von Demokratisierungsbestrebungen, strafrechtliche Aufarbeitung begangenen Unrechts, Hilfe bei Traumatisierung etc.) gefördert. Auf der Grundlage dieses friedensethischen Anforderungsprofils an militärische Interventionen plädiert Hoppe für den, jedem Partikularinteresse übergeordneten, konsequenten Schutz der Menschenrechte.

Der vorliegende Sammelband ist im Rahmen eines Gemeinschaftsprojektes der AG „Menschen-Rechte" der Jungen Akademie an der Berlin-Brandenburgischen Akademie der Wissenschaften und der Deutschen Akademie der Naturforscher Leopoldina sowie der AG „Humanprojekt" der Berlin-Brandenburgischen Akademie der Wissenschaften entstanden. Für die großzügige Förderung dieses Gesamtprojektes danken wir herzlich der Udo Keller Stiftung Forum Humanum. Die meisten der hier versammelten Beiträge wurden im Wintersemester 2008/9 in einer öffentlichen Vortragsreihe am Münchner Kompetenzzentrum Ethik (MKE) vorgestellt. Für die Ausrichtung dieser Vorlesungsreihe gilt unser Dank dem MKE. Für die Vorbereitung aller Texte für den Druck danken wir Verena Huttenlau und Gregor Oliver Staudinger. Schließlich bedanken wir uns bei allen, die zum Gelingen dieses Projekts beigetragen haben: den beteiligten Mitgliedern der beiden AGs, den Projektmitarbeitern Dr. Erich Ammereller und Dr. Jan-Christoph Heilinger und natürlich vor allem den Autoren, die dem Anspruch, interdisziplinär verständlich und zugleich disziplinär anspruchvoll zu schreiben, ganz in unserem Sinne gerecht wurden. Wir hoffen, die Leserinnen und Leser dieses Bandes teilen unsere Ansicht!

Stuttgart und München, im April 2010

Gerhard Ernst
Stephan Sellmaier

Der Sinn der Menschenrechte nach 1945[1]

Stefan Gosepath

Einleitung

Am 10. Dezember 1948 verkündeten die gerade erst gegründeten Vereinten Nationen die *Allgemeine Erklärung der Menschenrechte*. Mit ihr trat der anspruchsvolle Versuch in die entscheidende Phase, die im 17. Jahrhundert in der Tradition des Naturrechts entworfene und im 18. Jahrhundert in der *Virgina Bill of Rights* von 1776 und der französischen *Déclaration des droits de l'homme et du citoyen* von 1789 erklärte Idee der Menschenrechte als Maßstab einer weltweit verbindlichen Moralordnung zu etablieren. Menschenrechte sind – so lässt sich heute feststellen – in der zweiten Hälfte des 20. Jahrhunderts, bei allen Einschränkungen, zu einem global wirksamen, normativen Maßstab der Menschheit geworden. Obwohl sie weiterhin in manchen Staaten zu manchen Zeiten missachtet und verletzt werden, sind fast alle Menschen und Staaten bereit, die Menschenrechte faktisch als gemeinsamen moralischen Standard zu akzeptieren, auch wenn das teilweise nur ein Lippenbekenntnis ist.

Um nicht unrealistisch oder blind optimistisch zu klingen: Der Zustand der Menschenrechte in der Welt ist deplorabel: So werden die klassischen liberalen Menschenrechte (Freiheits- und Gleichheitsrechte) zwar verbal allseits anerkannt, jedoch in den meisten Ländern der Welt bei jeder sich bietenden Gelegenheit aus Gründen der Staatsraison durchbrochen. Es wird gefoltert; Menschen werden ohne Gerichtsurteil gefangen gehalten; Minderheiten werden unterdrückt. Die religiös-ethnischen Menschenrechte (freie Religionsausübung, Gewissensfreiheit, Pluralismus, Minderheitenschutz) sind in vielen Ländern nicht anerkannt und werden z. T. unterdrückt. Ungläubige werden verfolgt, gegen Kritiker wird die Fatwa ausgerufen; Mehrheitsstämme rotten Minderheitsstämme aus. Die politisch-demokratischen Menschenrechte (Politische Grund-

---

[1] Der vorliegende Aufsatz erschien ursprünglich in: Sandkühler, H. J. (Hrsg.) (2009): *Menschenrechte in die Zukunft denken. 60 Jahre Erklärung der Menschenrechte.* Baden-Baden: Nomos, S. 35–47.

rechte, repräsentative Demokratie) sind zwar ebenfalls in der ganzen Welt verbal anerkannt; doch die meisten Länder der Welt sind entweder Diktaturen oder populistische autoritäre Regimes, jedenfalls keine liberalen Demokratien im westlichen Sinne. Dissidenten werden in Arbeitslager gesteckt; es gibt keine oppositionellen Parteien und Zeitungen; das Fernsehen ist staatlich gelenkt; Wahlen haben einen stark akklamatorischen Charakter. Die sozialen Menschenrechte (auf Gesundheit, Wohnung, Bildung, Existenzminimum) werden zwar nach dem Vorbild der liberalen Menschenrechte modelliert; doch angesichts krasser Armut in den meisten Ländern der Welt ist ihre juristische Anerkennung ein Hohn.

Leider gibt es also weiterhin Völkermord, Folter, Gräueltaten und andere Formen staatlicher Willkür, aber Menschenrechtsverletzungen und die Missachtung der Menschenwürde werden von einer Vielzahl internationaler Organisationen angeprangert. Solche Verletzungen ziehen eine hohe mediale Aufmerksamkeit auf sich und sind inzwischen durch die internationale Staatengemeinschaft rechtlich und politisch sanktionierbar und ihre Sanktionierung beginnt so langsam juristische und politische Realität anzunehmen. So beklagenswert die Verletzungen der Menschenrechte sind, bleibt doch festzuhalten, dass kaum eine Regierung die ihr vorgeworfenen Menschenrechtsverletzungen dadurch verteidigt, dass sie die Idee der Menschenrechte ganz leugnet oder als westlichen Imperialismus o. ä. abstempelt. Bei den Verletzungen der Menschenrechte handelt sich eher um ein *strukturelles Implementationsdefizit*, nicht so sehr um ein *Anerkennungsproblem. Damit ist mit den Menschenrechten etwas erreicht, was in der bisherigen Geschichte ohne Beispiel ist: eine globale, transkulturelle und transnationale moralische Ordnung.*

Was aber – so lässt sich philosophisch-reflexiv fragen – hat den außerordentlichen Erfolg der Menschenrechte ermöglicht, und zwar gerade im Unterschied zu sonstigen Normen der Moral, der Idee liberaler Grundrechte und demokratischer Politik? Wenn derart nach den Gründen für die faktische Anerkennung der Menschenrechte gefragt wird, so nicht allein aus einer rechtssoziologischen Beobachterperspektive. Man kann im Fall von Menschenrechten nur schwer trennen zwischen datierbarer faktischer Geltung und zeitloser Gültigkeit dieser Rechte. Menschenrechte als Teilmenge moralischer Rechte zeichnen sich durch ihren moralischen Geltungsanspruch aus: Menschenrechte erheben nämlich den Anspruch, moralisch begründet zu sein. Deshalb erfassen historisch-soziologische Erklärungen der politischen, religiösen und wirtschaftlichen Bedingungen des „Aufstiegs" der Menschenrechte, so zutreffend sie auch sein mögen, nicht den wesentlichen normativen Gesichtspunkt, dass Menschen Menschenrechte nur anerkennen können, wenn sie aus der Perspektive der ersten Person ihre jeweiligen Geltungsansprüche als richtig anerkennen. Andererseits sind Menschenrechte heute kein rein abstraktes philosophisches Konstrukt mehr, sondern Faktizität und zugleich Geltung beanspruchend. Erst wenn man beide

Perspektiven zusammen denkt, kann es gelingen zu klären, wie die historisch kontingenten Entstehungsverhältnisse der Menschenrechte mit ihrem allgemein akzeptierten universalen Geltungsanspruch vereinbar sind.

Als Antwort auf die aufgeworfene Frage vertrete ich die folgende *Hypothese*, die ich als Skizze einer politischen, pluralistischen Menschenrechtskonzeption erläutern werde: Menschenrechte stellen moralische Ansprüche besonderer Art dar, da sie auf einem globalen, minimalen und übergreifenden Konsens unterschiedlicher Moralauffassungen beruhen. Sie haben nicht nur (1.) in inhaltlicher und (2.) in formaler, sonders besonders (3.) in begründungstheoretischer und (4.) positiv-rechtlicher Hinsicht einen herausgehobenen Status, der ihre außerordentliche Karriere zu erklären vermag.[2] Diese vier Gesichtspunkte möchte ich nun im Hauptteil meines Beitrags näher erläutern, um meine These und Hypothese zu plausibilisieren.

1   Inhaltlicher Aspekt

Menschenrechte schützen ihrem Inhalt nach besonders grundlegende Dimensionen des Menschen, in denen er verletzlich ist. Mit Menschenrechten sollen einzelne Menschen in ihren grundsätzlichen Belangen geschützt werden. Der inhaltlich einzig relevante Bezugspunkt ist der endliche Mensch, wie er wirklich ist, und zwar ein sterbliches, verwundbares, leidensfähiges Wesen. Der Schutz, den Menschenrechte gewähren (sollen), gründet sich auf die schlichte Evidenz menschlicher Verletzlichkeit und die nicht minder evidente Vorzugswürdigkeit eines Zustands der Abwesenheit von Mord und Totschlag, Schmerz und Gewalt, Folter, Not und Hunger, Unterdrückung und Ausbeutung. In diesem minimalen Kerngehalt des Menschenrechtsgedankens spiegelt sich ein komplexer historischer Lernprozess mit Bezug auf das jeweilige Verständnis der grundsätzlichen Belange des Menschen wieder. Die historisch-politischen Entscheidungen darüber, was als Menschenrecht anerkannt wird und was nicht, drücken so immer auch eine historisch gewonnene Einsicht in die verschiedenen Dimensionen der Verletzlichkeit menschlicher Wesen als abhängige soziale Menschen und anerkennungsbedürftige Personen aus. Moralische Forderungen gehen oft aus spezifischen Reaktionen auf konkrete Erfahrungen von Macht- und Gewaltausübung, besonders von Unterdrückung, Schutzlosigkeit, Furcht hervor. Da jedoch viele dieser Erfahrungen in allen Gesellschaften und zu allen Zeitpunkten in der Geschichte immer wieder gemacht werden, entstehen durchaus ähnliche Reaktionen und vergleichbare Ansprüche. Wegen dieser gemeinsamen Erfahrungen schaffen sich Menschen überall auf Erden eine Moral. Diese mag je nach Gesellschaft und Zeit differieren, aber wegen der ähnlichen

---

[2]   Zu alternativen Ansätzen inklusive meiner eigenen früheren vgl. die Positionen in Gosepath und Lohmann 1998.

Erfahrungen gibt es vermutlich zu allen Zeiten *jeweils eine Schnittmenge, eine gemeinsame ‚minimale Moral' aller partikularen Moralen, die in den Menschenrechten ihren späten Ausdruck gefunden hat* (vgl. Walzer 1996).

Durch die Zeitläufte hindurch können jedoch neue historische und manchmal kulturgeografisch ungleichzeitige Erfahrungen zu einer Neubewertung der als grundlegend geltenden menschlichen Belange und ihrer Stellung in der Wertigkeitshierarchie führen. So brachte die Entwicklung der Menschenrechte eine zunehmende Ausdehnung auf alle Menschen und Ausweitung ihres Inhalts auf weitere Dimensionen der Verletzlichkeit mit sich.[3]

Gleichwohl zwingt die menschenrechtliche Orientierung an den grundsätzlichen Belangen des Menschen zu einer ebenso grundsätzlichen Begrenzung ihres Inhalts. Die geschützten Dimensionen müssen so elementar sein, dass transkulturell unstrittig ist, dass ihr Schutz zu den Bedingungen menschlichen Lebens gehört und nicht – darüber hinausgehend und damit strittig – zu den Bedingungen *guten* menschlichen Lebens. Die Ausformulierung gelingenden Lebens muss den Einzelnen und deren Kulturen überlassen bleiben. Menschenrechte sichern (nur) die Bedingungen für eine friedliche und minimal gerechte Koexistenz von Menschen sowie die Bedingungen der Möglichkeit guten Lebens, aber nicht das gute Leben selbst. In der weltweiten Öffentlichkeit wird die Sicherung der friedlichen und minimal gerechten Existenzbedingungen für alle Menschen als Menschen auch als *zivilisatorisches Minimum* anerkannt.

2 Formaler Aspekt

Menschenrechte sind darüber hinaus auf eine besondere Weise moralisch-politische Rechte. Rechte sind rechtfertigbare Ansprüche von so genannten Trägern des Rechts gegenüber so genannten Adressaten des Rechts. Moralische Rechte sind moralisch begründete Ansprüche, d. h. der Rechtsgrund ist ausschließlich ein moralischer. Legale oder positive Rechte im Unterschied dazu sind innerhalb eines Staates verliehene, einklagbare Ansprüche, deren Verletzung mit staatlichen Zwangsmitteln sanktioniert wird. Der Unterschied zwischen moralischen und positiven Rechten ist bedeutsam. Denn der Begriff der Menschenrechte unterliegt im Alltagsverständnis wie in der wissenschaftlichen Literatur einer Zweideutigkeit von moralischen und legalen Rechten. Legale Rechte gelten nur innerhalb einer bestimmten Rechtsgemeinschaft, meistens innerhalb eines Staates, während moralische Rechte universale Gültigkeit bean-

---

[3] Vgl. beispielsweise die berühmt gewordene historische These in Marshall 1992, S. 33–95. Danach haben sich drei Arten von Staatsbürgerrechten (citizenship) historisch aufeinander folgend entwickelt. Als erstes wurden Freiheitsrechte erkämpft, dann politische Teilnahmerechte und schließlich soziale Leistungsrechte. Die von Marshall angeführten Argumente gelten in einigen Regionen der Welt auch für die Menschenrechte.

spruchen, d. h. für alle Menschen verbindlich sind. Positive Rechte haben eine lokal eingeschränktere Gültigkeit, aber den Vorteil, „gesicherter" zu sein, weil ihr Schutz in der Regel mittels staatlicher Sanktionsgewalt durchgesetzt wird.

Als *moralische* Rechte gelten Menschenrechte auch unabhängig von ihrer faktischen Anerkennung und Befolgung. Wenn wir sie als moralische Verpflichtung anerkennen, dann gelten sie *vor* aller positiven Rechtssetzung. Wir sind alle, jeweils einzeln und zusammen, zunächst moralisch aufgefordert, das Menschenrecht in der ganzen Welt zu achten und uns entsprechend zu verhalten. Die Idee *moralischer* Rechte für alle Menschen qua Menschen findet sich schon seit der Antike und liefert uns den uns heute so vertrauten normativen, ideellen, universalistischen Maßstab mittels dessen bestehende Verhältnisse und geltendes Recht beurteilt und ggf. kritisiert werden können. Da sich Menschenrechte inhaltlich auf den Schutz der transkulturell besonders grundlegenden Dimensionen des Menschseins überhaupt beziehen, ist ihr moralischer Geltungsanspruch universell. Alle Menschen sollen qua ihres Menschseins in ihrem Menschsein moralisch-rechtlich geschützt werden.

Moralische Ansprüche beruhen auf der Selbstverpflichtung jedes einzelnen Menschen gegenüber allen anderen. Menschen verpflichten sich selbst dazu, diese Ansprüche moralisch zu respektieren, weil sie mittels ihrer Vernunft einsehen, dass dies zu tun gut ist. Aufgrund von allen ‚vernünftigen' Menschen dank ihrer naturgegebenen Vernunft im Prinzip nachvollziehbaren Überlegungen begründen sich so moralische Ansprüche von Personen, die als moralische Vernunftrechte allen Menschen als Menschen global und universal zugestanden werden sollen. Und so bestand die erste große Etappe des Menschenrechts-Denkens im 17. und 18. Jahrhundert in der philosophischen Entwicklung der Idee der moralischen Menschenrechte.

Jedoch hilft die Idee rein moralischer, also vorstaatlicher, vorpositiver Menschenrechte Menschen nicht, wenn die Menschenrechte nicht auch institutionalisiert werden. Hannah Arendt weist auf das Manko einer rein ‚moralischen' Konzeption von Menschenrechten wie folgt hin:

> Der Begriff der Menschenrechte brach, wie Burke es vorausgesagt hatte, in der Tat in dem Augenblick zusammen, wo Menschen sich wirklich nur noch auf sie und auf keine national garantierten Rechte mehr berufen konnten (Arendt 1995, S. 619).

In der Berufung auf Menschenwürde und Menschenrechte qua Menschsein erwiesen sich die Menschen als nackt, und es zeigte sich, „daß die abstrakte Nacktheit ihres Nichts-als-Menschseins ihre größte Gefahr war" (Arendt 1995, S. 620)[4]. Es bedarf der Positivierung der Menschenrechte, um diese wirklich effektiv qua Gewaltmonopol des Staates sichern zu können.

---

[4] Diese Kritik entwickelt Giogio Agamben in Agamben 2002, S. 135 ff., kontrovers weiter. Kritisch zu Arendts Kritik Brunkhorst 1999, S. 93–106.

Deshalb wohnt moralischen Menschenrechten auch eine Tendenz zur Positivierung inne: Mit Menschenrechten ist auch die an alle gerichtete Forderung verbunden, das jeweilige moralische Recht als positives oder legales Recht rechtstaatlich zu institutionalisieren, so dass Verletzungen dieses Menschenrechts mit staatlichen Zwangsmitteln sanktioniert werden können. Menschenrechte haben also eine Komponente eingebaut, die uns moralisch verpflichtet, sie auch rechtlich zu konkretisieren und zu institutionalisieren. Moralische Rechte sind „ungesättigt", solange sie nicht kodifiziert und interpretiert sind (vgl. Kant 1797, S. 1902 ff.; Kant 1797, Bd. 6, S. 203–494, § 44, 312).

Die Gründe für den eingebauten Institutionalisierungsdrang der Menschenrechte liegen in unserer historischen Erfahrung, was passiert, wenn sie nicht legalisiert sind. Dies macht auch verständlich, warum das Recht des Einzelnen auf Rechtsgewährung ein frühes und klassisches Menschenrecht ist. Denn mit dem subjektiven Recht auf Rechtsgewährung kann ein Einzelner ein handlungsfähiges Kollektiv – klassischerweise und nach wie vor am effektivsten eine staatsförmige Rechtsgemeinschaft – in eigener Sache mobilisieren. Erst durch die Umsetzung moralischer Rechte in legale staatliche Rechte ergibt sich die sonst fehlende wichtige Zusatzkomponente: Ein legales Recht zu haben, bedeutet immer auch, den Anspruch auf Schutz dieses Rechts zu haben. Erst auf staatlicher Ebene sind Menschenrechte einklagbar. Erst hier werden sie zu „Grundrechten" und als solche garantiert. Das soll nicht bedeuten, dass sie faktisch nicht verletzt werden können, aber es existieren Mechanismen, die effektiv dafür sorgen, dass Personen ihr Recht bekommen. Wegen ihrer besonderen inhaltlich begründeten Wichtigkeit als Schutz lebenswichtiger Interessen besteht ein ebenso wesentliches Interesse an einem effektiven Schutz, den moralische Rechte allein nicht zu gewähren vermögen. In einer zweiten größeren Etappe des Menschenrechts-Denkens wurden die Menschenrechte auch entsprechend im 18. Jahrhundert in der amerikanischen *Virgina Bills of Rights* und der Menschenrechtserklärung der Französischen Revolution in den Rang von Verfassungsrechten erhoben.

Allerdings setzt sich auch ein rein juridisches Verständnis der Menschenrechte der Kritik aus. Denn der juristischen Konzeption der Menschenrechte stellt sich ein anderes, allerdings genauso grundlegendes Problem. Wenn nämlich die Menschenrechte so verstanden werden müssen, dass sie der Gesetzgebung einer politischen Gemeinschaft entstammen müssen, um als positivierte Rechte gesichert zu sein, und wenn politische Gemeinschaften strukturell bzw. territorial begrenzt und nicht global sind, dann scheint dies zu bedeuten, dass nach der juristischen Konzeption der Menschenrechte diese immer nur lokal, in der jeweiligen politischen Gemeinschaft und auf deren Territorium zur Geltung gebracht werden können. Das aber widerspräche ihrem universalen Sinn. Die positivierten Rechte könnten keine universellen Rechte mehr sein, sondern jeweils nur nationalstaatlich partikulare, also gar keine allgemein einklagbaren Rechte der Menschen als Menschen mehr. Wenn Einzelne Rechte *nur* aufgrund geltender Gesetze haben, dann kann es so etwas wie *Menschen*rechte gar nicht geben, allenfalls *Bürger*rechte.

Die bis dahin nicht geahnte Aufgabe aller zivilisatorischen Standards im Nationalsozialismus hat zudem eine weitere Gefahr offenkundig werden lassen. Ist es doch gerade der Nationalstaat selbst, der bis dahin der Menschenrechtsidee nach als alleiniger Adressat und aufgrund seiner Machtmittel als Garant der Menschenrechte fungierte, der in der totalitären Herrschaft zum größten Feind der Menschenrechte wird. Gegenwehr und Alternativen waren nicht in Sicht, weil nur er, der klassische Nationalstaat, als zuständig für die Menschenrechte galt. Der Staat, der eigentlich der Garant der Menschenrechte sein sollte, hat sich damit als Hauptbedrohung der Menschenrechte erwiesen.

Darauf reagiert nun die dritte große Etappe des Menschenrechts-Denkens mit der Allgemeinen Erklärung der Menschenrechte von 1948. Entscheidend für die Entstehung des globalen Menschenrechtskonsenses, der die dritte Etappe charakterisiert, war die historische Erfahrung der Schrecken des 20. Jahrhunderts. Den historischen Grund benennt die Präambel im zweiten Absatz selbst: Die Nichtbeachtung und Verachtung der Menschenrechte haben zu Akten der Barbarei geführt, die das Gewissen der Welt mit Empörung füllten. Mit diesen Akten der Barbarei waren natürlich in erster Linie die Gräueltaten Hitler-Deutschlands gemeint. Die *Allgemeinen Erklärung der Menschenrechte* ist so fundamental durch die Erfahrung der nationalsozialistischen Terrorherrschaft geprägt, dass sie als Reaktion auf diese Erfahrung und die Forderung, Ähnliches zukünftig auf jeden Fall zu vermeiden, zu verstehen ist. Aus der historisch kontingenten, jedoch globalen Erfahrung der Schreckensherrschaft, wird eine grundsätzliche Erkenntnis gezogen. Die Katastrophe der totalitären Herrschaft des NS Regimes hat die Menschenrechte selbst in Frage gestellt, weshalb es einer Neubegründung bedurfte. In der Erfahrung und Bekämpfung der Akte der Barbarei begründet sich ein gegenüber den früheren Formen gewandeltes Verständnis der Menschenrechte, das sich in der Allgemeinen Erklärung ausdrückt – die Erkenntnis nämlich, dass es nicht reicht, die Grund- und Menschenrechte eines Volkes allein der betreffenden nationalen öffentlichen Gewalt anzuvertrauen. Der Staat, der eigentlich aufgrund seiner Machtmittel der Garant der Menschenrechte sein soll, muss zugleich selbst menschenrechtlich überstaatlich kontrolliert werden. Das genau wird mit der *Allgemeinen Erklärung der Menschenrechte* beabsichtigt und – wie später noch deutlich wird – auch zunehmend realisiert. Auf eine Formel gebracht, handelt es sich also um ein neues Menschenrechtsdenken aus Furcht.

3   Begründungstheoretischer Ansatz

Alle bisherigen klassischen Begründungen der Menschenrechte – Natur, Glaube, Vernunft – scheinen keine allgemein geteilte Zustimmung bekommen zu können. Sie mögen richtig sein, sind aber mangels Anerkennung ihrer Richtigkeit wirkungslos. Aus diesem Dilemma hat uns die allgemeine Empörung über die Gräueltaten des 20. Jahrhundert hinausgeführt hin zu einer faktischen allgemeinen Anerkennung des Kerns der Menschenrechte.

Die faktische Anerkennung der Menschenrechte als spezielle moralische Rechte, die lebenswichtige Interessen durch effektive Institutionen schützen sollen, basiert – so meine Vermutung – auf einem globalen, minimalen und übergreifenden Konsens unterschiedlicher Moralauffassungen. Dass sich Vertreter dieser verschiedenen Moralkonzeptionen auf (einige grundlegende) Menschenrechte einigen können und faktisch auch geeinigt haben, macht den enormen politischen Vorteil der Menschenrechte aus. Diese Einigung gilt es jedoch, philosophisch richtig zu verstehen. Falsch wäre es meines Erachtens, die nahezu universelle Anerkennung der Menschenrechte so wie Richard Rorty zu verstehen, der die Ansicht vertritt, man könne und solle angesichts der faktischen Übereinstimmung der so genannten Menschenrechtskultur nun endlich die seiner Meinung nach sowieso sinnlose Suche nach Begründungen der Menschenrechte aufgeben, weil sich ja zeige, dass es auch ohne gehe (vgl. Rorty 1996, S. 144–170). Falsch scheint mir daran, dass Rorty nicht berücksichtigt, dass die jeweiligen Individuen die Menschenrechte aus für sie plausiblen Gründen für richtig halten. Der Bezug von moralischen Überzeugungen zu den sie fundierenden Gründen, auf deren Richtigkeit anderseits das eigene aufrichtige intellektuelle Bemühen gerichtet ist, wird bei Rorty gekappt bzw. unberücksichtigt gelassen. Damit kann Rorty aber trotz der faktischen Übereinstimmung nicht mehr für den besonderen moralischen Status, der den Menschenrechten in dieser Übereinstimmung zugeschrieben wird, aufkommen. Da es in der Tat faktisch richtig ist, dass wenigstens bisher keine der einzelnen vertretenen Begründungen der Menschenrechte alle Menschen jedweder Tradition und Kultur zu überzeugen vermochte, ist es plausibler, den erreichten Konsens hinsichtlich der Menschenrechte als eine Übereinstimmung verschiedener Begründungsstrategien zu verstehen. Eine plurale Begründung der Menschenrechte ist jedoch moralphilosophisch betrachtet keine kohärente Konzeption. Denn es können nicht unterschiedliche Begründungen zugleich richtig sein. Man kann daher plurale Begründungen der Menschenrechte nicht selbst für eine (Meta-) Begründung halten. Vielmehr sollten wir die Übereinstimmung als einen Konsens über bestimmte moralische Prinzipien betrachten, wobei wir einsehen, dass wir über deren Begründung uneins sind und wohl auch bleiben, so wichtig diese Begründungen jeweils für uns Einzelne sind, die wir die sie begründenden Menschenrechtsprinzipien für richtig und wichtig erachten. Das bedeutet aber, die traditionelle Idee aufzugeben, nach einer philosophischen Begründung der Menschenrechte zu suchen, die ihnen die letzte moralische und politische Autorität verschaffen soll. Dies scheint man schon bei der Abfassung der *Allgemeinen Erklärung der Menschenrechte* gesehen zu haben. Jacques Maritain, der das philosophische Komitee zur Abfassung der *Allgemeinen Erklärung der Menschenrechte* leitete, drückte das so aus: „Yes, we agree about the rights, but on condition no one asks us why" (zitiert nach: Glendom 2001, S. 70).[5]

Die nach dem Zweiten Weltkrieg zustande gekommene und sich seither entwickelnde Einigung auf die Menschenrechtscharta darf aber nicht als bloßer Kompromiss verstanden werden. Denn bei einem Kompromiss gibt man in der Sache nach, so dass man ihn dann zwar aus pragmatischen Gründen akzeptieren kann, aber eben nicht mit voller Überzeugung. Im Falle eines Kompromisses über moralische Fragen heißt das, dass man das Ergebnis des Kompromisses eigentlich für nicht moralisch akzeptabel hält, es aber aus anderen, pragmatischen Gründen zu akzeptieren bereit ist. Ein solcher Kompromisscharakter haftet einigen der Artikel der UN-Charta an und erklärt auch, warum Menschenrechtsorganisationen und die kritische Weltöffentlichkeit nur bestimmte Artikel der UN-Menschenrechtscharta ernst nehmen und andere gern der Vergessenheit anheim fallen lassen (wie z. B. das Recht auf „regelmäßigen bezahlten Urlaub" in Art. 24 der Allgemeinen Erklärung der Menschenrechte), die 1948 aus einem bloßen Kompromiss zwischen Ost und West entstanden waren.[6]

Der Kern der Menschenrechte, wie er in den zentralen Artikeln der Menschenrechtsdeklarationen seinen Ausdruck findet, beruht jedoch nicht nur auf einem politischen Kompromiss, keinem *modus vivendi*, sondern vielmehr auf einem übergreifenden Konsens.

Bei einem übergreifenden Konsens – so wie diese Idee von John Rawls prominent entwickelt wurde[7] – akzeptiert man nämlich den Inhalt der Vereinbarung vollständig. Nur eine *politische* Gerechtigkeitskonzeption, die frei von umstrittenen Annahmen und metaphysischen Vorstellungen ist, kann hoffen, eine stabile und gerechte Grundlage für eine plurale Weltgesellschaft anzubieten. In Anbetracht eines vernünftigen Pluralismus, der eine von allen gleichermaßen akzeptierte Begründung der Konzeption sehr unwahrscheinlich macht, kann nur erwartet werden, dass Personen mit verschiedenen Weltanschauungen aus je verschiedenen Gründen der Gerechtigkeitskonzeption zustimmen. Folglich wird es keinen tiefen Konsens geben, der alle umfassenden religiösen, mora-

---

[5] Vgl. auch Maritain 1949, S. 10 f.: „I am quite certain that my way of justifying belief in the rights of man and the ideal of liberty, equality, fraternity is the only way with a firm foundation in truth. This does not prevent me from being in agreement on these practical convictions with people who are certain that their way of justifying them, entirely different from mine or opposed to mine, […] is equally the only way founded in truth."

[6] Hier wäre es interessant, dem Verhältnis dieses Kerns der Menschenrechte zur Idee des jus cogens im Völkerrecht nachzugehen. Vgl. zum jus cogens Cassese 2001, S. 138–148.

[7] Zur Konzeption des „overlapping consensus" siehe Rawls 1998.

lischen und philosophischen Theorien einschließt. Dies ist jedoch auch nicht nötig: Um eine stabile und gerechte Gesellschaft zu ermöglichen, die legitime politische Entscheidungen fällt, reicht eine partielle Übereinstimmung auf politischer Ebene in einem überlappenden Konsens aus. Eine solche Konzeption muss neutral gegenüber den verschiedenen umfassenden vernünftigen Lehren der Bürger sein und darf sich nicht auf eine einzige umfassende Lehre berufen. Nur dann besteht Hoffnung, Grundsätze zu finden, die allgemein anerkannt werden können. Der Pluralismus macht einen Verzicht auf eine „tiefe" Fundierung notwendig und gebietet die Prinzipien der Toleranz auch auf die Philosophie selbst anzuwenden.[8] Damit meint Rawls die Notwendigkeit, dass die Gerechtigkeitskonzeption nicht mehr eine einzige Begründung auszeichnet, sondern eine Vielzahl vernünftiger Konzeptionen zur Unterstützung heranzieht. Nur wenn die Gerechtigkeitskonzeption unabhängig von umfassenden Lehren ist und sich freistehend präsentiert, kann sie hoffen, in einem überlappenden Konsens Stabilität zu erreichen. Erst dann wird die Konzeption aus der Perspektive eines jeden Einzelnen gerechtfertigt sein. Beim übergreifenden Konsens stimmt man der Übereinstimmung voll zu, jede Partei kann das aber aus unterschiedlichen Gründen tun. Die Hoffnung ist, dass es gelingt, eine Konzeption zu entwerfen, die – trotz der Unterschiedlichkeit der Motive, aus denen Personen der Konzeption zustimmen – in einem überlappenden Konsens Zustimmung findet.

Diese Hoffnung ist, so meine Hypothese, auf globaler Ebene bei den heute akzeptierten Menschenrechten aufgegangen.[9] Man sieht bei der Akzeptanz von Menschenrechten von den unterschiedlichen Auffassungen über ihre moralische Begründung sowie von den jeweiligen metaphysischen Hintergrundannahmen ab. Menschenrechte stellen einen übergreifenden Konsens zwischen den verschiedenen Moralauffassungen dieser Welt dar – einen Konsens darüber, was besonders wichtige Rechte aller Menschen als Menschen sind bzw. sein sollten. Dabei kann man die Geltungsansprüche der Menschenrechte als moralische Ansprüche ansehen; sie sind moralische Ansprüche sowohl nach eigener als auch nach Auffassungen der anderen. Obwohl man sich über die *richtige* moralische Begründung streitet, kann diese ausgeklammert werden, weil man sich – unabhängig von der Begründung – in der Sache moralisch einig ist. Losgelöst von der moralphilosophischen Frage nach der richtigen Begründung kann jeder den konsensuellen Inhalt, d. h. hier die Menschenrechte selbst, als moralische und (wenn auch unterschiedlich) moralisch begründete Rechte zum Schutz von Personen und ihrer fundamentalen kulturübergreifenden Interessen anerkennen.

Auf Grundlage der Schnittmenge einer transkulturell geteilten „minimalen Moral" kann man sich zunehmend auf den Grundbestand menschenrechtlicher

---

[8] Vgl. Rawls 1998, S. 74; vgl. Rawls 1999, S. 388–414.

[9] Rawls folgend entwickelt auch Charles R. Beitz eine ‚politische' oder ‚praktische' Konzeption der Menschenrechte, vgl. Beitz 2001; Beitz 2003; Beitz 2004. Vgl. zu Rawls eigener Konzeption der Menschenrechte: Rawls 2002.

Forderungen zum Schutz grundsätzlicher Belange des Menschen einigen. Diese Einigung beruht jedoch nicht auf einer Ableitung aus geteilten Prämissen, wie etwa der „Menschenwürde" oder der „Gottesebenbildlichkeit". Hinter der Oberfläche eines minimalen Menschenrechtskonsenses können vielmehr unterschiedliche kulturspezifische Begründungen koexistieren, die der kulturübergreifenden Geltung von Menschenrechtsnormen keinen Abbruch tun.

Da der erreichte Konsens sich nur auf einen beschränkten Anwendungsbereich bezieht, nicht von einer bestimmte Moralauffassung abhängig ist und statt dessen nur eine politische Grundlage hat, nennt man den Inhalt eines solchen Konsenses mit Rawls „politisch". Deshalb nenne ich die hier vertretene Auffassung eine „politische Konzeption der Menschenrechte". Der zustande gekommene überlappende Konsens, auf dem die heutige Idee der Menschenrechte meines Erachtens beruht, ist ein politischer, kein moralischer. Der übergreifende Konsens hat jedoch einen moralischen Inhalt. Deshalb ist und bleibt der moralische Aspekt der Menschenrechte – wie vorhin noch mal kurz erläutert – auch für die politische Konzeption der Menschenrechte grundlegend, nur eben nicht im Sinne einer bestimmten Moralkonzeption, sondern im Sinne der Übereinstimmung verschiedener Moralkonzeptionen in diesem wichtigen Punkt der Menschenrechte. Der Status der von einer politischen Konzeption der Menschenrechte vertretenen Prinzipien ist jedoch beschränkt: Diese werden nicht mehr als „wahr" bezeichnet, sondern es wird nur noch behauptet, dass sie die „vernünftigsten" Prinzipien darstellen.[10]

4   Positiv-rechtlicher Aspekt

Daneben stellt die zunehmende *Durchsetzung* zentraler Menschenrechte einen weiteren wichtigen Aspekt dieser politischen Interpretation der Menschenrechte dar.

Philosophisch – das hatte ich schon erwähnt – gehört es zum Begriff der Menschenrechte, dass sie eine Implementationsverpflichtung enthalten: Menschenrechte erheben als subjektive Rechte von Individuen den Anspruch an alle, die Rechte der Einzelnen zu garantieren, also zu kodifizieren und zu schützen. „Kodifizieren" meint dabei vor allem, sie als Grundrechte im Verfassungsrang politisch zu beschließen und damit festzuhalten bzw. festzulegen, dass Individuen unveräußerbare Rechte zustehen. „Schützen" meint dabei, Mechanismen zu schaffen und in Funktion halten, die effektiv in der Lage sind, Individuen vor Verletzungen ihrer Menschenrechte zu schützen.

In verschiedenen historisch-politischen Kontexten haben sich die Menschenrechte im Laufe vieler Etappen zunehmend rechtlich institutionalisiert.

---

[10]   Vgl. Rawls 1998, S. 94, vgl. auch Rawls 1992, S. 80–158. Kritisch dazu Raz 1990, S. 3–46, und Estlund 1998, S. 252–275.

Die lange Tradition des Naturrechts und die Kämpfe gegen Unterdrückung und Ausbeutung sind die Matrix der *politischen* Entstehung und Entwicklung der Menschenrechte.[11] Historiografisch betrachtet war die rechtliche Verankerung von Menschenrechten eng mit der von Bürgerrechten als Grundrechte verbunden. Gleichwohl können – trotz dieser Genese – die Menschenrechte nicht auf Bürgerrechte reduziert werden. Denn als Bürgerrechte würden Menschenrechte an Staatsbürgerschaft im klassischen nationalen Verfassungsstaat gekoppelt. Gegen eine solche Verbindung von Menschenrechten und Nationalstaat spricht zum einen philosophisch der moralisch-universalistische Aspekt der Menschenrechte. Eine bloß einzelstaatliche Positivierung und Gewährung der Menschenrechte steht in einem gewissen Spannungsverhältnis zu dem universalistischen Geltungsanspruch der Idee der Menschenrechte. Da der klassische menschenrechtlich konstituierte europäische Nationalstaat der französischen Revolution dieses Spannungsverhältnis universalistisch aufzulösen versuchte, überschritt er damit zugleich den Nationalstaatsgedanken. Damit wurde die Internationalisierung der Menschenrechte angestoßen, die im 20. Jahrhundert voll zum tragen kam.

Mit den beiden genannten Verpflichtungen des Kodifizierens und Schützens ist eine dritte Verpflichtung als Voraussetzung verbunden: Die Idee der Menschenrechte beinhaltet auch die Verpflichtung, die Konstitutionsbedingungen für die Ausübbarkeit von Menschenrechten zu schaffen und aufrechtzuhalten. Es ist gerade diese Verpflichtung die aufgrund der Globalisierung erneut besonders aktuell ist. Die Globalisierung entmachtet zur Zeit den klassischen Nationalstaat und führt zu einer teilweisen Desintegration der Staatsmacht, weil viele politisch relevante Entscheidungen durch Machtfaktoren außerhalb der klassisch nationalstaatlichen Entscheidungsebenen massiv beeinflusst werden.

Zu diesem philosophischen Argument für wirksame globale Institutionen gibt es eine entgegenkommende gegenwärtige Entwicklung der Menschenrechtspolitik – wenn auch noch nicht vollständig. Standen das 19. und das frühe 20. Jahrhundert ganz im Zeichen der politischen Verwirklichung innerstaatlicher Grundrechte, so hat die Erfahrung des Nationalsozialismus und Totalitarismus, dass positives Recht eklatantes Unrecht sein kann, zu einer bis heute ungebrochenen internationalen Institutionalisierung der Menschenrechtsidee nach dem Zweiten Weltkrieg geführt, in der die Menschenrechte sich von ihrer ausschließlichen rechtlichen Verankerung im Nationalstaat ein Stück weit losgelöst haben und zu einer Angelegenheit des Völkerrechts, internationaler Politik und transnationaler Regierungs- und Nichtregierungsorganisationen geworden sind. Zentral für die Institutionalisierung der Menschenrechte jenseits des Nationalstaats ist die Entwicklung vom klassischen „Westfälischen" Völkerrecht zum modernen „post-Westfälischen" Völkerrecht, in dem neben den klassischen Staaten auch das einzelne Individuum Träger von Menschenrechten und -pflich-

---

[11] Vgl. für das Folgende Sandkühler 1999, S. 818–823.

ten ist. Der Einzelne verfügt innerhalb der Völkerrechtsordnung nicht mehr nur als Angehöriger eines Staates, also „mediatisiert", über Rechte, sondern genießt als Mensch schon den Status eines zumindest „partiellen" Völkerrechtssubjekts. Aber nicht nur die Auffassung von Rechtsinhabern haben sich von den Nationalstaaten gelöst, auch die von Rechtsadressaten. So entwickelt sich zur Zeit die Idee, dass, weil Menschenrechtsverletzungen auch Verletzungen der legalen Verantwortung des betreffenden Staates gegenüber allen darstellen (*erga omnes*), Menschenrechte auch von allen durchgesetzt werden dürfen, nicht nur von den Opfern der Menschenrechtsverletzung und deren Mitbürgern aus dem jeweiligen Staat. (So lassen sich dann Interventionen in die staatliche Souveränität rechtfertigen.) In diesem Zusammenhang ist auch die Weiterentwicklung der UN-Charta, vor allem in verschiedenen Pakten (Covenants), hin zu einer Positivierung bestimmter Menschenrechte und Institutionalisierung einer Menschenrechtsjurisdiktion zu sehen. Damit wird zum ersten Mal eine Einklagbarkeit dieser Menschenrechte garantiert. Opfer von Menschenrechtsverletzungen auf der ganzen Welt nutzen diese Instrumente und wenden sich an ihre eigenen und ausländische Gerichtsbarkeiten, um sich ihre universalen Menschenrechte anerkennen, garantieren und durchsetzen zu lassen. Die Rechtsprechung und Rechtsauslegung verschiedenster Länder begannen, zum Teil in Absprachen miteinander, weltweit diese Menschenrechtsstandards mit in ihre Rechtsdoktrin aufzunehmen. Dieser weiterhin andauernde Prozess hat das internationale Menschenrechtssystem von einer eher idealistischen Proklamation moralischer Ideale hin zu einem konkreteren, juristisch einklagbaren System universeller Menschenrechtsnormen verwandelt, die allen auf der Welt offen stehen.

Diese rechtliche Entwicklung wird unterstützt und ergänzt durch den informellen, aber wirksamen Druck von Menschenrechtsorganisationen, wie Amnesty International und Human Rights Watch, von NGOs und von einer bei bestimmten Anlässen besorgten bis empörten Weltöffentlichkeit.

Diese zunehmende Durchsetzung zentraler Menschenrechte ist auch eine Folge des Strukturwandels politischer Macht zuerst in westlichen und dann in nichtwestlichen Gesellschaften. Mit der Herausbildung der Menschenrechtskultur wurde in den vergangenen mehr als 200 Jahren, ausgehend von Europa, ein politisch-philosophisches Instrumentarium für die sich entwickelnde Globalisierung geschaffen. Zu der Entwicklung der Menschenrechte haben neben philosophischen Theorien auch soziale (wie materielle) Faktoren und kulturelle Voraussetzungen – wie Aufklärung, Säkularisierung, Etablierung des rationalen Rechts, Modernisierung und eine religionsgeschichtliche „Sakralisierung der Person" (Durkheim) – beigetragen. Auch wenn Genesis und Geltung zu trennen sind, empfiehlt sich zur Beurteilung der Geltung die Kenntnis der jeweiligen Entstehungsbedingungen. Mit dieser Kenntnis wird eine jede Person in die Lage versetzt, sich autonom und informiert ein Urteil darüber zu bilden, ob der Geltungsanspruch der Menschenrechte trotz oder wegen deren Entstehungsbedingungen als normativ gültig anerkennenswürdig ist oder nicht. Die Entstehungsgeschichte der Menschenrechte könnte auf Voraussetzungen beruhen, die wir heute nicht mehr zu akzeptieren bereit sind, so dass man die eigene Auffassung von Inhalt und Begründung der Menschenrechte davon losgelöst (neu) konzipieren muss.

Damit ist – wenigstens Ansatzweise – die im Begriff der Menschenrechte mit angelegte Koppelung von universellem moralischen Anspruch und rechtlicher Positivierung und Schaffung der Rahmenbedingungen für die Institutionalisierung der Menschenrechte zu Stande gekommen. Gleichwohl ist die Schaffung einer globalen Rechtsordnung, die mit effektiver Rechtsdurchsetzungsgewalt ausgestattet ist, eine erst gerade beginnende Entwicklung.

Der Sinn der Menschenrechte, ihre Pointe, liegt gerade darin, dass es diesen Menschenrechtskonsens gibt. Weil der Konsens jedoch nicht über die Menschenrechte hinausreicht, ist er relativ minimal, aber dennoch bedeutsam. Menschenrechte erfüllen so eine wesentliche moralische, rechtliche und politische Funktion, die andere, strittigere moralische Ansprüche nicht erfüllen können. Menschenrechte sind eine aus historischen Erfahrungen hervorgegangene, mit dem Ziel der Konfliktvermeidung auf hohem Niveau entwickelte Konzeption einer weltweit akzeptierbaren Moral und zugleich auch ein politisches Instrument. Daraus speist sich die allgemeine Akzeptanz der Menschenrechte.

Der entstandene Konsens in Sachen Menschenrechte versetzt uns, pragmatisch betrachtet, in eine andere dialektische Situation, sobald es zum Streit um die Zulässigkeit oder das Verbot bestimmter Handlungen kommt, die wesentliche Belange des Menschen betreffen. Zwar sind keineswegs alle Konflikte und Probleme damit schon gelöst, sie werden aber anders verortet. Denn man kann sich bereits auf einige Gemeinsamkeiten beziehen, die man nun inhaltlich füllen und ausbuchstabieren muss. Der Vorteil liegt eben darin, dass wir eine gemeinsame Plattform haben. Der Nachteil ist natürlich, wie bei allen abstrakten Normen, Rechten und Werten, dass die Idee der Menschenrechte noch so vage ist, dass oft unklar ist, was man in einer konkreten Situation aus menschenrechtlicher Perspektive tun darf und was nicht. Eine quasi-deduktive Ableitung von Handlungsanweisungen für konkrete Fälle mit ihren besonderen Anwendungsbedingungen aus Artikeln oder Paragraphen von Menschenrechtskatalogen kann es nicht geben. Wir können nur gute Argumente überlegen, Gegenargumente offen prüfen und zu überzeugen versuchen, so gut es geht. Die inhaltliche Interpretation und relative Gewichtung der Menschenrechte ist – wie die bisherige Erfahrung zeigt – selbst strittig. Auf diese Kontroverse um die richtige Auslegung, Abwägung und Anwendung der Menschenrechte können und müssen sich alle einlassen. Sie ist leichter „beherrschbar", weil es um weniger geht, und oft einfacher aufzulösen als eine Auseinandersetzung über die Geltung der Menschenrechte als solche. In einem interkulturellen Dialog lassen sich nicht zuletzt auf der Basis des geteilten Konsenses tradierte Einstellungen und Rechtspraktiken hinterfragen und im Kontakt mit anderen Kulturen ändern, erweitern und differenzieren. Gelingt es, den schon bestehenden transkulturellen Konsens über Menschenrechte zu festigen und einheitlich zu interpretieren, können von diesem Konsens ausgehend zudem neue, weitergehende Anwendungen der Idee der Menschenrechte entwickelt werden.

Gemäß ihrem moralischen Aspekt haben die Menschenrechte einen universalen Anspruch auf subjektive Rechte. Darin liegt ihr emanzipatorisches Potential. Aber die eigentliche Bedeutung der Menschenrechte liegt in ihrer Praxis: in der tatsächlich möglichen globalen Durchsetzung von moralischen Rechten basierend auf einem minimalen Konsens weltweit. Die wahre Macht der Menschenrechte – so verstanden – liegt gerade in ihrer Verbindung von idealer und nicht-idealer Theorie, von moralischem Anspruch und politischer Umsetzung.

Diese knappe Skizze sollte eine Erläuterung des Begriffs der Menschenrechte liefern und zudem deren Sinn markieren. Indem die Skizze aufzeigt, welches Problem mit der Idee der Menschenrechte sinnvoll gelöst wird, rechtfertigt sie so zugleich durch die Einsicht in dessen spezifischen Sinn den Begriffgebrauch kulturübergreifend. Menschenrechte schützen elementare Ansprüche koexistierender verletzlicher Lebewesen, die für das fundamentale Wohl und die Integrität von Menschen unverzichtbar sind. Diese Schutzfunktion teilen die Menschenrechte mit der Moral allgemein. Die spezifische Differenz der Menschenrechte besteht jedoch darin, anders als partikulare Moralauffassungen, auf einem übergreifenden, eher minimalen Konsens zu beruhen, der faktisch bereits weltweit anerkannt wird. Das macht den besonderen Status und Erfolg der Menschenrechte aus.

Literatur

Agamben, G. (2002): *Homo sacer. Die souveräne Macht und das nackte Leben.* Frankfurt a. M.: Suhrkamp.

Arendt, H. (1995): Elemente und Ursprünge totaler Herrschaft (1951). München: Piper.

Beitz, C. R. (2001): „Human Rights as a Common Concern". In: American Political Science Review 95/2, S. 269–282.

Beitz, C. R. (2003): „What Human Rights Mean". In: Daedalus 132, S. 36–46.

Beitz, C. R. (2004). „Human Rights and the Law of Peoples". In: Chatterjee, D. K. (Hrsg.): *The Ethics of Assistance: Morality and the Distant Needy.* Cambridge: Cambridge University Press, S. 193–214.

Brunkhorst, H. (1999): *Hannah Arendt.* München: Beck.

Cassese, A. (2001): *International Law.* Oxford: Oxford University Press.

Estlund, D. (1998): „The Insularity of the Reasonable: Why Political Liberalism must admit the Truth". In: Ethics 108, S. 252–275.

Glendon, M. A. (2001): *A World Made New: Eleanor Roosevelt and the Universal Declaration of Human Rights.* New York: Random House.

Gosepath, G., Lohmann G. (Hrsg.) (1998): *Philosophie der Menschenrechte*. Frankfurt a. M.: Suhrkamp.

Kant, I. (1797): *Metaphysik der Sitten*. In: Ders.: *Kants Gesammelte Werke*, hrsg. v. der Preußischen Akademie der Wissenschaft. Berlin.

Maritain, J. (1949): *Human Rights: Comments and Interpretations*. New York: Wingate.

Marshall, T. H. (1992): „Staatsbürgerrechte und soziale Klassen". In: Marshall, T. H., Rieger, T. (Hrsg.): *Bürgerrechte und soziale Klassen. Zur Soziologie des Wohlfahrtsstaates*. Frankfurt a. M.: Campus Verlag, S. 33–94.

Raz, J. (1990): „Facing Diversity". In: Philosophy and Public Affairs 19, S. 3–46.

Rawls, J. (1992): „Kantischer Konstruktivismus in der Moraltheorie". In: Ders.: *Die Idee des politischen Liberalismus*. Frankfurt a. M.: Suhrkamp, S. 80–158.

Rawls, J. (1998): *Politischer Liberalismus*. Frankfurt a. M.: Suhrkamp.

Rawls, J. (1999): „Justice as Fairness: Political, not Metaphysical". In: Ders., Freeman, S. (Hrsg.): *Collected Papers*. Cambridge, MA: Harvard University Press, S. 388–414.

Rawls, J. (2002): *Das Recht der Völker*. Berlin, New York: De Gruyter.

Rorty, R. (1996): „Menschenrechte, Rationalität, Gefühl". In: Shute, S., Hurley, S. (Hrsg.): *Die Idee der Menschenrechte*. Frankfurt a. M.: Fischer, S. 144–170.

Sandkühler, H. J. (1999): „Menschenrechte". In: Sandkühler, H. J. (Hrsg.): *Enzyklopädie Philosophie*. Bd. 1. Hamburg: Meiner, S. 818–823.

Walzer, M. (1996): *Lokale Kritik – globale Standards: Zwei Formen moralischer Auseinandersetzung*. Hamburg: Rotbuch.

Kulturelle Besonderung und Universalisierung der Menschenrechte

Georg Lohmann

1 Aktuelle Lage

Die Menschenrechte erheben einen universellen Anspruch, und seit Beginn ihrer Geschichte liegt dieser im Widerstreit mit den je kulturell und national besonderen Verwirklichungen von Menschenrechten. Zwar wird heute nicht mehr, wie noch vor 30 Jahren, das Menschenrechtsprojekt selbst ausschließlich als Projekt westlicher Staaten gesehen und als deren kulturimperialistische Aktion *in toto* abgelehnt. Zumindest faktisch und in offiziellen Verlautbarungen stimmen alle Staaten der Welt den Menschenrechten zu, häufig freilich mit dem Zusatz, dass sie die Menschenrechte zwar generell befürworten, dass sie dabei aber eine eigene, kulturell und regional bestimmte Sicht der Menschenrechte im Auge haben, wie ja auch der Universalismus der Menschenrechte in einem kulturell besonderen Kontext entstanden sei.

Ein Forum für diese Diskussion ist der Menschenrechtsrat (MRR) der Vereinten Nationen (VN) in Genf, der seit 2006 die VN Menschenrechtskommission abgelöst hat. (Weiß 2006, Klein und Breuer 2008) Auf einer Tagung im Auswärtigen Amt in Berlin berichteten Regierungsvertreter über die Arbeit im neuen MRR. Ein wichtiges Problem sei durch die Zusammensetzung der von der Vollversammlung der Vereinten Nationen gewählten 47 Mitglieder des MRR entstanden. Die Vertreter der Universalität der Menschenrechte seien häufig in der Minderheit, die Mehrheit wolle eher regionale und kulturell spezifische Menschenrechtsverständnisse durchbringen. In der damaligen Diskussion wies der Botschafter Pakistans sehr geschickt darauf hin, dass der *Allgemeinen Erklärung der Menschenrechte* 1948 48 von 56 Mitgliedstaaten der VN zugestimmt haben, jetzt seien aber in den VN 192 Staaten, die Geschichte sei weiter gegangen, und so müsse man sich nicht wundern, wenn nun auch im Verständnis der Menschenrechte eine Weiterentwicklung zu beobachten sei. Diese als Weiterentwicklung interpretierte Sicht bezieht sich z. B. bei den Themen Meinungsfreiheit und Religionsfreiheit auf den Versuch, das Recht auf Religionsfreiheit nicht als individuelles Recht jedes Einzelnen, sondern als Schutzrecht einer Religionsgemeinschaft zu interpretieren. Die Vertreter westlicher Länder, die im MRR nur etwa ein Drittel stellen und die den Universalismus der Menschenrechte ungeschmälert im MRR verteidigen wollen, sehen sich nun vor jeweils problematischen Alternativen:

a) Entweder sie beharren auf der ihrer Meinung nach unaufgebbaren Position des Universalismus und unterliegen bei Abstimmungen.
b) Oder sie lassen sich auf Verhandlungen ein, versuchen harte Gegenpositionen durch Koalitionsbildungen quer durch die Lager aufzuweichen und durch Kompromissbildungen das Schlimmste zu verhindern, nehmen dabei aber in Kauf, dass ihre ursprüngliche universalistische Auffassung aufgeweicht wird oder sich in Richtung von kulturell oder religiös besonderen Positionen verschiebt.

Was aber ist ihre ursprüngliche universalistische Position? Wie verhält man sich dazu, dass diese Auffassung ja ohne Zweifel in den westlichen europäischen und nordamerikanischen Ländern entstanden, also durch deren Kulturen und Geschichte wesentlich mitgeprägt ist? Und wo liegen die Grenzen, bis zu denen kulturelle Besonderungen noch hingenommen werden können? Diejenigen, die den Universalismus der Menschenrechte verteidigen wollen, haben daher allen Grund, sich darüber klar zu werden, was sie unter ihm verstehen und was sie wie begründen können. Der Beitrag der Philosophie zu dieser Diskussion kann und muss notwendig abstrakt sein. Er bezieht sich nicht so sehr auf die unmittelbaren rechtlichen und politischen Argumentationen; er kann aber vielleicht helfen, in der nun notwendigen Diskussion Hintergrundargumente zu klären und Konsequenzen von bestimmten Auffassungen besser abzuschätzen.

2 Begriffe und Begründungen

Begründungen der Menschenrechte sollten möglichst ohne „starke", d. h. metaphysische oder religiöse Prämissen auskommen. Da sie für alle Menschen auf der Welt akzeptabel sein müssen, sollten sie möglichst *„sparsam"* sein, d. h. nur das voraussetzen, was unbedingt für eine Begründung notwendig ist. Deshalb empfehlen sich eine Reihe von Vorüberlegungen.

Zunächst kann man fragen: Benötigt man überhaupt Begründungen? Reicht es nicht aus, sich auf einen herrschenden politischen Konsens zu verlassen?

(Siehe auch Menke und Pollmann 2007, S. 42 ff.) Drei Möglichkeiten sind denkbar: a) Es gibt die eine, umfassende und absolute moralische Begründung für den Menschenrechtsuniversalismus (wie sie z. B. von Kant vorgelegt wurde), oder aber b) eine Begründung erscheint eher redundant, da die Menschenrechte ein politisches Projekt sind (s. dazu: Ignatieff 2002) und mit der Globalisierung auch die Menschenrechte universell werden und bestenfalls pragmatisch begründet werden müssten.[1] Eine solche Position ist freilich in der Gefahr, von kontingenten politischen Mehrheiten abhängig zu sein und kann deshalb, wie im Augenblick die Verhältnisse des MRR zeigen, den Universalismus der Menschenrechte nicht mehr ungeschmälert beanspruchen. Deshalb empfiehlt sich: c) Es gibt nicht nur eine, sondern mehrere moralische Begründungen des Menschenrechtsuniversalismus, was angesichts des Pluralismus der Kulturen in der Welt die Möglichkeit eröffnet, von unterschiedlichen Voraussetzungen aus die Menschenrechte zu begründen. Ich vertrete diese letzte Auffassung, d. h. einmal, ich muss *eine* solche befriedigende Begründung vorlegen, kann es aber zweitens offenlassen, ob es nicht auch noch andere Begründungsmöglichkeiten gibt.[2] Einig aber müssen wir uns sein darüber, was begründet werden muss.

Begründungsbedürftig ist nicht der *Begriff* der Menschenrechte, er muss in seiner komplizierten Geschichte expliziert und geklärt werden; begründen muss man hingegen konkrete Aussagen und Urteile, die mit der Idee oder dem Begriff der Menschenrechte gegeben oder verbunden sind. Wir können hier *prinzipielle* Aussagen und Urteile, die sich auf alle Menschenrechte als Menschenrechte beziehen, unterscheiden von der *besonderen* Begründung einzelner konkreter Menschenrechte, die jeweils bezogen auf den Inhalt eines besonderen Menschenrechts begründen, warum nun gerade dieser so fundamental ist, dass er mit einem Menschenrecht geschützt werden muss. Die jeweils konkreten einzelnen Menschenrechte antworten auf besondere historische Unrechtserfahrungen oder auf besondere Gefährdungen eines würdevollen Lebens. Der Katalog der einzelnen Menschenrechte ist daher geschichtlich offen. Zum Beispiel wird heute diskutiert, ob es ein individuelles Menschenrecht auf eine angemessene Umwelt oder auf Wasser geben und der Katalog der Menschenrechte entsprechend erweitert werden soll (Lohmann 2008). Ich beschränke mich im Folgenden auf die Begründung der Behauptungen, die mit den Menschenrechten im Prinzip gegeben sind, und die insbesondere den individuellen, kategorischen, egalitären und universellen Anspruch der Menschenrechte betreffen (dazu: Lohmann 1998).

Dabei ist aus der Geschichte der Menschenrechtsidee zu beachten: Menschenrechte sind begrifflich gesehen hochkomplexe, in sich dimensionierte Rechte. Sie haben einmal eine moralische Dimension und sind insofern vorstaatliche, „moralisch begründete" Rechte; rechtlich gesehen sind sie „subjek-

---

[1] In diese Richtung geht auch Gosepath 2008, S. 195–203.
[2] Diese Auffassung vertritt auch A. Gutmann, „Einleitung", in: Ignatieff 2002, S. 17 ff.

tive Rechte" des Einzelnen, die erst als politisch gesatzte, juridische Rechte ihre volle Bedeutung haben. Ihre Analyse und Thematisierung muss daher in den Dimensionen des Moralischen, des Rechtlichen und des Politischen jeweils eigenständige Begriffe und Überlegungen berücksichtigen. Zu diesen *formalen* Dimensionen der Menschenrechte, die formal deshalb sind, weil sie für den Begriff und alle einzelnen Menschenrechte zu beachten sind, treten als *inhaltliche* Unterscheidungen unterschiedliche Gruppierungen von einzelnen Menschenrechten. Wir können erstens die Klasse der subjektiven Freiheitsrechte nennen, die das Leben und die Freiheiten jedes Einzelnen gegen staatliche Willkürgewalt und gegen Gewaltanwendung durch Dritte schützen. Wir können zweitens dann die Klasse der rechtlichen und politischen Teilnahmerechte unterscheiden, die gleiche und ungehinderte Teilnahme am Rechtsprozess selbst und an den politischen Meinungs- und Willensbildungsprozessen sichern und gewähren. Und drittens schließlich kennen wir die gleichen sozialen Teilhaberechte, die für alle einen gerechten und angemessenen Anteil an den gemeinsamen Ressourcen der Lebensführung beanspruchen und zu sichern versuchen. Insgesamt lassen sich diese inhaltlich unterschiedlichen Menschenrechte auf die Menschenwürde des Einzelnen beziehen, um deren Respektierung, Schutz und Gewährleitung es wesentlich geht. Mit dieser inhaltlichen Klassifizierung können wir den Katalog der Menschenrechte, wie er in der VN Erklärung von 1948 vorliegt, ordnen (Lohmann 2000) und erhalten so eine erste Verständigung über die gegenwärtige Konzeption der Menschenrechte.

Mit diesem begrifflichen Verständnis von Menschenrechten sind nun vier prinzipielle Merkmale (Individualität, Kategorialität, Universalität und Egalität) verbunden, die zugleich auch umstritten sind und deshalb extra begründet werden müssen.

Individualität: Menschenrechte sind zunächst individuelle Rechte, d. h. Träger eines Menschenrechts ist jeweils ein individueller Mensch, und nicht etwa eine Gruppe. Schon die so genannte „dritte Generation" der Menschenrechte (etwa das Recht auf Entwicklung) wird als ein Recht eines Volkes verstanden und wäre damit nicht als ein genuines Menschenrecht anzusehen.

Kategorialität: Wenn etwas (als) ein einzelner Mensch ist (gilt), dann sind ihm Menschenrechte ohne weitere Bedingung zuzusprechen, und sie können ihm nicht abgesprochen werden. Umstritten ist nicht nur, was als ein Mensch gilt (zählen z. B. menschliche Embryonen schon dazu?), sondern auch, ob man nicht die Trägerschaft von Menschenrechten an die vorherige oder gleichzeitige Erfüllung von Pflichten binden kann.

Universalität: Alle Menschen sind Träger von Menschenrechten. Der universelle Anspruch der Menschenrechte erlaubt daher keinen Ausschluss bestimmter Menschen von der Trägerschaft bestimmter Menschenrechte, d. h. zum Beispiel, auch Schwerverbrecher haben Menschenrechte, und niemand kann, mit Bezug auf welche Eigenschaften auch immer, von der Trägerschaft ausgeschlossen werden. Der universelle Anspruch bezieht sich aber auch auf die mit den Rechten korrespondierenden Pflichten. Adressaten der korrespondierenden Menschenrechtsverpflichtungen sind *rechtlich* gesehen der jeweilige Staat und darüber hinaus die Staatengemeinschaft. *Moralisch* gesehen wenden sich Pflichten an Personen, und so sind, in moralischer Hinsicht, zunächst *alle einzeln*, und, wenn diese als Einzelne sinnvollerweise oder durch das besondere Menschenrecht bedingt diesen Verpflichtungen nicht nachkommen können, *alle gemeinsam* verpflichtet, indem sie spezielle Gemeinschaften bilden (z. B. Organisationen, insbesondere Staaten).

Egalität: Mit dem universellen Anspruch eng verbunden ist der egalitäre Anspruch: Alle Menschen haben die gleichen Menschenrechte. Es darf daher keine Unterschiede hinsichtlich der Trägerschaft von Menschenrechten geben, und eine ungleiche Verteilung z. B. zwischen Gläubigen und Ungläubigen, Frauen und Männern oder Staatsbürgern und Nichtstaatsbürgern usw. ist nicht statthaft.

Die Behauptungen, die mit diesen vier prinzipiellen, begrifflichen Merkmalen von Menschenrechten verbunden sind, sind daher zuvörderst zu begründen. Sie umreißen die Kernbedeutung der Menschenrechte, die bei jeder kulturellen Besonderung beachtet werden muss, soll es sich noch um Menschenrechte handeln.

3 Begründungen des qualitativen Menschenrechtsuniversalismus

Ich beschränke mich hier zunächst auf die oben angesprochenen und besonders strittigen Punkte der Universalität und Egalität der Menschenrechte.[3] Der universelle Anspruch der Menschenrechte bezieht sich einmal auf die Frage: Wer ist Träger der Menschenrechte? Zweitens auf die Frage: Wer ist Träger der entsprechenden Verpflichtungen? Der egalitäre Anspruch fordert, dass alle in der gleichen Weise Träger von Menschenrechten sind, ganz unabhängig z. B. von Geschlecht, Religionszugehörigkeit, Staatsbürgerschaft etc. Den um den egalitären Anspruch erweiterten Universalismus nenne ich den qualitativen Universalismus der Menschenrechte. Für ihn gilt: Alle individuellen Menschen sollen gleichberechtigte Träger von Menschenrechten sein, und alle (zunächst Staaten, dann auch alle Menschen) sollen, zumindest moralisch gesehen, in der gleichen Weise durch die Rechte verpflichtet sein. Diese bivalente qualitative Universalität der Menschenrechte ist, wenn man die moralische, die rechtliche und die politische Dimension von Menschenrechten beachtet (dazu Lohmann 1998), je nach Dimension noch zu differenzieren.

---

[3] Im Folgenden übernehme ich Teile aus Lohmann 2008b.

Eine häufig vertretene Auffassung ist, dass Universalismus und Egalitarismus der Menschenrechte moralisch *nur* in einer *absoluten* Weise begründet werden können (etwa indem man, wie Kant, von einer absolut gesetzten Vernunft ausgeht oder von einer absolut gesetzten Konzeption der Menschenwürde aus den Universalismus der Menschenrechte „ableitet"). Man ist vielfach der Meinung, dass eine *relativ* ansetzende Begründung den moralischen Universalismus verfehlen würde. Eine solche Verknüpfung von egalitärem Universalismus mit einer absoluten Konzeption muss aber nachweisen, dass es eine solche absolute Prämisse der Begründungen gibt, und daran scheitern m. E. bislang alle Versuche.[4] Ich glaube außerdem, dass diese Begründungsversuche, beachtet man die Notwendigkeit, angesichts der Vielfalt der unterschiedlichen Kulturen der Welt, eine für alle nachvollziehbare Begründung zu liefern, mit jeweils zu starken Prämissen das Begründungsspiel eröffnen. Was für alle akzeptabel sein muss, kann nicht gewissermaßen schon im ersten Zug gesetzt werden. Deshalb erscheint es mir sinnvoll, nach einem zum absoluten Begründungsversuch alternativen Begründungsprozedere zu suchen.

Die Möglichkeit dazu wird eröffnet, wenn man sich dazu noch einmal die Konstellation der hier relevanten Begriffe anschaut. Die gängige Auffassung scheint mir auf einer Kategorienverwechselung zu beruhen, die gewissermaßen die Weichen der Argumentation falsch stellt und deshalb auch zu der falschen Schlussfolgerung kommt, dass ein Universalismus *nur* absolut begründet werden kann, und, wenn dies nicht möglich ist, eine nur relative Begründung zur Aufgabe des Universalismus führt und damit zu einer nur *partikularen* Geltung. Ich möchte daher zunächst die Grundbegriffe der Diskussion neu ordnen. Die Diskussion wird so geführt, als ob eine ausschließende Wahl bestehe zwischen „Universalismus" und „Relativismus". Diese Begriffe sind aber nicht direkte Gegenbegriffe: Der direkte Gegenbegriff zu „Universalismus" ist „Partikularismus", der direkte Gegenbegriff zu „Relativismus" ist eine „absolute Auffassung" oder in diesem Sinne ein „Absolutismus". Ordnet man daher die Begriffe nach dieser Paarbildung an, so wäre auch zu prüfen, ob nicht auch eine relativ ansetzende indirekte Begründung des moralischen Universalismus möglich ist, indem ein moralischer Partikularismus als unbegründet zurückgewiesen wird.

Ich möchte diesen Weg skizzieren. Dabei kann ich auf die Begründungsfragen im Einzelnen hier nicht eingehen (ausführlicher dazu siehe Lohmann 2008b), sondern werde nur die beiden wesentlichen Züge der Argumentation kurz vorstellen. Meines Erachtens ist der moralische Universalismus insofern kulturrelativ, als er eine *inhaltliche* Prämisse macht, die zwar in den westlichen Kulturen *historisch entstanden* ist, aber in allen Kulturen, in denen individuelle Begründungen verlangt werden können, gelten muss: die kulturelle Hochschätzung der Fähigkeit zu individueller, überlegter Selbstbestimmung.

---

[4] Siehe die Kritik von Ernst Tugendhat an Kants absolut gesetzter Vernunftkonzeption, Tugendhat 1993, S. 70 ff.

Eine schwach[5] relativistische Verteidigung eines moralischen Universalismus der Menschenrechte beginnt mit dieser *inhaltlichen* Prämisse. Sie setzt dann zweitens auf das *formale Beurteilungsprinzip* der Unparteilichkeit, das einen kontexttranszendierenden Effekt oder einen entrelativierenden Anspruch begründet: Eine unparteilich nicht begründbare Ungleichbehandlung oder Partikularisierung kann nicht akzeptiert werden, und *deshalb* und *insoweit* gilt ein universeller und egalitärer Anspruch als begründet (s. Lohmann 2001a). Auf diese Weise erscheint der moralische, egalitäre Universalismus der Menschenrechte nicht als Startpunkt des Begründungsspiels, sondern er wird generiert und erscheint in einem offenen Begründungsspiel als begründetes Resultat. Insofern formuliert diese Auffassung nicht *den* Universalismus der Menschenrechte, sondern reformuliert und rekonstruiert den Prozess der *Universalisierung* der Menschenrechte.[6]

4 Der Individualismus der Menschenrechte als kulturelle Besonderung

Besonders umstritten ist in den gegenwärtigen Debatten der Individualismus der Menschenrechte. Insbesondere von asiatischen Vertretern, die einen Vorrang von Gemeinschaftspflichten vor individuellen Rechten betonen, und von Vertretern islamischer und auch „afrikanischer" Positionen, die ebenfalls den Individualismus der westlichen Kultur kritisieren, wird deshalb versucht, die Menschenrechte als Rechte von Kollektiven (Stamm, Volk, Nation oder Religionsgemeinschaft) zu verstehen. Dabei können sie sich in der Tat auf die kulturellen Unterschiede berufen, die in Bezug auf die Sicht und Bewertung des Einzelnen in seinen Gemeinschaften (Familie, Stamm, Religionsgemeinschaft, Volk, Kulturgemeinschaft) bestehen. Nun wäre es für den Menschenrechtsuniversalismus m. E. fatal, würde er diese Unterschiede einfach wegleugnen. Es muss vielmehr darauf ankommen, die Unterschiede der westlichen Kultur in Bezug auf andere Kulturen anzuerkennen und „to see their culture as one among many" (Taylor 1999, S.143). Das aber bedeutet, dass man die inhaltlichen kulturellen Besonderheiten, die dem Verständnis der Menschenrechte als subjektiven Rechten zugrunde liegen, auch benennt und versucht, auf ihrer Basis den Universalismus der Menschenrechte zu rekonstruieren und zu verteidigen.

Nicht alle Kulturen schätzen die individuelle Selbstbestimmung in einem besondern, herausgehobenen Maße. In vielen Kulturen versteht der Einzelne sich so, dass er zuvörderst Mitglied in einer Familien-, Stammes-, Volks- oder

---

[5]   „Schwach", weil diese Position nicht behaupten muss, dass alles relativ ist, sondern durchaus nicht-relative Aussagen zulassen kann.

[6]   Dass der Universalismus der Menschenrechte als ein politischer Prozess der ‚Universalisierung' verstanden werden muss, ist auch die These von Arnd Pollmann 2009.

Religionsgemeinschaft ist, und erst dann an zweiter Stelle ein sich selbstbestimmendes Subjekt. Was für ihn gut ist, wird in diesem Fall nach den Regeln oder Vorgaben entschieden, die die Gemeinschaft vertritt und der er sich als Mitglied verpflichtet weiß. In dem Maße, in dem er aber beansprucht, selbst und eigenständig über das zu entscheiden, was für ihn gut ist und selbst und eigenständig nur diejenigen Meinungen vertritt und Regeln beachtet, die er als begründet hat einsehen können, macht er sich in praktischen und theoretischen Urteilen zur letzten Instanz, zumindest insofern, als er überzeugt und nicht überredet sein will. Die Hochschätzung dieser Fähigkeiten des Einzelnen zu autonomer Lebensführung und überlegter Selbstbestimmung hat sich in der neuzeitlich europäischen Aufklärungsgeschichte erst aufgrund schmerzhafter Erfahrungen der Verletzlichkeit des Einzelnen ergeben. Begrifflich gesehen hat sie eine komplexe Vorgeschichte, knüpft an Konzeptionen der jüdischen, griechischen, römischen und arabischen Kulturen an, vermittelt und in Auseinandersetzung mit den christlich-abendländischen Religionen.[7] Ihr durch unterschiedliche Vernunftkonzeptionen bestimmter Individualismus hat sicherlich auch Spielarten hervorgebracht, die zu kritisieren sind,[8] aber in allen Varianten wird unterstellt, dass es jeweils der unvertretbar und in seiner Lebensgeschichte unverwechselbar Einzelne ist, um dessen überlegte Zustimmung es bei der Frage gehen muss, was letztlich richtig und falsch ist. Mit dieser Hochschätzung individueller überlegter Selbstbestimmung ist übrigens nicht ein Individualismus in dem Sinne verbunden, dass der Einzelne als isoliert Einzelner autark sei und als sich selbstgenügsam vorgestellt werden muss (paradigmatisch Stirner 1845) oder aber, was häufig unterstellt wird, dass dieser Individualismus als Durchsetzung egoistischer Interessen ohne Rücksicht auf andere und auf Kosten von anderen zu verstehen sei. Da er seine Selbstbestimmung nach transsubjektiven Gründen ausrichtet, ist er mit der „Welt der Gründe" zugleich von der Zustimmung und Kritik anderer abhängig, so wie er als menschliches Wesen von der Zuwendung und Rücksicht anderer abhängig bleibt. Die Hochschätzung der überlegten Selbstbestimmung des Einzelnen ist daher durchaus für moralische Überlegungen, und d. h. auch Rücksichten und Pflichten gegenüber anderen, offen.

Da der Menschenrechtsuniversalismus begrifflich beinhaltet, dass alle in der gleichen Weise sich selbst bestimmen können, ist moralisch gesehen eine gleiche Rücksichtnahme auf alle gefordert, wie sie etwa in der Aufklärungsmoral begründet worden ist.

Moral reguliert in allen Kulturen die Weisen eines gedeihlichen Zusammenlebens der Menschen, die kulturspezifischen Moralkonzeptionen unterscheiden sich im Gehalt und der Struktur der moralischen Regeln. Die Moral der europäischen Aufklärungskultur lässt sich verstehen als eine Moral der universellen und gleichen Achtung aller. Der Begriff der Achtung hat freilich zwei

---

[7] Siehe Schneewind 1998, Taylor 1996, Vögele 2000.

[8] Man denke nur an den Besitzindividualismus des frühen Naturrechts, s. Macpherson 1967.

Bedeutungen: Einmal geht es um die Hochschätzung (*esteem*) der individuellen Selbstbestimmungsfähigkeit jedes einzelnen, zum anderen geht es jeweils um den Respekt (*respect*) vor dieser Selbstbestimmung, was man auch als Anerkennung der Freiheit des Einzelnen bezeichnen kann. Weil diese Achtungsmoral die Begründung und die Geltung der moralischen Regeln an diese inhaltliche Hochschätzung überlegter Selbstbestimmung bindet, macht auch sie eine kulturspezifische Voraussetzung, die nicht in allen Kulturen in der gleichen Weise anzutreffen ist. Aber ohne diese Voraussetzung ist der egalitäre Universalismus der Moral und ist auch der Universalismus der Menschenrechte nicht zu verstehen.

Hinzu kommt noch, dass der Begriff des „Rechts" in der Idee und in den Konzeptionen der Menschenrechte auf den juristischen Begriff des „subjektiven Rechts" zurückgeht und ebenfalls ohne ihn nicht voll zu verstehen ist. Das „subjektive Recht" ist aber das Recht einer einzelnen Person auch gegen die Gemeinschaft, die ihr dieses Recht verliehen hat. Es basiert auf der Unterstellung, dass die Trägerin des subjektiven Rechts zu überlegter Selbstbestimmung fähig ist, weil ihr nicht anders die rechtsrelevanten Handlungen und Unterlassungen zugerechnet werden können. Ich kürze diesen komplexen Sachverhalt hier ab (ausführlicher s. Lohmann 2008b). Worauf es mir ankommt, ist, zu zeigen oder zumindest zu skizzieren, dass sowohl in der Dimension der Moral wie in der Dimension des Rechts die Menschenrechte eine kulturrelative inhaltliche Prämisse machen, die nicht in allen Kulturen der Welt in dem gleichen Maße unterstellt werden kann. Sie fungiert als eine minimale kulturelle Voraussetzung, um die Idee individueller und universeller Menschenrechte verständlich werden zu lassen.

Was bedeutet das aber für den Einwand, die Menschenrechte seien mit dieser genetischen kulturellen Besonderung auch in ihrer Geltung auf die westliche Kultur beschränkt? Ich glaube, dass im Resultat vergleichbare, wenn auch in der Abfolge unterschiedliche Individualisierungsprozesse heutzutage, angesichts der Globalisierung, in allen Kulturen stattfinden. Einmal sind es die überall anzutreffende Erfahrung der Ohnmacht des Einzelnen gegenüber den immer mächtiger werdenden staatlichen Institutionen und ein Versagen der konventionellen Schutzleistungen traditionaler Vergemeinschaftungen, die den Ruf nach einem rechtlichen und verlässlichen Schutz des Einzelnen begründen können. Menschenrechte sind die Antworten auf Erfahrungen von Ermordung, Erniedrigung und Demütigung des einzelnen Menschen, die ihm von denjenigen Institutionen angetan werden, die ihm eigentlich ein Leben in Freiheit und Selbstachtung ermöglichen sollen. Häufig entsteht dann, wie es in den westlichen Kulturen auch war und ist, ein innerkultureller Kampf um die unterschiedlichen Weisen, wie die Menschen sich sehen wollen. Und keineswegs ist es so, dass z. B. mit Berufung auf „asiatische Werte", wie es häufig von interessierter politischer Seite, d. h. von den jeweiligen Machthabern, propagiert wird, ein

Verständnis und die Hochschätzung überlegter Selbstbestimmung im hier skizzierten Sinne unmöglich ist (s. die Diskussion in Bauer und Bell 1999). Überall dort, wo der einzelne Mensch in Konflikt mit seinen Gemeinschaften, in die er hineingeboren oder in denen er sozialisiert wurde, gerät, macht er seine überlegte Selbstbestimmung geltend und fordert ihre Berücksichtigung und Beachtung von anderen. Ich werde daher im Folgenden, ausgehend von dieser historisch entstandenen, aber keineswegs nicht globalisierbaren inhaltlichen Voraussetzung, den qualitativen Universalismus der Menschenrechte verteidigen.

5 Unparteilichkeit und der universelle und egalitäre Anspruch der Menschenrechte

Anders als in der Kant'schen Tradition glaube ich nicht, dass moralische Verpflichtungen *nur* solche sind, die sich universalisieren lassen. Aber die moralischen Pflichten, die einer gleichen Achtung aller entsprechen, sind wechselseitig und universell. Ich glaube aber, dass wir die kantianische Achtungsmoral mit schwächeren Prämissen rekonstruieren müssen; und ohne das im einzelnen hier zeigen zu können, ist es m. E. das Prinzip der Unparteilichkeit, das zur Begründung moralischer Verpflichtungen notwendig ist. Unparteilichkeit ist ein formales und reflexiv anwendbares, offenes Beurteilungsprinzip, es muss jeweils durch inhaltliche Hinsichten ergänzt werden, in Bezug auf was unparteilich geurteilt werden soll und in Bezug auf welche Regel dabei eine unparteiliche Berücksichtigung erfolgen soll (s. Lohmann 2001a, Lohmann 2005a). Gerade das macht Unparteilichkeit zu einem schwächeren Moralprinzip, verglichen z. B. mit dem Kategorischen Imperativ; und ich glaube, dass in allen kulturell unterschiedlichen Moralkonzeptionen zumindest *in einigen Bereichen* das moralisch Richtige sich als das unparteilich Richtige auffassen lässt. Hieran kann eine Strategie der größtmöglichen Verständigung mit unterschiedlichen Moralkonzeptionen anknüpfen, ohne freilich beanspruchen zu können, allein schon dadurch eine partikularistische Moral in eine universalistische gewissermaßen von innen überführen zu können.

Schauen wir aber auf die Geschichte der europäischen Aufklärungsmoralen, so finden wir in ihr einen Prozess zunehmender Generalisierung und Abstraktheit, der zugleich den inhaltlichen Bereich, in Bezug auf den noch begründbare moralische Verpflichtungen vertreten werden, schrumpfen lässt. Man kann diesen Prozess einer formalen Ausdehnung und zugleich inhaltlichen Schrumpfung der Moral mit dem Prinzip der Unparteilichkeit rekonstruieren. Dabei fungiert Unparteilichkeit als ein formales Prinzip der Zweitbeurteilung gegebener moralischer Urteile, in denen wir eine Aufforderung zu moralischer Rücksichtnahme ausdrücken. Das Prinzip der Unparteilichkeit ist ein reflexiv anwendbares Prinzip: Wir beurteilen ein gegebenes moralisches Urteil, dass dieses und jenes moralisch geboten ist, daraufhin, ob es auch aus einer unparteilichen Perspektive gerechtfertigt werden kann. Wenn nicht, dann ist es als nicht begründet willkürlich und nicht moralisch verpflichtend. Unparteilich begründete moralische Rücksichtnahmen sind daher nicht per se egalitär und universell. Eine universelle Verpflichtung ergibt sich erst aus einer reflexiven Anwendung der Unparteilichkeit: Wenn wir keine unparteilichen Gründe haben, eine partikulare Rücksichtnahme zu rechtfertigen, dann ergibt sich eine universelle Verpflichtung zur Berücksichtigung aller. In der gleichen Weise generiert das Prinzip der Unparteilichkeit die Verpflichtung zur Gleichbehandlung: Wenn wir keine unparteilichen Gründe zur Ungleichbehandlung haben, dann folgt daraus eine gebotene Gleichbehandlung. Ich kann auf diese speziellen Fragen einer mit dem Prinzip der Unparteilichkeit operierenden Begründung einer universellen Moral gleicher Rücksichtnahmen und Achtung aller hier nicht weiter eingehen,[9] hoffe aber, dass zumindest der Ansatz meines Vertrauens in das subversive Prinzip der Unparteilichkeit als eines Universalität und Egalität generierenden Prinzips verständlich geworden ist. Mit diesem Ansatz ist auch die Geschichte der Menschenrechte besser rekonstruierbar, die ja nicht mit den ersten Deklarationen schon die qualitative Universalität der Menschenrechte verwirklicht hat, sondern erst in der Weise eines schwierigen, von Rückschlägen gezeichneten historischen Lernprozesses eine Universalisierung (s. Menke und Pollmann 2007, S. 74 ff.) der Menschenrechte anstrebt. Weil wir heute keine unparteilich akzeptablen Gründe haben, Menschen hinsichtlich ihres Anspruches, Träger von Menschenrechten zu sein, zu ignorieren oder unterschiedlich zu behandeln, ergibt sich die Verpflichtung an alle, auch alle Menschen in den entsprechenden Hinsichten als gleichberechtigt anzuerkennen.[10]

6 Kulturelle Besonderungen in der Anwendung und Konkretisierung einzelner Menschenrechte

Hält man in diesem Sinne die Universalität der Menschenrechte für moralisch begründet, so ist noch offen, wie in der rechtlichen und politischen Dimension dieser Universalismus sich geltend macht. Recht und Politik sind ja nicht als „eins zu eins"-Übersetzungen des moralisch Gebotenen zu verstehen, sondern unterliegen je eigenen Anforderungen bestimmter Konstruktions- und Rechtfertigungsprinzipien. Zwar wird eine durch die Menschenrechte bestimmte

---

[9] Siehe Lohmann 2001a, Lohmann 2005a. Zur Diskussion der „präsumtiven Gleichheit" siehe Frankena 1963, S. 66 ff.

[10] Siehe auch Gosepath 2004. Auf anderem Wege vertritt die gleiche Auffassung Heiner Bielefeldt (Bielefeldt 1998).

Rechtssphäre und Politik dem Universalismus der Menschenrechte nicht zuwider bestimmt sein sollen, aber ob und wie diese Sphären ihm genügen, muss aus je eigenen Gesichtspunkten geklärt werden. Auch hier, so meine Vermutung, kann das Prinzip der Unparteilichkeit wie ein Universalisierung generierendes, aber auch Partikularisierung ermöglichendes Prinzip wirken.[11]

Der moralisch geforderte Universalismus der Menschenrechte erfordert nun keineswegs eine Einheitskultur oder resultiert in einer solchen. Im Gegenteil, gerade ein verwirklichter und rechtlich und politisch auch konkretisierter universeller Menschenrechtsschutz wird die Möglichkeiten einer koexistenten kulturellen Vielfalt der Menschen erweitern (s. Bielefeldt 2007), freilich auf einem mit den Menschenrechten vorgegebenen Niveau, das nicht unterschritten werden darf. Nicht jede kulturelle Besonderung ist daher mit dem Menschenrechtsuniversalismus kompatibel.

In den je konkreten Gestalten von Rechtsregimen und Politiken konkretisieren sich auch die universellen Ansprüche der Menschenrechte. Universelle Regeln können nur und müssen in konkreten besonderen Kontexten angewendet werden. Und jede Anwendung einer Regel ist zugleich eine Weiterentwicklung und Neudeutung ihres Gehaltes. Verliert der Menschenrechtsuniversalismus daher durch die notwendige Umsetzung und Konkretion in einer besonderen Gesellschaft und Rechtskultur seinen universellen Gehalt? Man wird zwischen Besonderungen, die mit dem Universalismus der Menschenrechte kompatibel sind, und solchen, die ihm widersprechen, unterscheiden müssen.

Hinsichtlich der vier genannten, prinzipiellen Merkmale des Begriffs der Menschenrechte wird man keine Kompromisse machen können: Wenn ein Recht den Anspruch erhebt, ein genuines Menschenrecht zu sein, dann muss es individuell, kategorisch, egalitär und universell sein. Dies entspricht nicht nur dem impliziten Begriff der Menschenrechte in der *Allgemeinen Erklärung der Menschenrechte* und in den völkerrechtlichen Menschenrechtspakten, die sie rechtlich konkretisiert haben, das ist auch, wie oben skizziert, aus moralischer Perspektive begründbar. Davon weichen freilich schon die so genannten Menschenrechte der „dritten Generation" ab, die „kollektive Rechte" vertreten (s. Lohmann 2005b). Nun kann es auf einer anderen rechtlichen Ebene sehr wohl kollektive Rechte geben, aber man wird schwerlich begründen können, dass alle Kollektive rechtlich gleichzustellen seien. Auch hier möchte ich vorschlagen, diese Grenze in Bezug auf das zu ziehen, was noch unparteilich gerechtfertigt werden kann. Zum Beispiel ist das Menschenrecht auf Meinungsfreiheit ein individuelles Recht, das wohl durch gleichwertige andere individuelle Menschenrechte, aber nicht durch den Vorrang von Gemeinschaftspflichten eingeschränkt werden kann (Lohmann 2001b). Und auch das Recht auf Religionsfreiheit ist

---

[11] Da ich Habermas' Diskursprinzip als eine Deutung von Unparteilichkeit verstehe (s. Lohmann 2001a), kann ich aus dieser Perspektive auf seinen Entwurf des Verhältnisses von Moral, Recht und Politik hinweisen: Habermas 1992, S. 140 ff.

ein individuelles Recht des Einzelnen, und nicht ein Recht zum Schutz von Religionsgemeinschaften (s. Bielefeldt et al. 2008).

In Bezug auf einzelne Menschenrechte sind die Spielräume einer kulturbesonderen Auslegung und rechtlichen Institutionalisierung größer und vielfältiger. Ich kann hier nur noch zwei, sehr allgemein gehaltene Vermutungen äußern. Bei Rechten, die durch einen Vorrang von mit ihnen korrelierten negativen Pflichten ausgezeichnet sind, lässt sich der Universalismus der Menschenrechte strikter („steifer") behaupten oder ist hier besser und „steifer" zu verteidigen. Zum Beispiel leuchtet eine Position, die das Menschenrecht, nicht gefoltert zu werden, mit Bezug auf besondere kulturelle Praxen der Straftradition eines Landes einschränken will, nicht ein. Bei Rechten hingegen, die in dominanter, charakteristischer Weise mit positiven Pflichten korreliert sind (Leistungsrechte, unbestimmte positive Rechte, die offen lassen, welche Handlung nun eine Erfüllung der positiven Pflicht ist), kann der Universalismus flexibler reagieren: man könnte hier von einem „weichen", variablen Universalismus sprechen. Als Beispiele sei auf die besonderen kulturrelativen Ausdeutungen des Rechts auf Bildung oder auf die Kinderschutzkonventionen hingewiesen. Doch auch hier gilt, dass nicht jede Konkretion mit dem Universalismus der Menschenrechte vereinbar ist, und insofern unterscheidet sich das prinzipielle Problem nicht von dem der „negativen" Rechte. Hier wie dort ist eine größere kulturelle Sensibilität und Variabilität mit zugleich komplexeren hermeneutischen Anstrengungen erforderlich, in denen das, was unparteilich nicht zu rechtfertigen ist, von dem unterschieden wird, was genügt.

Literatur

Bauer, J. R., Bell, D. A. (1999): *The East Asian Challenge for Human Rights*. Cambridge: Cambridge University Press.

Bielefeldt, H. (1998): *Philosophie der Menschenrechte. Grundlagen eines weltweiten Freiheitsethos*. Darmstadt: WBG.

Bielefeldt, H. (2007): *Menschenrechte in der Einwanderungsgesellschaft. Plädoyer für einen aufgeklärten Multikulturalismus*. Bielefeld: Transcript Verlag.

Bielefeldt, H., Deile, V., Hamm, B. et al. (Hrsg.) (2008): *Jahrbuch Menschenrechte 2009: Religionsfreiheit*. Wien, Köln, Weimar: Böhlau.

Frankena, W. K. (1963/[5]1994): *Analytische Ethik*. München: Deutscher Taschenbuch Verlag.

Gosepath, S. (2004): *Gleiche Gerechtigkeit: Grundlagen eines liberalen Egalitarismus*. Frankfurt a. M.: Suhrkamp.

Gosepath, S. (2008): „Universalität der Menschenrechte – ein Erklärungsansatz". In: Nooke, G., Lohmann, G., Wahlers, G. (Hrsg.): *Gelten Menschenrechte universal? Begründungen und Infragestellungen*. Freiburg, Basel, Wien: Herder, S. 195–203.

Habermas, J. (1992): *Faktizität und Geltung*. Frankfurt a. M.: Suhrkamp.

Ignatieff, M. (2002): *Die Politik der Menschenrechte*. Hamburg: Europ. Verl.-Anst.

Klein, E., Breuer, M. (2008): „(Un-)Vollendete Reformschritte in den Vereinten Nationen: die Beispiele Sicherheitsrat und Menschenrechtsrat". In: Münk, H. J. (Hrsg.): *Die Vereinten Nationen – sechs Jahrzehnte nach ihrer Gründung. Bilanz und Reformperspektiven.* Frankfurt a. M., Berlin, Bern u. a.: Lang, S. 75–116.

Lohmann, G. (1998): „Menschenrechte zwischen Moral und Recht". In: Gosepath, S., Lohmann, G. (Hrsg.): *Philosophie der Menschenrechte.* Frankfurt a. M.: Suhrkamp, S. 62–95.

Lohmann, G. (2000): „Die unterschiedlichen Menschenrechte". In: Fritzsche, K. P., Lohmann, G. (Hrsg.): *Menschenrechte zwischen Anspruch und Wirklichkeit.* Würzburg: Ergon Verlag, S. 9–23.

Lohmann, G. (2001a): „Unparteilichkeit in der Moral". In: Günther, K., Wingert, L. (Hrsg.): *Die Öffentlichkeit der Vernunft und die Vernunft der Öffentlichkeit. Festschrift für Jürgen Habermas.* Frankfurt a. M.: Suhrkamp, S. 434–455.

Lohmann, G. (2001b): „Liberale Toleranz und Meinungsfreiheit. Prinzipielle und wertbezogene Argumentationen". In: Kaufmann, M. (Hrsg.): *Integration oder Toleranz? Minderheiten als philosophisches Problem.* Freiburg, München: Alber.

Lohmann, G. (2005a): „Sympathie ohne Unparteilichkeit ist willkürlich, Unparteilichkeit ohne Sympathie ist blind. Sympathie und Unparteilichkeit bei Adam Smith". In: Fricke, C., Schütt, H.-P. (Hrsg.): *Adam Smith als Moralphilosoph.* Berlin: Walter de Gruyter, S. 88–99.

Lohmann, G. (2005b): „‚Kollektive' Menschenrechte zum Schutz ethnischer Minderheiten?". In: Kunik, P., Väth, W. (Hrsg.): *Menschenrechte in Europa und Lateinamerika.* Berlin: Dahlem University Press, S. 35–50.

Lohmann, G. (2008a): „Sollte es ein individuelles Menschenrecht auf eine angemessene Umwelt geben?" In: Kirchschläger P. G., Kirchschläger T. (Hrsg.): *Menschenrechte und Umwelt. 5. Internationales Menschenrechtsforum Luzern (IHRF).* Bern: Stämpfli Verlag, S. 103–107.

Lohmann, G. (2008b): „Zu einer relationalen Begründung der Universalisierung der Menschenrechte". In: Nooke, G., Lohmann, G., Wahlers, K. (Hrsg.): *Gelten Menschenrechte universal? Begründungen und Infragestellungen.* Freiburg, Basel, Wien: Herder, S. 218–228.

Macpherson, C. B. (1967): *Die politische Theorie des Besitzindividualismus.* Frankfurt a. M.: Suhrkamp.

Menke, C., Pollmann, A. (2007): *Philosophie der Menschenrechte. Zur Einführung.* Hamburg: Junius.

Pollmann, A. (2009): „Für einen neuen Universalismus. Das politische Projekt der Menschenrechte aus philosophischer Sicht". In: Zeitschrift für Politik 56, S. 35–50.

Schneewind, J. B. (1998): *The Invention of Autonomy. A History of Modern Moral Philosophy.* Cambridge: Cambridge University Press.

Stirner, M. (1845/1972): *Der Einzige und sein Eigentum.* Stuttgart: Reclam.

Taylor, C. (1996): *Quellen des Selbst.* Frankfurt a. M.: Suhrkamp.

Taylor, C. (1999): „Conditions of an Unforced Consensus on Human Rights". In: Bauer, J. R., Bell, D. A. (Hrsg.): *The East Asian Challenge for Human Rights.* Cambridge: Cambridge University Press.

Tugendhat, E. (1993): *Vorlesungen über Ethik.* Frankfurt a. M.: Suhrkamp.

Vögele, W. (2000): *Menschenwürde zwischen Recht und Theologie. Begründungen von*

Menschenrechten in der Perspektive öffentlicher Theologie. Gütersloh: Kaiser Gütersloher Verlagshaus.

Weiß, N. (2006): „Der neugeschaffene Menschenrechtsrat der Vereinten Nationen". In: MenschenRechtsMagazin, S. 80–86.

Menschenrecht und Konstitution

Über eine Grundbedingung der Politik

Volker Gerhardt

1   Die Sache ist älter als der Begriff

Das Menschenrecht gibt es länger als das Wort, mit dem es bezeichnet wird. Wer sich nur für das Wort interessiert, hat es leicht. Er braucht lediglich bis ins sechzehnte Jahrhundert zurückzugehen, in dem es erstmals bei einem spanischen Dominikaner Verwendung findet. Es bezeichnet die originären Rechte der indianischen Ureinwohner des wenige Jahrzehnte zuvor entdeckten amerikanischen Kontinents. Das Wort, in diesem Fall: „las reglas de los derechos humanos", das Bartholomé de Las Casas um die Jahrhundertmitte in einem Schreiben an den mit der Sklavenfrage befassten „Indienrat" zur Verteidigung der Peruanischen Indios gebraucht, wird nicht mehr vergessen – auch wenn der Kampf des Priesters vergeblich war und die Nachfahren der im Namen des christlichen Glaubens niedergemetzelten Ureinwohner bis heute auf die Entschädigung warten, die der mutige Pater für ein Gebot der Rechte der Menschen ansah.

Es dauert noch fast ein ganzes Jahrhundert, ehe das neue Wort Eingang in die politische Sprache findet. Aber im englischen Bürgerkrieg, in dem die stark religiös inspirierten Gruppierungen mit der virtuos eingesetzten Presse sowie mit zunehmend geschärften Argumenten für ihre Meinungs- und Glaubensfreiheit streiten, wird der Ausdruck unverzichtbar.

Besonders profiliert sind die „Gleichmacher", *The Levellers*, die sich auf die angeborene Gleichheit der Menschen, und mit ihr auf die Freiheit eines jeden berufen. Dazu gehört das Recht auf persönliches Eigentum: „For by natural birth, all men are equally and alike born to like propriety, liberty and freedom" – so heißt es 1646 in Richard Overtons Streitschrift *An Arrow against all Tyrants*.

Von da an steht die Politik des aufstrebenden Bürgertums im Zeichen des Menschenrechts und die Philosophen sind bemüht, es allgemein verbindlich zu begründen.[1] Gleichwohl dauert es noch etwas mehr als weitere hundert Jahre, ehe das Wort zum Fanal einer politischen Bewegung wird, in deren Tradition wir bis heute stehen.

Der republikanische Impuls der Neuenglandstaaten, der in kurzer Zeit zur Erhebung gegen die Englische Krone führt, den Befreiungskampf beflügelt, auf Frankreich übergreift und mitten in den Ereignissen von Thomas Paine auf den Begriff der *Rights of Man* verdichtet wird, bleibt nicht auf die Schauplätze des Geschehens beschränkt, sondern wird weltweit wirksam.

Die Rede von den Menschenrechten begleitet die Globalisierung, seit sie durch die Entdeckungen und Eroberungen der frühen Neuzeit unwiderruflich gemacht worden sind. Das gilt für das Wort, das in allen Weltsprachen Karriere gemacht hat. Doch die dadurch bezeichnete Sache ist um einiges älter. Dafür finden sich zahlreiche Belege, nicht nur in der Tradition des antiken Naturrechts, nicht nur in den Büchern des *Alten* und des *Neuen Testaments*, sondern auch in anderen Kulturen. Wenn die Japaner sicher sind, dass sie die elementaren Grundsätze in den Formen ihrer ritualisierten Höflichkeit seit langem kennen, oder wenn chinesische Denker uns empfehlen, die Schriften des Konfuzius-Schülers Menzius zu lesen, um von unserem überheblichen Urteil, das Menschenrecht sei eine originär europäische Erfindung, abzulassen, gibt es Anlass genug, die Wort- und Begriffsgeschichte nicht mit der geschichtlichen Evolution des menschlichen Selbstbegriffs zu verwechseln.

Natürlich will ich nicht bezweifeln, dass in der juridischen Form eine Besonderheit des in Europa aufgekommenen Menschenrechts liegt. Das Neue im Prozess der neuzeitlichen Staatsrechtslehre liegt nicht im Selbstverständnis des Menschen, ist nicht daran geknüpft, dass es sich als frei, gleich und eigenständig begreift, sondern dass der Mensch diesen Anspruch als ein Recht versteht, dass er als solches einem der ganzen Politik geltenden Akt juridischer Versicherung unterwirft und dadurch positiviert.

Kurz: Die Besonderheit der jüngsten Geschichte des Menschenrechts liegt darin, dass ihm nur unter den Bedingungen einer rechtlichen Konstitution Genüge getan werden kann. Dadurch kommt es zu der unerhörten und in der Welt-

---

[1] Hier ist nicht nur an Hobbes, Locke und Rousseau zu denken. Auch Spinoza gründet den von ihm ausdrücklich so genannten „demokratischen Staat" (imperium democraticum) auf die ursprüngliche Freiheit, die dem Menschen als Vernunftwesen zukommt. Alle Macht einer Regierung geht von der Gesellschaft (societas) aus, zu der sich die mit ihrem ursprünglichen Recht versehenen Individuen als Bürger versammelt haben (Spinoza 1979, S. 477). Das aus der Vernunft folgende ursprüngliche Recht des Menschen ist das Menschenrecht – auch wenn sich der Ausdruck bei Spinoza noch nicht findet. – Gleichwohl will ich auf Locke verweisen, dem wir den wesentlichen theoretischen Impuls zur Institutionalisierung des Menschenrechts verdanken: „Men being [...] by nature [!] as free, equal, and independent, no one can be put out of this estate and subjected to the political power of another without his own consent [...]" (Locke 1924, S. 95).

geschichte völlig neuartigen Chance, dass sich die gesamte Macht eines Staates einer positiv rechtlich gefassten Idee unterwirft.

2   Menschenrecht bei Platon

Den schönsten und in seiner existenziellen Bedeutung eindrucksvollsten Beleg für die lange Tradition des mit dem Menschenrecht verbundenen Anspruchs finde ich in Platons *Kriton*. In diesem Dialog, der das Gespräch wiedergibt, das Sokrates mit seinem treuen Schüler Kriton im Gefängnis führt, gibt es einen von Sokrates geschilderten Dialog, den er im Traum mit den Gesetzen der Stadt Athen geführt haben will. Diese Traumszene enthält Platons erste Einlassung zur Begründung politischen Handelns und sie ist in ihrer Bedeutung kaum zu überbieten.

Wir erinnern uns: Kriton hat die Flucht vorbereitet. Das Geld für die Bestechung der Gefängniswärter steht bereit. Sokrates könnte sich dem für Athen blamablen Todesurteil entziehen und seinen Lebensabend, vor Strafverfolgung sicher, in Thessalien genießen. Der Gefangene lehnt jedoch ab, stellt sich kurze Zeit später der Vollstreckung des Urteils und stirbt seinen bis heute exemplarischen Tod.

Das Gespräch im Gespräch entspringt einzig und allein der Vorstellung des Sokrates. Es folgt auf die selbst gestellte Frage, was wohl die Gesetze der Stadt Athen davon halten würden, wenn er, Sokrates, sich dem Todesurteil entzöge. Darauf antworten die Gesetze seiner Vaterstadt mit der Stimme seines eigenen Gewissens! Sokrates hat ein daimonion, das mit Rückfragen, eigenen Erwägungen und guten Gründen von der Flucht abraten kann. Das Selbstgespräch widerlegt die heute weit verbreitete Ansicht, das Gewissen sei ein modernes Phänomen.

Die ersten Gründe gegen die Flucht klingen archaisch: Sokrates sei in der Stadt geboren und in ihr aufgewachsen; ihr verdanke er seine Bildung; also habe er in der Stadt zu verbleiben; ihr sei er auf Tod und Leben unterworfen. Das Recht, das seinen Eltern die Ehe, die Elternschaft und die anerkannte Unterweisung ermöglicht hat, wird als Grund dafür angesehen, dass der durch die Ordnung der Stadt zu seinem Leben gelangte Sohn der Stadt gehört, so dass sie das Recht hat, über ihn zu gebieten. Das Recht erscheint als Fortsetzung der Natur mit politischen Mitteln: Wo es herrscht, lässt es alle Individuen entstehen, aufwachsen und in der von ihr bestimmten Ordnung leben; folglich kann es auch über deren Ende verfügen.

Doch dann nimmt die Argumentation der Gesetze eine unerwartete Wendung: Ihre Verbindlichkeit für den einzelnen Bürger hängt an der Zustimmung, die er ihnen individuell durch sein eigenes Leben in der Stadt gegeben hat. Platon fasst die Revolution der politischen Denkungsart, die sich historisch in Athen ereignet hat, in einen einzigen Satz, indem er die Gesetze der Stadt sagen lässt:

> Denn wir, die wir dich zur Welt gebracht, auferzogen, unterrichtet und alles Gute, was nur in unserm Vermögen stand, dir und jedem Bürger mitgeteilt haben, wir verkündigen dennoch, indem wir Freiheit (*exousia*) gestatten jedem Athener, der es nur will (*boulomai*), daß, wenn jemand [...] uns, die Gesetze, kennen gelernt hat und wir ihm dann nicht gefallen, er das Seinige (*ta autou*) nehmen und fortgehen dürfe, wohin er nur will (*boulomai*) (*Kriton* 51c f.).

Es sind die Freiheit und der Wille des Einzelnen, sein Wissen von den Gesetzen, sein persönliches Gefallen an der Ordnung der Stadt und die darauf gegründete Zustimmung, auf denen die Verbindlichkeit der politischen Ordnung für ihn selber beruht. Nur sofern er mit der Ordnung einverstanden ist, kann sie für ihn Geltung beanspruchen. Also lässt sich sagen, dass die Geltung der Gesetze auf einer freiwilligen Übereinkunft zwischen dem Einzelnen und seiner Stadt beruht.

Um dies zu illustrieren, spricht Platon von „Verträgen und Versprechen", die den Bund zwischen Individuum und Politik besiegeln. Dabei ist der „Vertrag" (synthēkē), wie später bei Epikur und Hobbes (und ausdrücklich in Kants „Idee"), eine gedankliche Konstruktion, die den rechtlichen Gehalt der mit dem Leben selbst gegebenen Zustimmung zum Ausdruck bringt. Das eigens erwähnte „Versprechen" (homologia) zeigt die immer mitgedachte ethische Selbstbindung an, ohne die sich kein Individuum auf ein gegebenes Wort verpflichten lassen kann. Die „Freiheit" (exousia) und der „Wille" (boulē), von denen die Gesetze in so exponierter Weise sprechen, lassen sich nur von „innen" her, also nur aus der Einsicht des Einzelnen, aus seinem ihm selbst zu Gebote stehenden *logos*, berechenbar machen.

Die Verbindlichkeit der politischen Ordnung beruht somit auf einer ethisch gestützten rechtsförmigen Verpflichtung des Individuums gegenüber dem Ganzen seiner Stadt. Darin liegt der Ursprung einer Ordnung, deren Faktizität zwar auf der Natur basiert, deren normative Kraft jedoch aus der freien Entscheidung des Einzelnen entspringt. Die von Menschen geschaffene Einrichtung kann nur dann als politische Institution anerkannt werden, wenn sie auf der freien Zustimmung eben der Individuen basiert, für die sie zuständig ist. Mehr noch: Der Bürger muss sich als ein durch Freiheit und eigenen Willen ausgezeichnetes Individuum erweisen, um der Institution gerecht zu werden, die durch ihn und seinesgleichen – nach dem Modell seiner selbst – geschaffen worden ist. Er muss aus eigenem Anspruch tugendhaft, also tüchtig, und auf der Höhe seiner besten Kräfte sein, um der polis zu entsprechen.

Die unerhörte Pointe dieser Darlegungen ist, dass sie von den Gesetzen der Stadt Athen vorgetragen werden. Der Sinn ihrer Rede zielt auf die Verpflichtung, die Sokrates als Bürger von Athen ihnen gegenüber hat. Sie sprechen von

Rechten, die Sokrates gewährt worden sind, die er faktisch in Anspruch genommen hat und die ihn in der Konsequenz seines eigenen Wollens verpflichten.

Diesen Rechten liegt ein ursprüngliches Recht des einzelnen Menschen zugrunde. Und das besteht in nichts anderem, als darin, von der eigenen Freiheit Gebrauch zu machen.

3   Stadien der politischen Entwicklung

In der politischen Geschichte der Menschheit gibt es, nach Thomas Paine, eine eindeutige Epochenfolge: Zunächst herrschte der Aberglaube (superstition), dann kam die Macht (power) und schließlich folgte das Menschenrecht (rights of man). Die Staaten der Frühzeit werden demnach von Priestern (priests) regiert, in Antike und Mittelalter ergreifen Eroberer (conquerors) die Macht, bis es in der Neuzeit endlich so weit ist, dass die Vernunft (reason) zur politisch bestimmenden Größe werden kann.

Als Beweis für diese Jahrtausende übergreifende Konstruktion genügt Paine die Tatsache der „Konstitution". Das klingt abstrakt. Aber im Jahre 1791, in dem der wirkungsmächtige Autor (der einen beträchtlichen Anteil am Sieg der amerikanischen Kolonien über die britische Krone hatte) seine Einteilung vorträgt, ist das von kaum zu überbietender Anschaulichkeit. Denn „Konstitution" meint eben das, was im gleichen Jahr von der revolutionären französischen Nationalversammlung verabschiedet worden ist und worauf die Amerikaner zwei Jahre früher ihren unabhängigen Staat gegründet hatten. Es ist die ausdrücklich gewollte und von Prinzipien geleitete Verfassung.

Paines Vorschlag zur Einteilung der politischen Epochen findet sich im ersten Teil seiner gloriosen Kampfschrift für das Menschenrecht (*Rights of Man*). Zu historischen Studien hatte der Autor natürlich keine Zeit. Er brauchte ein Modell, das der Freiheit eine Zukunft gibt und ihren Gegnern den Boden entzieht. In dieser Absicht ist seine Konstruktion auch heute noch zu verwenden. Kleine Korrekturen reichen aus, um sie auf eine solide historische Basis zu stellen.

Bei der Benennung der ersten beiden Phasen politischer Herrschaft lässt sich auf jede Polemik verzichten. Zwar kann nicht bestritten werden, dass in den frühen Großreichen der Weltgeschichte am Euphrat und am Nil die Priester eine eminente Rolle gespielt haben; aber allein bestimmend waren sie nicht. Entscheidend war vielmehr, dass Institutionen gegründet wurden, die von vornherein auf das Recht als technisches Herrschaftsmittel angewiesen waren. Sicher ist ferner, dass es bereits in der Gründerzeit des dritten vorchristlichen Jahrtausends Staaten bildende Eroberer gab.

Paine trifft auch etwas Richtiges, wenn er schon in der zweiten großen Phase der politischen Weltgeschichte die Priesterherrschaft am Ende sieht. Denn was sich spätestens mit der Entstehung des Politischen bei den Griechen ereignet, ist die Verselbständigung der politischen Institutionen gegenüber allen anderen gesellschaftlichen Kräften. Auch wenn die Stellung des Pontifex Maximus im alten Rom und der Machtanspruch der mittelalterlichen Päpste das Gegenteil zu beweisen scheinen: Für die politische Entwicklung in Europa ist entscheidend, dass sich der Staat als autonome Macht etabliert und seine Souveränität behauptet. Auf die frühe Epoche der Institutionalisierung folgt somit in einem Zeitraum von gut zweitausend Jahren die Autonomisierung der Politik.

Für die Bezeichnung der dritten Epoche politischer Geschichte, die im März 1789 mit dem Verfassungsakt in New York ihren definitiven Anfang nimmt, darf man Paines Hinweis wörtlich nehmen und von Konstitutionalisierung sprechen. Damit ist der Aufbau rechtlich verbindlicher Verfassungen gemeint, in denen sich Staaten mit ihrer gesamten Macht dem Recht unterstellen. Auf der Grundlage der Volkssouveränität und in Verbindung mit der Gewaltenteilung wird es erstmals möglich, die autonom gewordene Institution des Staates auf elementare Rechte – und damit eben auch auf das Menschenrecht – zu verpflichten.[2]

Vermutlich geht diese Deutung über das hinaus, was Thomas Paine mit seiner polemischen Dreiteilung der politischen Geschichte im Auge hatte. Erstaunlich aber ist die Sicherheit, mit der er aus den noch zu seiner unmittelbaren Gegenwart gehörenden Vorgängen auf ein künftiges Zeitalter schließt. Dabei hilft ihm eine unscheinbare Einsicht: Die Konstitution, so sagt er, habe keine „ideale", sondern eine „reale Existenz". Sie sei kein fernes Ziel, sondern eine Tatsache.

Das gilt auch für das Menschenrecht. Anders als sein hoch verdienter, seit der Antike beschworener Vorläufer, das Naturrecht, hat das Menschenrecht nur eine relativ kurze Zeit den Status einer bloßen Idee. Im Akt der Konstitution wird es zum verbrieften Bürgerrecht, zu einem einklagbaren, positiv-rechtlichen Bestand, nach dem sich die herrschende Macht zu richten hat. Die Verfassung macht aus der moralischen Forderung eine politische Gewalt, der sich die Staatsmacht zu beugen hat, wann immer die Mehrheit des Volkes, das Parlament oder die Justiz es verlangen.

1791 gab es noch viele gute Gründe daran zweifeln, ob die faktische Geltung des Menschenrechts tatsächlich möglich ist: Heute, mehr als zweihundert Jahre später, ist das in Grundrechte transformierte Menschenrecht eine historisch wirksame Größe. Es ist zwar längst noch nicht in allen Staaten etabliert und lässt selbst in den ersten Verfassungsstaaten der Neuzeit, in den USA und in Frankreich, zu wünschen übrig. Aber wenn man für die Institutionalisierung und die Autonomisierung des Politischen jeweils mehr als zwei Jahrtausende ansetzen muss, kann man nicht erwarten, dass der anspruchsvollere und ungleich schwierigere Prozess einer alle Staaten umfassenden globalen Konstitutionalisierung in zwei Jahrhunderten gelingt. Im Gegenteil: Es gibt noch viel zu tun.

In seinen Anfängen war das Menschenrecht ein Abwehrrecht, mit dem sich das Individuum gegen Übergriffe der Staatsmacht zu verteidigen suchte. Jeder

---

[2]   Dazu des Näheren: Gerhardt 2007, S. 55, 145 ff., 315 ff., 459 f.

Einzelne hat einen ursprünglichen Anspruch auf seine Freiheit, in der er mit jedem anderen als gleich anzusehen ist. Das Menschenrecht der ersten Generation sollte die Selbstbestimmung des Individuums schützen. Mit der Konstitution verbindet sich dann schon die Erwartung, die Selbstbestimmung des Einzelnen könne zum legitimierenden Fundament politischer Einrichtungen werden. Damit begründet das Menschenrecht den Anspruch auf Partizipation.

Das Menschenrecht der zweiten Generation sollte die Partizipation des Individuums auch unabhängig von natürlichen und gesellschaftlichen Unterschieden sichern. Neben die Aufgabe der Legitimation durch Partizipation tritt die der Garantie sozialer Rechte, um Benachteiligte und Minderheiten gleichzustellen. Der Kampf um die Gleichberechtigung der Frau wird mit diesem Ziel geführt. Man weiß von gegebenen Unterschieden, achtet und schätzt sie auch und besteht gerade deshalb darauf, dass sie nicht mit grundrechtlichen Nachteilen verbunden sind.

Inzwischen ist längst von einer dritten Generation der Menschenrechte die Rede. Sie sollen allen Menschen gleiche Lebenschancen eröffnen und ihnen Arbeit, Bildung, saubere Luft und ausreichend Wasser gewähren. Doch die Erfüllung dieser Ziele ist an ökonomische Voraussetzungen gebunden. Außerdem vergessen viele, dass man den dritten Schritt nicht ohne die beiden ersten tun kann: Die Realisierung der sozialen und ökologischen Menschenrechte ist ohne die Garantie der elementaren Selbst- und Mitbestimmungsrechte nicht möglich. Ohne freie Wahlen, ohne parlamentarische Vertretung, periodischen Regierungswechsel und Pressefreiheit kann es keine verlässlichen Lebensverhältnisse geben. Die Sicherung von Freiheit und Würde des Individuums geht allen anderen politischen Leistungen voraus.

Der Grund dafür ist leicht einzusehen: Das Individuum ist der einzige Akteur der Geschichte. Es gäbe die Gesellschaften und die Systeme nicht, wenn nicht Einzelne tätig wären. Also müssen sie zuerst geschützt und gefördert werden, wenn es zu wünschenswerten politischen Erfolgen kommen soll.

Das haben die ersten Anwälte des neuzeitlichen Menschenrechts dadurch zum Ausdruck gebracht, dass sie nicht nur die Garantie von Freiheit und Gleichheit verlangten, sondern auch den Schutz von deren realer Bedingung. Die besteht aber in nichts anderem als im Leben des Einzelnen. Die faktische Existenz des Individuums ist die grundlegende Realität, auf die das Menschenrecht verpflichtet ist. Der eminente politische Erfolg des Menschenrechts beruht wesentlich darauf, dass es nicht allein auf die gelegentlich als abstrakt (oder gar als unbewiesen) geltenden Entitäten der Freiheit und der Gleichheit, auch nicht allein auf die mit beiden verschwisterte Vernunft, sondern vornehmlich auf das Leben verpflichtet ist. Wenn alles andere gefährdet ist, liegt in der Existenz des Individuums die originäre Quelle des elementaren Rechts.

Daran hat man sich zu erinnern, wenn das Menschenrecht zur Disposition gestellt wird. Mit der Verletzung des Menschenrechts schadet man dem Träger aller Politik, nämlich dem Menschen. Der aber kommt immer nur als Individuum vor. Mit der Schwächung des Individuums aber beraubt sich die Politik der Bewegungs- und Handlungsfähigkeit, ohne die sie keines ihrer Ziele erreichen kann.

Paines hoffnungsvolle Rede von den drei politischen Zeitaltern wird niemanden mehr zu der Ansicht verleiten, damit sei die Geschichte schon zu Ende. Der Prozess der Konstitutionalisierung steht erst am Anfang, und er ist derzeit, wie jeder wissen kann, auf massive Weise bedroht. Überbevölkerung, Armut, Versiegen der Rohstoffe und Verseuchung der Umwelt sind die allgemeinen Ursachen, die nicht nur aktuelle, sondern permanente Gefahren heraufbeschwören. Gegen sie kann sich die Menschheit nur als ganze wehren. Dazu bedarf sie keiner Weltregierung, wohl aber eines alle verbindenden Rechts, ohne das sie nicht handlungsfähig wäre. Grundlage dieses auf Handel, Geldwirtschaft, Verkehr, Gesundheit und Wissenschaft konzentrierten weltweit gültigen Rechts kann nur das Menschenrecht sein. – Diese These versuche ich im letzten Teil systematisch zu versichern.

4   Das Menschenrecht bedarf der Konstitution

Die Politik hat ein tief in die Natur, die Gesellschaft und die Geschichte hinabreichendes Fundament. Sie ist auf Mittel angewiesen, die selbst ihre eigenen Traditionen haben. Sie hat ein institutionelles Gerüst, das ihr sachliche Konstanz und historische Kontinuität verleihen kann. Für alles dies steht die Konstitution, deren Elemente man sich vergegenwärtigen muss, um zu erkennen, dass die politische Welt nicht nur auf das flüchtige Medium der Vorstellungen und der Ideen gegründet ist.

Wenn ich „nicht nur" sage, will ich nicht davon ablenken, dass Vorstellungen und Ideen eine eminente Rolle im Leben der Menschen spielen. Ihr Beitrag zur Dynamik der menschlichen Kultur könnte größer gar nicht sein. Doch wenn sie wirken sollen, bedürfen sie nicht nur eines Fundaments in der Realität, sondern auch einer Garantie ihrer Leistung, die wir uns im politischen Raum durch Institutionen erhoffen. Konstitution ist der selbst institutionell zu sichernde Rahmen der insgesamt benötigten Institutionen.

Eine Bedingung der Konstitution ist die Vernunft des Menschen, die ihr Zwecke zuschreibt, sie mit Gründen zu sichern sucht und ihr unablässig Mittel zuführt, die sie stärken – im Fall der Kritik – aber auch schwächen sollen. Es sind, das ist meine viele Zwischenschritte abkürzende Überzeugung, die in die Gesellschaft hinein verlängerten, technisch hochgerüsteten Naturprozesse, die aus der sich steigernden Individualität höher entwickelter Tiere beim Menschen die Tätigkeit der Vernunft begünstigen, welche unter den Bedingungen einer gleichzeitig gesteigerten Abhängigkeit von Technik und Sozialität die Selbstbestimmung des Einzelnen zur Folge – und zur immer wieder neu entstehenden Voraussetzung – hat. Im Anspruch auf Autonomie der Person finden sie ihren höchsten kulturellen Ausdruck. Sie sind es, die wir bei der Bewertung der Leistung der Konstitution in Rechnung stellen müssen.

Zum Vorlauf politischer Organisation gehört die Fähigkeit des Menschen, sich selbst als eine Einheit zu begreifen, die selbst als Teil von Einheiten fungiert. Der technisch handelnde Mensch muss sich als Teil der Natur verstehen, um mit Hilfe anderer Teile einen Vorteil (vor anderen Teilen) zu erringen. Er hat sich mit seiner Kraft in einen Komplex von Kräften einzubringen, damit er entweder durch Schwächung der für ihn nachteiligen oder durch Stärkung der ihn begünstigenden Kräfte selbst an Einfluss gewinnt. Der Einsatz von Techniken ist nur dadurch möglich, dass sich der Mensch als Natur in Natur einbringt, um sich mit ihr und in ihr neue Handlungs- und Überlebenschancen zu eröffnen. In diesem Geschehen gewinnt er seine Identität als handelndes Wesen und steigert seine personale Individualität.

Nach dem Modell wachsender Einflussnahme in einem Feld von widerstreitenden Kräften ist der gesamte Prozess des lebendigen Daseins organisiert. In allen Fällen wirken ganzheitlich verfasste Einheiten nach der Art von Teilen in einem größeren organischen Zusammenhang, heiße er nun Paar, Familie, Stamm, Gattung, Gesellschaft, Staat oder Umwelt. So gesehen bleibt auch das technische Handeln des Menschen in den Naturprozess eingebunden. Aber es hebt sich insofern aus ihm heraus, als es sich bestimmte Gegenstände aneignet, bearbeitet und als Werkzeug so exponiert, dass sie zu einer besseren Ausnutzung einzelner Kräfte (und zur Abwehr anderer) tauglich sind. Dabei werden Mittel und Zwecke repräsentiert, zu denen sich selbst noch die Werkzeuge wie organische Teile zum organischen Ganzen verhalten. Und das Wichtigste dabei ist, dass der Mensch mit Hilfe seiner Technik eigenständige Einheiten – Gebrauchsgegenstände, Kultobjekte, Bauwerke und Kunstwerke – schaffen kann, die zum Maß seiner eigenen Verfassung werden. In der Technik kommt es zur selbstgeschaffenen Übereinstimmung zwischen der physischen Selbstorganisation des Menschen und der vorgefundenen Beschaffenheit der bearbeiteten Dinge. Darin, so glaube ich, liegt die reale Bedingung der Objektivität.[3] – Doch das ist ein anderes Thema.

---

[3] Objektivität kann es nur in der hergestellten Übereinstimmung zwischen dem Menschen und seinen Gegenständen geben. Der Umgang, den er mit ihnen pflegt, ist seit Generationen technisch-pragmatisch eingespielt und hat überdies einen Vorlauf in der erfolgreichen Lebenspraxis der Arten, die dem homo sapiens in der Evolution vorausgegangen sind. Natürlich „gibt" es die Übereinstimmung zwischen dem Menschen und seiner Welt. Gäbe es sie nicht, gäbe es ihn selber nicht. Aber die Übereinstimmung muss ein Erzeugtes in eben dem Sinn sein, in dem der Mensch als Organismus immer schon sein eigenes Erzeugnis ist.

Für unsere Problemstellung kommt es darauf an, dass der Mensch seine eigene soziale Organisation in der Form von Einheiten begreifen kann, die sich wie tätige Organe oder leistungsfähige Instrumente in einem jeweils größeren Zusammenhang verstehen lassen. Das geschieht mit dem bewussten Aufbau von Institutionen, von Einrichtungen, die selbst nach Analogie handelnder Individuen begriffen werden.

Die körperschaftliche Institution setzt elementare Institutionalisierungen der Gesellschaft voraus. Darunter können wir alles verstehen, was zur Sittlichkeit eines Volkes gehört, bis hin zu den nicht bewusst geschaffenen Einrichtungen der Sprache, der Tabus und der üblichen Ansprüche. Dazu sind auch Regeln wechselseitiger Verpflichtung zu rechnen, die wir als Rechte und Pflichten begreifen können. Spätestens mit dem Herrschafts- und Verfügungsanspruch politischer Organisation aber wird das Recht zu einer bewussten Einrichtung und damit wird es zum integralen Bestandteil der Konstitution.

Schon in der Leistung der Gesetzgebung oder der Gerichtsbarkeit kann es körperschaftliche Eigenschaften haben. Als verbindlich festgelegte Regel kann das Recht den Charakter eines ordnenden Verfahrens annehmen, das vorgibt, wie zu prozessieren ist. Aber sobald eine Gesellschaft zentralisierte Steuerungs- und Entscheidungschancen bietet und damit eine kooperative Form annimmt, wird auch das Recht zentralisiert. Es erhält einen korporativen Aufbau. Es gibt Gesetze, Gerichte und Strafverfolgung, die immer demselben Träger zugerechnet werden, der in der öffentlichen Verlautbarung mit einer Stimme spricht. Das Recht ist die Verfassung des politischen Körpers. Das Recht ist die Konstitution einer politischen Einheit, also die sozialtechnische Form, die über deren Leistungsfähigkeit entscheidet.

Den Begriff der Konstitution verwenden wir auch, wenn wir von der psychophysischen Disposition eines Sportlers sprechen, von dem der Arzt oder der Trainer wissen will, ob er in einer guten Verfassung für den Wettkampf ist. So kann man den Ausdruck auch in der Politik verwenden, wenn es gilt, ihre Fähigkeit, mit Ausnahmen oder Krisen umzugehen, zu bewerten. In der Politik aber haben wir die Möglichkeit, die personelle und institutionelle Leistungsfähigkeit des korporativen Systems noch einmal rechtlich verbindlich zu machen. Dann wird die Institution institutionalisiert, d. h. sie wird ausdrücklich und als ganze – und zwar mit Folgen für alle Organe des politischen Körpers – verpflichtend gemacht.

Konstitution im vollen Sinn ist somit die rechtliche Potenzierung des bereits gegebenen Rechts, die selbst nur unter grundlegenden Rechten erfolgen kann. Im strengen Sinn gibt es die Konstitution erst im Modus einer geschriebenen Verfassung, die sich auf allgemein anerkannte Grundsätze des zwischenmenschlichen Umgangs gründet und den rechtlich zwingenden Rahmen für alle öffentlichen Akte eines Gemeinwesens bietet. So gesehen ist die Konstitution eine Errungenschaft des modernen Staates. In dieser Form wird sie ein unverzichtbares Mittel der Politik, das in dieser Funktion zugleich auch als deren Zweck angesehen werden kann.

Doch längst vor dieser ausdrücklich erst nach 1786 anhebenden (aber durch die Reichsgeschichte, durch die Tradition der Stadtrepubliken und vornehmlich durch die Verfassungsgeschichte Englands vorbereitete) Phase der Politik kann man mit Blick auf die Entstehung des Politischen im geographischen Areal des Nahen und des Fernen Ostens von konstitutionellen Formen sprechen. Denn alle ausdrücklich und einheitlich handelnden Völker der politischen Frühgeschichte hatten ihr „Gesetz", auf das sie sich beriefen. Mit dem Gesetz aber gab es ein Recht, dessen Durchsetzung und Wahrung korporativ verfassten Institutionen überantwortet war.

Also befand sich die Politik von Anfang an auf dem Weg zur Konstitution! Sie bildete „Körper" aus, die ein Bewusstsein von ihren Aufgaben und von sich selbst benötigten. In den Begriffen der polis und der dike, der res publica, des ordo publicus sowie des ius hat das einen vergleichsweise späten Ausdruck gefunden. Konstitutionelle Formen hat es lange vor der angeblichen „Entstehung des Politischen bei den Griechen" (Christian Meier) gegeben. Also muss bereits mit Blick auf die Reichs- und Stadtgründungen in den Flusstälern von Nil, Euphrat und Hoangho oder auf den Bergkuppeln Anatoliens, Syriens und Palästinas von einer Entstehung des Politischen die Rede sein.

Damit ist auch von den Bedingungen her klar gestellt, dass die Politik eine Technik ist, die Mittel entwickelt, um ihre Zwecke zu verfolgen. Selbst dort, wo sie zum Selbstzweck werden kann, weil sie immer auch ihre eigenen Voraussetzungen zu sichern hat, bleibt sie dem Zweck der Erhaltung und Entfaltungen von Gesellschaften unterstellt. Dabei setzt sie das Recht als ihr bevorzugtes Mittel ein. Sie beruht auf Arbeitsteilung und setzt gesellschaftliche Kooperation voraus, sie benötigt ein Minimum an Wohlstand, ist auf Administration, Dokumentation und Repräsentation angewiesen und kann von daher weder auf die Schrift noch auf Ämter und darstellende Künste verzichten. In historischer Perspektive wird man auch das Militär nicht vergessen dürfen.

Aber als das schlechterdings unverzichtbare Mittel einer jeden politischen Organisation hat das Recht zu gelten. Ohne Recht fehlt einer gesellschaftlichen Vereinigung der spezifisch politische Charakter. Also hat man die Sicherung des Rechts als die Kernaufgabe des Politischen anzusehen. Eine auch ihre Dynamik aufnehmende Definition der Politik liegt somit in der Formel vom Kampf um das Recht. Das Menschenrecht formuliert die basalen Prinzipien, nach denen sich dieser Kampf zu richten hat. Eine Konstitution im strengen Sinn des Wortes hat dafür zu sorgen, dass diese Prinzipien eingehalten werden.

5 Politische Konstitution und individuelle Person

Nicht erst die Institutionen verdanken ihre Entstehung einer weit ausgreifenden Technik: Die ganze menschliche Kultur basiert darauf. Das ist umso leichter zu verstehen, je mehr es uns gelingt, nicht nur das Recht und die Schrift, sondern auch die Sprache, ja sogar die Ethik zu den Techniken zu rechnen, die der Mensch auf sich selbst zu beziehen versteht. Moral ist die Disziplin, der sich der Mensch in seinem Verhalten unterwirft. Er muss sie einüben, wie den Gebrauch eines Werkzeugs oder die Verwendung der Schrift.

Selbst „Moral" besagt zunächst nicht mehr, als dass der Mensch sich berechenbar und verlässlich macht. Kann er darauf Anspruch erheben und wird es ihm durchschnittlich auch abgenommen, kommen Verantwortlichkeit und Wahrhaftigkeit wie von selbst hinzu.[4]

Damit ist der für die Leistung des Politischen entscheidende Punkt erreicht: Mit der rechtlichen Ordnung, später vor allem mit dem korporativ verfassten Staat ist der Rahmen geschaffen, in dem die Person des Individuums über das für sie unerlässliche Gegenüber verfügt. Die staatliche Organisation mit einem „Oberhaupt" und vielfältig beamteten Gliedern, durch die sie wahrnehmen, erinnern und handeln kann, ist nach Analogie der Einzelperson konstruiert. Und die Organe dieser politischen Organisation sind aus dem Körper gebildet, der aus der Masse des Volkes besteht. Als ganze wird sie somit nach dem Modell eines sich selbst erkennenden und sich selbst steuernden Menschen verstanden. – Dies ist in der Antike nicht anders ist als in Mittelalter und Neuzeit.

Doch dieser sich derart selbst zum Modell erhebende Mensch begreift sich wiederum selbst nach dem Modell einer politischen Institution! Er schärft das Verständnis seiner selbst in Relation zu der von ihm getragenen politischen Einrichtung. Er versteht seine widerstreitenden Gefühle und Absichten nach der Art opponierender Parteien, die in seinen eigenen Handlungen dennoch zu einem Ausgleich kommen. Gelegentlich lässt er sein eigenes Ich den Vorsitz im Rat seiner unterschiedlichen Gefühle, Absichten und Einsichten übernehmen; wenn er kann, entscheidet er mit seinem Urteil nach der Art eines Richters, oder er setzt seinen eigenen Willen gegen eigene Widerstände nach Art eines Regenten durch.

Erwähnen muss man schließlich auch die Koordination und Kooperation seiner eigenen Gliedmaßen, die seinen Absichten so lange folgen, wie er sich

---

[4]   Der Begriffsgebrauch entspricht dem, den wir noch bei Rousseau finden und dem selbst Kant sich noch anschließen kann. Der sachliche Gehalt meiner These stützt sich auf jene Einsichten Nietzsches, die durch die empirische Forschung bestätigt worden sind. Der hier beschriebene Weg von Außen nach Innen setzt allerdings die spontane Eigenständigkeit des Individuums im moralischen Urteil voraus. Aber auch sie unterliegt, wie Piaget gezeigt hat, einer in Gesellschaft erfolgenden Entwicklung der Natur des Einzelnen.

an die Ordnung der organischen Funktionen seines Bewegungs- und seines Wahrnehmungsapparats hält. Und da dies für das Verständnis des Politischen besonders wichtig ist, sei erneut auf eine exklusive Fähigkeit des menschlichen Individuums verwiesen, nämlich auf die Beratung mit sich selbst. Nur sofern jeder Beteiligte dies kann, kann auch eine staatsförmige Organisation mit sich zu Rate gehen. Ins moderne politiktheoretische Vokabular übersetzt: Die deliberative Kapazität des Menschen trägt die von Anfang an auf Deliberation gegründete politische Institution, die ihn, sobald er an ihr partizipiert, zum Ausbau seiner eigenen deliberativen Kompetenzen nötigt.

Um zum Ende zu kommen: Politische Institution und die auf freies und eigenständiges Wollen gegründete moralische Person bilden selbst einen funktionalen Zusammenhang. Von beiden wird erwartet, dass sie sich nach Einsichten richten. Beide sind genötigt, Gründe für ihre Entscheidungen zu haben, über ein Gedächtnis zu verfügen, Zwecke zu verfolgen, Absichten zu äußern und Versprechen halten zu können. Beide, politische Institution und moralische Person, sollten so berechenbar sein, dass sie zu dem stehen können, was sie veranlasst, zugelassen oder in Aussicht gestellt haben.

Schon diese Aufzählung elementarer Leistungen auf beiden Seiten zeigt, dass der Staat nicht ohne die Person und die Person nicht ohne den Staat zu denken ist. Zwar kennen wir Gesellschaften ohne staatliche Ordnung. Wir sind auch in der Lage, Menschen in einer von jeder Politik unbelasteten Umgebung wahrzunehmen. Aber der Mensch, von dem wir die Verlässlichkeit erwarten, die er im zivilen Verkehr von sich selbst verlangt, hat eine Verfassung, die einer nach technischen Regeln geschaffenen Einrichtung zu einheitlichen, das Leben insgesamt umfassenden Zwecken, also: einer politischen Institution und somit dem konstituierten Staat entspricht. Das braucht schon deshalb nicht zur Selbstentfremdung des Menschen zu führen, weil er es selber ist, der die Institution nach dem Muster seines eigenen Selbstbegriffs errichtet.

In diesem Wechselverhältnis haben sich beide, moralische Person und politische Institution, kultiviert. Und es ist die historische Leistung der zweieinhalbtausendjährigen Geschichte der europäischen Politik, diesen Prozess auf der einen Seite bis zu einem autonomen, sich in freier Verantwortung selbst bestimmenden Individuum, auf der anderen aber bis zu einer sich auf der Grundlage der Freiheit nach eigenen Gesetzen selbst bestimmenden und selbst kontrollierenden politischen Verfassung vorangetrieben zu haben. Staatliche Institution und moralische Person haben sich wechselseitig erzogen und in öffentlicher Auseinandersetzung gebildet (dazu Gerhardt 2007, S. 230 ff.).

Nur in dieser Verbindung, so vermute ich, können sie fortbestehen. Der Mensch und die Politik bedürfen beide auf durchaus analoge Weise einer moralisch-rechtlichen Form, die sich nur erhält, wenn die spannungsreiche Parallele zwischen beiden im Bewusstsein des Prinzips ausgezogen wird, das sie von vornherein verbindet.

Diesem Prinzip kann man verschiedene Titel geben, je nachdem, was systematisch oder rhetorisch im Vordergrund stehen soll. Der umfassendste und mit Blick auf die Leistung Europas nahe liegende Titel lautet: Menschenrecht. In ihm sind Freiheit, Gleichheit und menschliche Würde mit dem Anspruch auf Leben verbunden. Für unseren Zusammenhang aber ist entscheidend, dass dieses elementare Recht für die Institution nicht weniger erheblich ist als für die Person.

Im Begriff des Menschenrechts, auf das die Institution des Staates im Interesse des einzelnen Individuums verpflichtet wird und in dem das Individuum als Person notfalls seine Einheit wahrt, kommt es zur rechtlichen und zur moralischen Korrespondenz von politischer Organisation und individueller Person. Das Menschenrecht verpflichtet die politische Konstitution auf die individuelle Person.

Um mich noch einmal der technischen Sprache zu bedienen, die ich wähle, weil ich in der Technik die Brücke zwischen Natur und Geist erkenne und zugleich das Gelenk zwischen Individuum und Welt: Das Menschenrecht muss als die elementare Produktionsbedingung begriffen werden, unter der sich der einzelne Mensch als Teil einer größeren Organisation begreifen kann, ohne darin seine Eigenständigkeit zu verlieren. Er kann mit anderen gemeinsame Zwecke verfolgen und dabei notwendig selbst zum Mittel werden, muss aber dennoch nicht befürchten, durch die politische Macht seinen Selbstzweck als Person zu verlieren. Zumindest kann man hoffen, auch in dichter ökonomischer und politischer Organisation seine personale Würde nicht verlieren zu müssen, wenn das Menschenrecht durch eine rechtlich verbindlich gemachte Konstitution selbst den Status eines positiven Rechts besitzt.

Dabei muss es kein Rätsel bleiben, wie dieser dem Individuum geltende Schutz durch etwas wirksam werden kann, was generell für alle Menschen gilt. Individualität und Universalität wirken ineinander. Die Menschheit kann nur in der Person des einzelnen Menschen erkannt und anerkannt werden. Davon lebt das Menschenrecht, das mir persönlich gerade deshalb so unbedingt zugehört, weil es von jedem in Anspruch genommen werden kann.

Literatur

Gerhardt, V. (2007): *Partizipation. Das Prinzip der Politik.* München: C. H. Beck.

Locke, J. (1924): *Two Treatises of Government*, hrsg. von B. W. S. Carpenter, London u. a.: Dent.

Overton, R. (1646): *An Arrow agains all Tyrants* (http://files.libertyfund.org/files/2252/ Overton_Arrow1522_EBk_v5.pdf – Stand: April 2010).

Platon (1973): *Apologie des Sokrates.* In: Ders.: *Werke in 8 Bänden*, hrsg. von G. Eigler. Bd. 2. Darmstadt: Wissenschaftliche Buchgesellschaft.

Spinoza, B. (1979): *Tractatus theologico-politicus.* In: Ders.: *Theologisch-politisches Traktat*, hrsg. von V. G. Galwick und F. Niewöhner. Darmstadt: Wissenschaftliche Buchgesellschaft.

Die Rechtfertigung der Menschenrechte und das grundlegende Recht auf Rechtfertigung

Eine reflexive Argumentation[1]

Rainer Forst

> „There is a crack in everything – that's how the light gets in."
> (Leonard Cohen, *Anthem*)

1

Die Menschenrechte sind ein komplexes Phänomen, das unterschiedliche Aspekte umfasst. Sie haben eine moralische Seite, da sie fundamentale menschliche Ansprüche darstellen, die an keinem Ort der Welt verletzt oder ignoriert werden dürfen; sie haben eine rechtliche Seite, insofern sie Bestandteil staatli-

---

[1] Frühere Versionen dieses Aufsatzes habe ich an der John F. Kennedy School der Harvard University, der Ludwigs-Maximilians-Universität München, der Columbia University in New York, der Hessischen Stiftung für Friedens- und Konfliktforschung in Frankfurt a. M. und im Kolloquium Politische Theorie in Frankfurt a. M. vorgetragen. Ich bin für die Fragen des jeweiligen Publikums dieser Vorträge dankbar, insbesondere gegenüber James Griffin und John Tasioulas (der mir sehr wertvolle schriftliche Kommentare schickte). Besonderen Dank schulde ich Jürgen Habermas für einen Austausch über die hier behandelten Fragen – genauso wie Allen Buchanan, dem Herausgeber des Symposiums zum Thema Menschenrechte in *Ethics*, für das dieser Text entstand, Henry Richardson, dem Herausgeber von *Ethics*, sowie zwei anonymen GutachterInnen der Zeitschrift für ihre sehr hilfreichen Kommentare. Vielen Dank ebenso an Amy Allen, Ayelet Banai, Seyla Benhabib, Samantha Besson, Eva Buddeberg, Jean Cohen, Ciaran Cronin, Julian Culp, Christopher Daase, Stefan Gosepath, Klaus Günther, Mattias Iser, Stefan Kadelbach, Andreas Kalyvas, Regina Kreide, Philip Pettit, Martin Saar und Jim Tully für wichtige Fragen und Hinweise. Die englische Fassung dieses Textes erschien unter dem Titel „The Justification of Human Rights and the Basic Right to Justificaton. A Reflexive Approach", in Ethics 120 (2010). Der University of Chicago Press sei für die Abdruckgenehmigung gedankt.

cher Verfassungen sind, wo sie Grundrechte markieren, und daneben sind sie in internationalen Erklärungen, Abkommen und Verträgen festgeschrieben; schließlich haben sie eine politische Seite und werden als grundlegende Standards politischer Legitimität angesehen. So sind sie ständiger Gegenstand politischer Kontroversen, national und international, insbesondere in Bezug auf die Frage, ob sie verletzt wurden oder nicht – und wie ihre Verletzung vermieden oder sanktioniert werden könnte. Daneben haben die Menschenrechte natürlich eine wichtige historische Dimension, obwohl es umstritten ist, wann ihre Idee zum ersten Mal aufgetaucht ist und was dies für ihr Verständnis bedeutet.

Für eine umfassende philosophische Theorie der Menschenrechte sind alle diese Aspekte wesentlich und müssen auf die richtige Weise integriert werden. Doch dabei darf der zentrale *gesellschaftliche* Aspekt der Menschenrechte nicht übersehen werden – nämlich dass sie, wann und wo sie auch beansprucht wurden, auf eine Situation der Unterdrückung bzw. Ausbeutung von Individuen oder Gruppen bezogen waren, die ihre Würde als Menschen verletzt sahen und dagegen aufbegehrten. Diese Würdeverletzung wurde als Angelegenheit aller Menschen angesehen, da es um Handlungen oder Institutionen ging, die den Grundrespekt in Frage stellten, den Menschen einander schlechterdings schulden. Die Menschenrechte waren – und sind, so ist hinzuzufügen – in erster Linie Mittel im Kampf gegen bestimmte Übel, die Menschen einander zufügen; sie sprechen eine Sprache des Protestes und des Widerstands und fordern ein Maß der wechselseitigen Behandlung ein, das kein Mensch gerechtfertigterweise einem anderen vorenthalten darf und das somit in einer legitimen gesellschaftlichen Ordnung gewährleistet sein sollte.

Sofern die Menschenrechte institutionell sicherstellen sollen, dass kein Mensch auf eine Weise behandelt wird, die ihm oder ihr gegenüber nicht als moralisch Gleiche(r) gerechtfertigt werden kann, impliziert dies – reflexiv gesprochen –, dass es einen Grundanspruch gibt, der allen Menschenrechten voraus und zugrunde liegt, nämlich der Anspruch, in dem Sinne als autonomes Wesen respektiert zu werden, dass man das Recht hat, nicht bestimmten Handlungen oder Institutionen unterworfen zu werden, die einem gegenüber nicht angemessen gerechtfertigt werden können. Diese reflexive Argumentation hat drei Dimensionen, die ich im Folgenden zu entfalten versuche. Erstens haben Menschenrechte einen gemeinsamen Grund in *einem* basalen moralischen Recht, dem *Recht auf Rechtfertigung*. Zweitens liegt die rechtliche und politische Funktion der Menschenrechte darin, dieses Grund-Recht sozial effektiv zu gewährleisten, in substantieller und prozeduraler Hinsicht. Der substantielle Aspekt besteht in der Aufgabe, Rechte zu formulieren, die angemessene Formen des wechselseitigen Respekts ausdrücken und deren Verletzung zwischen freien und gleichen Personen als nicht rechtfertigbar angesehen wird; der prozedurale Aspekt betont die dabei wesentliche Bedingung, dass niemand einem System von Rechten und Pflichten – einem rechtlich-politischen Regime, wenn man so will – unterworfen werden sollte, an deren Bestimmung er oder sie nicht als autonomes Rechtfertigungswesen partizipieren kann. So schützen die Menschenrechte nicht nur die Autonomie von Personen, sie drücken sie auch aus. Drittens besagt die reflexive Argumentation, dass diese Art, Menschenrechte zu begründen, sich nicht dem Vorwurf des Ethnozentrismus ausgesetzt sieht, der so viele alternative Theorien verfolgt – denn diese Kritik beruht selbst auf der Einforderung eines Rechts auf angemessene und vor den Betroffenen legitimierbare Rechtfertigung. Der reflexive Ansatz interpretiert somit den Begriff der Rechtfertigung selbst in einer normativen Weise als Grundbegriff der praktischen Vernunft sowie als Praxis moralischer und politischer Autonomie – als Praxis, die das moralische Recht auf Rechtfertigung impliziert, welches den Grund der Menschenrechte ausmacht.

2

In den zeitgenössischen philosophischen Diskussionen über Menschenrechte finden wir eine Reihe von Ansätzen, die jeweils einen der eingangs erwähnten Aspekte hervorheben. Ich stelle diese hier kurz dar, um anschließend ausführlicher auf sie zurückzukommen.

(a) Eine vorwiegend *ethische* Rechtfertigung der Menschenrechte bezieht sich auf die Bedeutung der menschlichen Interessen, die sie schützen sollen. Autoren wie James Griffin sind der Überzeugung, dass zentrale Werte wie Autonomie und Freiheit für unser „Funktionieren" als handelnde Person wesentlich sind und dass entsprechende Rechte aus den grundlegenden Interessen abgeleitet werden können, die Menschen an der Realisierung dieser Werte haben (Griffin 2008, S. 35). Andere wiederum, etwa James Nickel und John Tasioulas, vertreten eine stärker pluralistische Auffassung solch essentieller menschlicher Interessen (Nickel 2006, vgl. auch Tasioulas 2007; i. E.). Gemeinsam ist es ethischen Rechtfertigungen der Menschenrechte jedoch, dass sie substantielle Verständnisse des Wohlergehens oder des „guten Lebens" in den Vordergrund stellen und Menschenrechte als Mittel ansehen, die notwendigen Minimalbedingungen für solche Lebensformen zu sichern. Das „Menschenwesen", das hier im Zentrum steht, ist eines mit dem Interesse daran und dem Recht darauf, ein gutes Leben zu realisieren – und Menschenrechte sollen dies für jede Person ermöglichen.

Es gibt zahllose Diskussionen bezüglich solcher Theorien, etwa darüber, ob ihr Verständnis des guten Lebens notgedrungen so kontextgebunden ist, dass es nicht universalisiert werden kann – oder ob es umgekehrt eher zu „dünn" als zu „dicht" ist und daher zuwenig Substanz hat. Daneben stellen sich Fragen zu der Ableitung normativer Rechte-Ansprüche aus grundlegenden Interessen. Denn es gibt sehr viele solcher Interessen – denken wir an das Interesse, geliebt zu werden –, und wie sind dann diejenigen herauszufiltern, die Menschenrechte begründen können? Mehr noch, wie wird ein Anspruch subjektiver Bedeutsamkeit und Dringlichkeit in einen allgemein bindenden Anspruch auf Rechte transformiert? Welche vermittelnden Faktoren generieren diese spezielle Art von Normativität?

(b) Eine ganz andere Perspektive nehmen diejenigen ein, die den *politisch-rechtlichen* Aspekt bzw. die Funktion von Menschenrechten in einem ganz bestimmten Sinne betonen. Demnach liegt die wesentliche Aufgabe der Menschenrechte im Bereich des internationalen Rechts bzw. der internationalen Politik, wobei dies einmal, wie bei John Rawls, nach Maßgabe einer philosophischen Konzeption des Völkerrechts verstanden wird, und einmal, wie bei Joseph Raz oder Charles Beitz, mit Bezug auf die internationale Praxis des Rechts und der Politik. Die Hauptfunktion der Menschenrechte ist es danach, mit Rawls zu sprechen, „eine angemessene und Grenzen setzende Definition der internen staatlichen Souveränität zu geben" oder „den möglichen Gründen zur Rechtfertigung von Kriegen und den Formen der Kriegsführung Beschränkungen auf[zuerlegen]" und „die Grenzen der internen Autonomie eines Regimes zu bestimmen" (Rawls 2002, S. 30, 97, Übers. geändert). Rawls stellt eine enge Verbindung zwischen den Fragen des internationalen Friedens und der internen Standards für die „Achtbarkeit heimischer politischer und sozialer Institutionen" (Rawls 2002, S. 97) her, so dass eine Konzeption der Menschenrechte nur als „intrinsischer" (Rawls 2002, S. 98, Übers. geändert) Bestandteil einer Völkerrechtskonzeption gerechtfertigt werden kann, die zwischen liberalen und „decent hierarchical peoples" teilbar ist. Für Rawls folgt dies aus der Berücksichtigung des „vernünftigen Pluralismus" auf der Ebene der Völker und Staaten im internationalen Raum. So sieht er keinen einzigen, gemeinsamen normativen Grund für eine Menschenrechtskonzeption vor, sondern liberale Grundlagen für liberale Konzeptionen und andere für andere Auffassungen; und da es die Funktion der Menschenrechte ist, Souveränitätsansprüche in Frage zu stellen und ggf. Interventionen zu rechtfertigen, resultiert aus dieser Konstruktion eine minimale Liste von Menschenrechten als Teil einer sozusagen ‚ökumenischen' Vorstellung des Völkerrechts für eine internationale Friedensordnung.

Andere sind diesem Ansatz gefolgt und haben ihn radikalisiert, was, wie ich unten erklären werde, zu einer wichtigen Perspektivenveränderung in der politischen Philosophie geführt hat. Charles Beitz vertritt gegenüber einer in seinen Augen „orthodoxen" Vorstellung, die davon ausgeht, dass Menschenrechte als Teil einer moralischen Ordnung existieren, die von ihrem Ausdruck im Medium des internationalen Rechts unabhängig wäre (Beitz 2004, S. 196),[2] eine „praktische" Konzeption, die „die Doktrin und den Diskurs der Menschenrechte, wie wir sie in der internationalen politischen Praxis finden", als basal betrachtet

---

[2] Vgl. auch Beitz 2009, S. 7–12 und Beitz 2009, S. 102–106, zur näheren Bestimmung der Idee einer „praktischen Konzeption".

(Beitz 2004, S. 197).[3] Während Rawls eine philosophische „politische" Konzeption des Völkerrechts zur Grundlage nimmt, sieht Beitz die gegenwärtige Lehre und Praxis des Rechts als autoritativ an. Er folgt freilich Rawls in dem entscheidenden Punkt, die Funktion der Menschenrechte als „rechtfertigende Gründe des Eingreifens durch die internationale Gemeinschaft in die inneren Angelegenheiten von Staaten" zu deuten (Beitz 2004, S. 202 f.).[4] Er sieht zwar eine Reihe von möglichen Akteuren und Formen solcher Einflussnahmen bzw. Interventionen vor (Beitz 2009, S. 33–40), geht aber mit Rawls davon aus, dass der Gehalt der Menschenrechte durch ihre Rolle als mögliche Gründe für externes Eingreifen bestimmt wird. Joseph Raz argumentiert in einem ähnlichen Sinne für einen „politischen" Ansatz in Bezug auf die Menschenrechte „ohne Grundlagen", wonach solche Rechte einen „anfechtbaren hinreichenden Grund für Handlungen gegen Menschenrechtsverletzer im internationalen Raum" liefern (Raz 2010, S. 328).[5] Politische Überlegungen bezüglich der Möglichkeit und Wünschbarkeit externer Interventionen spielen bei Urteilen über Menschenrechtsverletzungen eine wichtige Rolle, und die Folge davon ist, dass Menschenrechte „insofern einer Grundlage entbehren, als sie nicht auf fundamentalen moralischen Anliegen gründen, sondern von den Zufälligkeiten des gegenwärtigen Systems internationaler Beziehungen abhängen" (Raz 2010, S. 336).

(c) Während Raz bereit ist, den Preis des „non-foundationalism" zu zahlen, sehen andere diesen als zu hoch an und suchen nach normativen Begründungen der Menschenrechte, die freilich die ethischen Annahmen der erstgenannten Ansätze vermeiden. Wiederum von Rawls'schen Überlegungen ausgehend, die diesmal dessen Warnungen vor einem liberalen Partikularismus aufnehmen und daher die Suche nach *politisch-moralischen* Rechtfertigungen intensivieren, die im Zentrum eines „überlappenden Konsenses" stehen könnten, hat sich sozusagen ein Bescheidenheitswettbewerb darüber entwickelt, welche „minimale" aber dennoch hinreichende Begründung der Menschenrechte gefunden werden kann. Einige Ansätze wie der von Michael Ignatieff betonen Rechte auf körperliche Unversehrtheit und persönliche Freiheiten als minimalen Kern der Menschenrechte und gründen diese auf eine „minimalistische Anthropologie", die die Vermeidung schlimmster Übel nahelegt (Ignatieff 2001). Andere fürchten, dass die Suche nach solchen „kleinsten gemeinsamen Nennern" (Vincent 1986, S. 48 f.) Gefahr läuft, wie Joshua Cohen es ausdrückt, einen „Rechtfertigungsminimalismus" mit einem „inhaltlichen Minimalismus" kurzzuschließen (J.

---

[3] Übersetzung R. F.; dies gilt für alle folgenden Zitate, die englischsprachigen Texten entnommen sind und hier auf Deutsch erscheinen.
[4] Vgl. auch Beitz 2009, S. 41 f., 65, 143.
[5] Jean L. Cohen vertritt ebenso die Ansicht, dass die Funktion der Menschenrechte darin besteht „die innerstaatliche Rechtsprechung von Staaten zu übertrumpfen oder zu begrenzen"; sie argumentiert entsprechend für eine eng begrenzte „Teilmenge rechtlich institutionalisierter und erzwingbarer internationaler Menschenrechte" (Cohen 2008, S. 582, 599).

Cohen 2004, S. 192). Während Ersterer als „Anerkennung des Pluralismus und als Haltung der Toleranz" im internationalen Raum als legitim angesehen wird, soll Letzterer vermieden werden, denn – so Cohen – „Menschenrechtsnormen werden am besten als Normen verstanden, die die Idee *der Mitgliedschaft* oder *der Inklusion* in eine organisierte politische Gesellschaft ausdrücken" (J. Cohen 2004, S. 197, Hervorh. i. Original). Und dies wiederum setzt zunächst voraus, dass man das Recht hat, „als Mitglied" behandelt zu werden, d. h. dass in einem politischen Sinne „die eigenen Interessen auf angemessene Weise gewürdigt werden müssen" (J. Cohen 2004, S. 197). Menschenrechtsansprüche sind daher für die Sicherstellung sozialer und politischer Mitgliedschaft von wesentlicher Bedeutung, während Cohens moralischer Agnostizismus – „unfoundationalism" genannt (J. Cohen 2004, S. 199) – die normativen Gründe für diese Ansprüche offen lässt. Seine Hoffnung ist es, dass solch eine Menschenrechtskonzeption „von einer Reihe von ethischen und religiösen Sichtweisen" aus unterstützt werden kann – im Rahmen einer „globalen öffentlichen Vernunft" (J. Cohen 2004, S. 210). Vor diesem Hintergrund sieht Cohen keinen ausreichenden Grund für ein Menschenrecht auf Demokratie etwa, denn eine „akzeptable politische Gesellschaft" muss zwar bestimmte Mitgliedschaftsrechte respektieren, nicht aber ein weitergehendes Recht auf Demokratie (J. Cohen 2006).

3

Wie ist es nun möglich, zwischen diesen Ansätzen, die ganz unterschiedliche Aspekte der Menschenrechte betonen – ihren normativen Kern als Schutz basaler menschlicher Interessen, ihre Rolle im internationalen Recht und internationaler Politik, ihren Anspruch, über verschiedenste Kulturen und ethische Lebensformen hinweg gültig zu sein –, einen gangbaren Weg zu finden? Ohne Zweifel haben die Menschenrechte eine bestimmte Substanz, Funktion und Rechtfertigung – aber haben die erwähnten drei Sichtweisen diese richtig bestimmt? Ich denke nein.

Um meine reflexive Argumentation für einen vierten Weg vorzubereiten und die normative Tiefengrammatik der Menschenrechte hervorzuheben, ist ein (sehr) kurzer Blick auf ihre historische Dimension hilfreich.[6] Diese Rechte tauchten zuerst als „natürliche" bzw. „gottgegebene" individuelle Rechte in den gesellschaftlichen Auseinandersetzungen der frühen Neuzeit auf, die nicht selten zu revolutionären Umbrüchen führten, wie im England des 17. Jahrhunderts. Dort klagten die Levellers ein „Geburtsrecht" auf eine Form der Regie-

---

[6] Ich stimme mit Buchanan darin überein, dass die Vernachlässigung der historischen Dimension der Menschenrechte der Grund für die fehlende Aufmerksamkeit des Menschenrechtsdiskurses gegenüber dem Egalitarismus des Status, den Menschrechte ausdrücken, sein könnte. Vgl. dazu Buchanan i. E., Ms. S. 9.

rung ein, die nur dann rechtmäßig wäre, wenn sie ausdrücklich durch die ihr Unterworfenen dazu autorisiert sei, politische Herrschaft auszuüben;[7] ohne eine solche Rechtfertigung würden „natürlicherweise" freie Personen einer „grausamen, erbärmlichen, bedauernswerten und nicht hinnehmbaren Knechtschaft" (Lilburne 1965, S. 303; vgl. auch Forst 2003, Kap. 5 und 6) unterworfen, gegen die sie rechtmäßig Widerstand leisten könnten. Die Sprache dieser Rechte war eine sozial und politisch emanzipatorische Sprache, die sich gegen eine feudale Gesellschaftsordnung und eine absolute Monarchie richtete, die für sich selbst „göttliche" Vorrechte reklamierte. Dies sind nahezu Binsenwahrheiten, doch wichtige, denn selbst die oben genannten Ansätze, die sich als „politische" verstehen, neigen dazu, die wesentliche gesellschaftspolitische Botschaft der Menschenrechte zu vernachlässigen: den Anspruch, nicht nur ein vollständig integriertes Mitglied der Gesellschaft zu sein, sondern ein soziales und politisches Subjekt, das – negativ gesprochen – von gesellschaftlicher oder politischer Willkürherrschaft frei ist und das – positiv formuliert – jemand ist, der oder die „zählt", also als Person mit „Würde" angesehen wird – als jemand mit einem effektiven Recht auf Rechtfertigung. Dieses Recht besagt, dass es keine legitime soziale oder politische Ordnung geben kann, die ihren Subjekten gegenüber nicht angemessen gerechtfertigt werden kann, und so ist der ursprüngliche Sinn der Menschenrechte eher ein *republikanischer* als ein klassisch *liberaler*. Menschenrechte sind Rechte darauf, nicht gezwungen werden zu können, in einer gesellschaftlichen Ordnung zu leben, die den Einzelnen gegenüber nicht zu rechtfertigen ist. Auch dort, wo sie Abwehrrechte sind, sind sie politisch zu verstehende Rechte auf die Abwehr der Tyrannei (wohlgemerkt: im sozialen wie im politischen Sinne verstanden, als Tyrannei der feudalen wie auch der monarchischen Ordnung). Wo die Levellers persönliche Rechte auf „property, liberty and freedom" (Richard Overton) forderten, hatten sie die Mittel im Blick, die sie zu unabhängigen sozialen und politischen Akteuren machen würden, frei von feudaler Beherrschung und tyrannischer Herrschaft (vgl. Saage 1981). Reflexiv gesprochen, kam es bei den eingeforderten Rechten darauf an, an den politischen Strukturen teilzuhaben, in denen darüber befunden wurde, welche Rechte und Pflichten die Bürger hatten.

Ihren klassischen Ausdruck hat diese Vorstellung der Menschenrechte in der *Déclaration des droits de l'homme et du citoyen* von 1789 gefunden. Es ist kein Zufall, wie dort „homme" und „citoyen" verbunden werden, denn die Erklärung gibt individuellen Rechten in Bezug auf die Gründung einer freien Gesellschaft

---

[7] Es ist wichtig hervorzuheben, dass dieses Recht zumeist auf die „well-affected" bezogen wurde, wodurch der Anspruch auf politische Gleichheit auf Personen mit einem bestimmten Grad ökonomischer Unabhängigkeit beschränkt wurde. Vgl. dazu die berühmten Putney-Debatten aus dem Jahr 1647, dokumentiert von Woodhouse 1953. Worauf ich hier hinweise, ist eine bestimmte Logik dieses historischen Arguments für Menschenrechte, die auch dafür benutzt wurde, deren konkrete historische Formen zu kritisieren.

und eines souveränen Staates eine zentrale politische Bedeutung. Artikel Eins erklärt die natürliche Freiheit und Gleichheit aller Menschen, Artikel Zwei bezeichnet die Erhaltung der Menschenrechte auf Freiheit, Eigentum, Sicherheit und – was wichtig ist – Widerstand als Endzweck jeder politischen Vereinigung, und Artikel Drei verortet den Ursprung der Souveränität im Volk als Ganzem, als „Nation" verstanden. Menschenrechte sind daher Rechte, die die Unterwerfung unter tyrannische Herrschaft und den Verlust von Freiheit und sozialer Eigenständigkeit verhindern sollen, und sie sind zugleich konstruktive Rechte: Rechte darauf, an Prozessen politischer Rechtfertigung teilzunehmen – oder, wie Artikel Sechs es (in rousseauistischer Sprache) ausdrückt, an der Bildung des „Gemeinwillens" mitzuwirken. In anderen Worten, wird ein grundlegendes Recht eingefordert, an der politischen Konstruktion – oder „Konstitution" in einem aktivischen Sinne – einer legitimen und allgemein akzeptierbaren Grundstruktur durch Verfahren der öffentlichen Rechtfertigung teilzunehmen. In seiner Verteidigung der Erklärung gegenüber Burkes Kritik lässt Thomas Paine keinen Zweifel daran, dass deren Hauptidee die der politischen Autonomie freier und gleicher Bürger ist: Menschenrechte sind Rechte gegen ungerechtfertigte gesellschaftliche und politische Verhältnisse der Beherrschung (was Paine „Despotismus" nennt), und sie sind daher stets in einem besonderen Sinne Rechte darauf, die Gesetze, die einen selbst binden sollen, mitzubestimmen (Paine 2008).[8]

Weitere historische Beispiele könnten an dieser Stelle angeführt werden, doch sehe ich davon ab. Macht man einen großen geschichtlichen Sprung, so zeigt sich auch an der Allgemeinen Erklärung der Menschenrechte von 1948 die Betonung der politischen Bedeutung dieser Rechte, auch wenn diese Erklärung einem ganz anderen Kontext entstammt, tief geprägt durch die Erfahrungen extremer und grausamer Formen der Tyrannei (auf die in der Präambel Bezug genommen wird). Die Erklärung hebt deutlich die Beziehung zwischen der Sicherheit der Person vor ungerechter und willkürlicher Herrschaft und der politischen Teilnahme hervor. Die „soziale und internationale Ordnung, in der die in dieser Erklärung ausgesprochenen Rechte und Freiheiten voll verwirklicht werden können", auf die laut Artikel 28 ein allgemeiner Anspruch besteht, ist nicht als Ordnung zu verstehen, in der diese Rechte wie Güter durch eine Autorität verliehen werden. Sie ist vielmehr eine, in der kein System von positiven Rechten festgelegt wird, ohne dass die diesem System Unterworfenen dasselbe mitgestalten können.[9] Die Menschenrechte sind gemeinsam errungene und wechselseitig zugesicherte; sie haben eine horizontale Struktur.

Was bedeutet diese kurze historische Reflexion für die Fragen nach der nor-

---

[8] Der demokratische Aspekt der Menschenrechte wird ebenso von Leforts Lesart der Erklärung hervorgehoben, vgl. Lefort 1986. Siehe auch Gauchet 1991.

[9] Auch Menke und Pollmann 2007 betonen den politischen Charakter der Allgemeinen Erklärung als eine Reaktion auf totalitäre Regierungsweisen, betrachten dies jedoch als historischen Bruch und nicht als kontinuierliche Fortentwicklung.

mativen Substanz, der rechtlichen Funktion und der moralischen Begründung der Menschenrechte? In den nächsten Abschnitten wird dies ausführlicher diskutiert werden, aber um etwas vorzugreifen, sei mit Bezug auf den ersten Punkt gesagt, dass eine Konzeption der Menschenrechte diesen eine unabhängige und ausreichende *moralische Substanz* und Rechtfertigung verleihen muss, dass dies aber keine *ethische* Substanz sein darf, die auf einer Vorstellung des Guten beruht (womit ich die Unterscheidung von Ethik und Moral ins Spiel bringe, die Habermas und Dworkin verwenden).[10] Eine ethische Rechtfertigung greift auf eine Konzeption des guten Lebens zurück, auch wenn diese sehr allgemeiner Natur ist, während eine moralische Rechtfertigung in Bezug auf diese Frage neutral und agnostisch bleibt. Die moralische Grundlage der Menschenrechte, wie ich sie rekonstruiere, ist der Respekt für die menschliche Person als autonom Handelnde(r) mit einem Recht auf Rechtfertigung, d. h. das Recht darauf, als jemand anerkannt zu werden, der oder die für eine jede Handlung, die beansprucht, moralisch gerechtfertigt zu sein, und für jede politische oder soziale Struktur bzw. für jedes Gesetz, das ihn oder sie zu binden beansprucht, angemessene Gründe verlangen kann. Menschenrechte sichern den Status von Personen als Gleiche in der politischen und gesellschaftlichen Welt in diesem grundlegenden Sinne – auf der Basis eines unabdingbaren moralischen Anspruchs auf wechselseitige Achtung.[11] Diese Forderung hängt nicht davon ab, ob ihre Erfüllung dem guten Leben der sie beachtenden oder der beachteten Person zuträglich ist – vielmehr ist der gegenseitige Respekt in Absehung davon geschuldet.

Das bedeutet, dass die wesentliche *Funktion* der Menschenrechte darin besteht, den Status von Personen als Gleiche in Bezug auf ihr Recht auf Rechtfertigung zu gewährleisten, zu sichern und auszudrücken. Der republikanischen Pointe der Menschenrechte zufolge liegt ihre rechtlich-politische Rolle in dieser schützenden und zugleich ermöglichenden Aufgabe, d. h. in der Gründung politischer Autonomie – oder „Souveränität", um ein älteres Wort zu gebrauchen, das allerdings qualifiziert werden muss, da es im politischen Raum keine absolute Souveränität gibt.

Eine moralische Begründung der Menschenrechte muss einen berechtigten Anspruch auf universale Geltung erheben und, so meine These, reflexiver Natur sein. „Reflexiv" bedeutet, dass die Idee der *Rechtfertigung* selbst in Bezug auf ihre normativen und praktischen Implikationen rekonstruiert wird. Da eine jede moralische Rechtfertigung der Rechte der Menschen ihren Anspruch auf allgemeine und wechselseitige Geltung diskursiv einlösen können muss, setzt sie zugleich das vorrangige Recht auf Rechtfertigung seitens derer voraus, deren

---

[10] Habermas 1983; Dworkin 1990, S. 9. An diese Unterscheidung schließe ich an in Forst 1994.

[11] Larmore (Larmore 2008, Kap. 6) argumentiert ebenso für eine Norm moralischen Respekts als Basis einer öffentlich rechtfertigbaren Grundstruktur; er beschränkt diese jedoch auf den politischen Bereich der Rechtfertigung.

Rechte gemeint sind und die diese Rechtfertigung akzeptieren sollen. Sie haben ein qualifiziertes Vetorecht gegen eine jede Rechtfertigung, die den Kriterien von Reziprozität und Allgemeinheit nicht entspricht und die daher ggf. als einseitig, eng oder paternalistisch kritisiert werden kann. Reziprozität heißt dabei, dass niemand einen Anspruch (auf bestimmte Rechte in diesem Fall) erheben darf, den er oder sie anderen verweigert (Reziprozität der Inhalte), und dass niemand die eigenen Perspektiven, Wertungen, Interessen oder Bedürfnisse anderen einfachhin unterstellen darf, so dass er oder sie beanspruchte, in deren „wahrem" Interesse zu sprechen oder mit Bezug auf eine Wahrheit, die jenseits der Rechtfertigung über teilbare Gründe steht (Reziprozität der Gründe). Allgemeinheit bedeutet, dass die Gründe, die die normative Geltung für Normen wie die der Menschenrechte tragen sollen, unter allen Betroffenen teilbar sein müssen, in Ansehung ihrer (wechselseitig) legitimen Interessen und Ansprüche.

Der reflexive Ansatz beansprucht somit auch, die Logik der Argumente gegen „falsche" (etwa ethnozentrische) Universalisierungen in sich aufzunehmen – und ebenso die Logik der Aufdeckung solcher Einwände als falsch, z. B. als Verschleierung interner autoritärer Herrschaftsverhältnisse. Die Grundlage für erstgenannte Kritik – die besagt, dass ethnozentrische Definitionen von Menschenrechten die Rechte derer verletzen, die den Anspruch haben, in einem System der Rechte (und Pflichten) zu leben, das sie als legitim ansehen können – liegt ebenso in der Idee eines Rechts auf Rechtfertigung wie die dafür, solche Kritik auch zurückweisen zu können, da sie möglicherweise wiederum die Rechte der Betroffenen paternalistisch definiert und bestimmt, was in einem gesellschaftlich-kulturellen Kontext gilt und was nicht. Ich werde auch darauf in der folgenden Diskussion unterschiedlicher Ansätze zurückkommen.

4

Ich beginne mit einer Diskussion der Theorie von James Griffin, denn sein Buch *On Human Rights* stellt eines der klarsten und am detailliertesten ausgearbeiteten Beispiele für eine ethische Begründung der Menschenrechte innerhalb eines teleologischen Rahmens dar. Ich nenne die Theorie „ethisch", weil sie Menschenrechte generell als „Schutz unserer normativen Handlungsfähigkeit" (Griffin 2008, S. 4) – *protections of our normative agency* – deutet und diese Handlungsfähigkeit als Bedingung für das „Überlegen, Abwägen, Wählen und Handeln in Bezug auf das, was wir für uns selbst als das gute Leben ansehen" (Griffin 2008, S. 32) versteht. Dieser Sichtweise liegt eine substantielle Vorstellung des Guten zugrunde, die Griffin zufolge in drei Bestandteile zerfällt: die der „Autonomie" (den eigenen Weg durchs Leben wählen zu können), der „Minimalausstattung" (ausreichende Ressourcen für die Wahl des Guten zu haben und entsprechend handeln zu können) und der „Freiheit" (des Verfolgenkönnens des gewählten Guten) (Griffin 2008, S. 33, 51). Menschenrechte gründen in bzw. sind „abgeleitet aus" (Griffin 2008, S. 35) dem „hohen Wert", den wir unserer individuellen Persönlichkeit als Wesen zumessen, die ein höherrangiges Interesse daran haben, das Gute für sich wählen und verfolgen zu können – „self-deciders" zu sein (Griffin 2008, S. 46, 49). Schließlich fügt Griffin unter dem Begriff der „practicalities" Überlegungen über die menschliche Natur und Gesellschaft hinzu, die bei der Bestimmung dessen helfen, was zur Sicherstellung der genannten Güter notwendig ist und inwiefern dies andere verpflichtet. Griffin sieht in diesen Überlegungen einen zweiten Grund für Menschenrechte; da dies jedoch kaum ein eigenständiger Grund sein kann, ist darin wohl eher eine andere Komponente der Begründungstheorie zu sehen.

Ohne der reichhaltigen Theorie, die Griffin vor diesem Hintergrund entwickelt, ganz gerecht werden zu können, seien im Folgenden die wichtigsten Unterschiede zwischen seinem und meinem Ansatz aufgezeigt. Sie betreffen im Wesentlichen die Differenz zwischen einem teleologischen und einem deontologischen Verständnis normativer Handlungsfähigkeit als Grundlage für eine Konzeption der Menschenrechte. Ein erster Unterschied betrifft das Verständnis der historischen Genese dieser Rechte. Griffin betont ganz zu Recht die Bedeutung der historischen Perspektive und hebt hervor, dass die Idee Menschen schlechthin eigener „natürlicher" Rechte im Rahmen der religiös begründeten Naturrechtslehren entwickelt wurde. So entstand im modernen Zeitalter das Bedürfnis nach einer alternativen Rechtfertigung – eine, wie Griffin betont, bis heute unerledigte Aufgabe (Griffin 2008, S. 18). Ich stimme mit ihm darin überein, dass die „Aufklärungsvorstellung" der Menschenrechte einer expliziten philosophischen Begründung bedarf, doch denke ich, dass aus der Tatsache, dass die Idee natürlicher Rechte polemisch gegen religiös-politische Lehren von der Legitimität feudaler Gesellschaftsordnungen und absoluter Monarchien gerichtet war, eine andere historische Botschaft folgt als die, die Griffin herausstreicht. Schon im sechzehnten Jahrhundert (insbesondere in der Revolution niederländischer Provinzen gegen die spanische Herrschaft) wurde der Diskurs der Menschenwürde mit der politischen Frage des Widerstands gegen die Tyrannei verbunden, genauer gegen Formen der politischen Herrschaft, die diejenigen, welche dieser unterworfen waren, nicht als Personen ansah, denen gegenüber die Ausübung politischer Macht angemessen zu rechtfertigen war (vgl. Forst 2003, Kap. 4-6). Die *politischen* Fragen von Gerechtigkeit und Freiheit waren für den Menschenrechtsdiskurs entscheidend: Die *Würde*, deren Respektierung eingefordert wurde, bezog sich auf den Status von Personen, die nicht länger als Diener, als Bürger zweiter Klasse anzusehen waren – nicht länger als Wesen, denen normative Handlungsfähigkeit abgesprochen wurde und die daher nicht als Personen anerkannt waren, denen man Gründe schuldete. Als Beispiel kann dienen, was Pufendorf – auf den sich auch Griffin bezieht (2008, S. 10 f.) – zum Thema Menschenwürde und Gleichheit sagt:

> Der Mensch ist nicht nur ein auf Selbsterhaltung bedachtes Lebewesen. Ihm ist auch ein feines Gefühl der Selbstachtung eingegeben, dessen Verletzung ihn nicht weniger tief trifft als ein Schaden an Körper oder Vermögen. In dem Wort Mensch selbst scheint sogar eine gewisse Würde zum Ausdruck zu kommen, so daß das äußerste und wirksamste Argument zur Zurückweisung einer dreisten Verhöhnung der Hinweis ist: Immerhin bin ich kein Hund, sondern ein Mensch gleich dir (Pufendorf 1994, S. 78).

Hierbei handelt es sich um einen politischen Begriff der Würde, in einem relationalen Sinne verstanden, nämlich bezogen auf die gesellschaftliche und politische Stellung von Menschen als Rechtfertigungswesen, die einander als Gleiche gelten. So enthält die Geschichte der politischen Kämpfe eine besondere politisch-moralische Lehre, die Griffin teilweise erwähnt, wenn er die Menschenrechte als „populäre politische Kraft" (Griffin 2008, S. 13) bezeichnet, die in meinen Augen aber eine andere normative Vorstellung der Handlungsfähigkeit und der Person ins Zentrum der Idee der Menschenrechte rückt als die, die Griffin vor Augen hat. Dies ist die Vorstellung eines Handelnden als Wesen, das Gründe geben kann und solche benötigt, also ein im doppelten Sinne Gründe „brauchendes" Wesen – ein Wesen, das Gründe nicht nur geben und entgegen nehmen kann, sondern ein *Recht* auf Rechtfertigung hat. Dies ist die Art, wie ich die Aufklärungskonzeption der Menschenrechte in ihrem substantiellen Gehalt rekonstruiere.

Es ist daher Griffin zuzustimmen, dass bestimmte Vorstellungen von Menschenwürde und normativer Handlungsfähigkeit – oder Personsein – im Zentrum des Menschenrechtsdiskurses stehen, doch unterscheiden wir uns darin, wie diese zu verstehen sind. Die wesentliche Differenz – und dies ist mein zweiter Punkt – ist jedoch weniger eine historische als eine allgemeine und systematische in Bezug auf die normative Grammatik dieser Rechte und die Frage, wo genau der „Anker" einer Konzeption der Menschenrechte liegt. Eine teleologische Sichtweise wie die Griffins identifiziert basale Interessen von das Gute suchenden Personen und transformiert sie in Ansehung ihres Wertes oder Gewichtes in Rechte-Ansprüche, während andere Interessen (etwa das, geliebt zu werden, um dieses Beispiel noch einmal aufzugreifen) dafür nicht qualifiziert sind. So werden bestimmte subjektive Interessen, die als fundamental angesehen werden, in *intersubjektiv zu rechtfertigende Ansprüche* verwandelt. Doch um – reflexiv gesprochen – dies leisten zu können, scheint eine Form bzw. ein Verfahren der intersubjektiven Rechtfertigung als Hauptgenerator der Normativität vonnöten zu sein. Denn nur die Interessen können Menschenrechte begründen, deren Verneinung unter Freien und Gleichen wechselseitig und allgemein nicht gerechtfertigt werden kann; nicht nur die Interessen an Autonomie und Freiheit müssen *teilbar* und in wechselseitig zu rechtfertigende Ansprüche verwandelbar sein, sondern auch die Interpretation dessen, was dies in Bezug auf bindende Rechte heißt, die „genug Inhalt haben, um einen effektiven, sozial handhabbaren Anspruch an andere" zu haben (Griffin 2008, S. 38). Während Griffin an dieser Stelle „praktische Einzelheiten" (*practicali-*

ties) – d. h. Überlegungen bezüglich der menschlichen Natur und Gesellschaft, die bestimmt genug sind, um gegenseitige Verpflichtungen hervorzubringen – als zweiten Grund der Menschenrechte heranzieht, ist es meiner Auffassung nach eher *wechselseitige Rechtfertigbarkeit von Anfang bis Ende* (den Kriterien von Reziprozität und Allgemeinheit gemäß), die fundamentalen Ansprüchen auf Rechte normatives Gewicht verleiht – und nicht separate Wertauffassungen oder sozial spezifische Überlegungen. Und damit die Idee bzw. Praxis wechselseitiger Rechtfertigung moralische Bindung entfaltet, muss der Anspruch, ein Subjekt der Rechtfertigung – aktiv wie passiv – zu sein, als vorgängig und unabhängig moralisch gültig angesehen werden. Meiner Sichtweise gemäß läuft dies nicht auf eine „Ableitung" bestimmter Rechte aus basalen Interessen an der Verfolgung des Guten hinaus; Menschenrechte werden vielmehr als Ergebnis einer intersubjektiven, diskursiven Konstruktion von Rechte-Ansprüchen verstanden, die zwischen Personen, die ihre jeweiligen Rechte auf Rechtfertigung respektieren, nicht reziprok-allgemein zurückweisbar sind. Dieser Respekt ist in einem deontologischen Sinne geschuldet, so dass er das Gewicht dessen, was wir mit Menschenrechten meinen, tragen kann.

In diesem Zusammenhang ist der Gedanke wichtig, dass Konzeptionen des Guten – und entsprechende Interessen – als vernünftigerweise bestreitbar angesehen werden müssen, selbst wenn sie so formal und allgemein sind wie die, die Griffin heranzieht. Er achtet zwar darauf, die Menschenrechte nicht an ein partikulares Verständnis des guten oder florierenden Lebens zu binden, sondern an die allgemeine Idee eines „funktionierenden menschlichen Handelnden" (Griffin 2008, S. 35), doch bleibt die zu realisierende Grundfunktion die der „Fähigkeit, unsere Konzeption eines wertvollen Lebens wählen und verfolgen zu können" (Griffin 2008, S. 45). So ist es um der Realisierung des Guten willen, dass wir Autonomie wertschätzen – in unserer Eigenschaft als „Selbstentscheider" über unser gutes Leben: Unser Status als menschliche Wesen „dreht sich darum, dass wir Handelnde sind – überlegen, bewerten, wählen und danach handeln, was wir als gutes Leben für uns sehen" (Griffin 2008, S. 32). Dies geht auf die Auffassung zurück, dass das gute Leben diesen Namen nur verdient, wenn es durch uns autonom gewählt und realisiert wird – was eine vernünftige Auffassung ist, jedoch auch eine, die von jemandem vernünftigerweise bezweifelt werden kann, der davon ausgeht, dass das Gute darin besteht, einer höheren (z. B. religiösen) Berufung zu folgen, oder darin, seine quasi in einem traditionellen Sinne ererbten Pflichten als Mitglied einer bestimmten Gemeinschaft zu erfüllen. Besonders in einem interkulturellen Kontext – und um den geht es bei den Menschenrechten – erscheint Griffins Konzeption des Guten und entsprechender Grundinteressen als partiell und nicht universalisierbar. Solch eine Konzeption kann das normative Gewicht von Menschenrechten nicht tragen.

Doch auch wenn jemand davon überzeugt ist, dass die Autonomie eine wesentliche Bedingung für das Verfolgen des Guten ist, folgt die moralische

Einsicht in eine allgemeine Pflicht, andere als autonome Handelnde zu achten, nicht ohne eine moralische Zusatzüberlegung: Warum sollte die prudentielle Einsicht in den Wert der Autonomie für mein Gutes auf die moralische Anerkennung hinauslaufen, dass man es jeder anderen Person gleichermaßen schuldet, ihre Autonomie zu respektieren? Griffin sieht dieses Problem und argumentiert für die unabhängige, normative Gründe generierende Kraft des Wertes der Autonomie: „Der Versuch, ‚Autonomie' ihren Status als Handlungsgrund zu nehmen, solange sie nicht ‚meine' ist, hieße, unser Verständnis davon aufzugeben, wie ‚Autonomie' als Handlungsgrund funktioniert." (Griffin 2008, S. 135) Dieses Argument setzt jedoch in meinen Augen nicht nur eine wahrhaft universalisierbare und damit von vernünftigerweise bestreitbaren Konzeptionen des Guten freie Vorstellung von Autonomie voraus, es beruht auch auf der Einsicht, dass im Reich der Moral – und besonders dem der Menschenrechte – Handlungsgründe wechselseitig und allgemein rechtfertig- und teilbar sein müssen. Und reflexiv gesprochen, impliziert dies wiederum die Achtung für jede Person als gleiche Autorität im Raum der moralischen Gründe, wo reziprok gültige Rechtfertigungen gefunden werden müssen. Personen, die diesen Status normativer Handlungsfähigkeit besitzen, haben ein ursprüngliches Menschenrecht auf bestimmte Formen des Respekts, die ihnen andere nicht vorenthalten können, ohne zugleich diesen Status zu negieren. Aus einer Perspektive der ersten Person kann daher der Respekt für die Menschenrechte anderer weder davon abhängen, dass dies meinem guten Leben zuträglich ist, noch davon, dass dies dem guten Leben der Anderen dient. Denn ich könnte rationalerweise auch denken, dass mein Eigeninteresse anders besser gefördert würde, und ich könnte auch – etwa aus einer religiösen Perspektive heraus – davon überzeugt sein, dass der Respekt für die Religionsfreiheit des Anderen diesen aufgrund seines falschen Lebens der ewigen Verdammnis – und nicht dem Guten – näher bringt. Und doch muss ich dieses Recht wie andere Menschenrechte auch achten – in einem moralisch unbedingten Sinne. So müssen sie auf anderen Grundlagen beruhen, die von niemandem mit guten Gründen zurückgewiesen werden können, der sich und andere als mit dem Vermögen der praktischen Vernunft ausgestattet sieht und die Pflicht zur Rechtfertigung anerkennt, die dem rekursiven Prinzip der Rechtfertigung innewohnt, welches besagt, dass jeder normative Anspruch, der gegenüber anderen erhoben wird, ihnen gegenüber gemäß der erhobenen Geltungsansprüche nach bestimmten Kriterien gerechtfertigt werden muss.[12]

Wenn es um die Begründung fundamentaler Rechte der Menschen geht, so die Konsequenz daraus, besteht der Ausgangspunkt in einem Grundanspruch auf Respekt als „normativ handlungsfähiges" Wesen, das Gründe geben kann

---

[12] In Forst 2007, Kap. 1 und 2, diskutiere ich die moralischen Grundlagen dieser Position. Entgegen der Interpretation meines Ansatzes von Menke und Pollmann 2007 (S. 57–68) erachte ich die Pflicht der Rechtfertigung *sowohl* als Pflicht praktischer Vernunft *als auch* als moralische Pflicht. Der Grund der Menschenrechte ist die moralische Anerkennung des/r Anderen als jemand mit einem Recht auf Rechtfertigung, doch ist diese Art der Anerkennung ein Imperativ moralisch praktischer Vernunft.

und ebensolche verdient. Diese Konzeption des Respekts der Autonomie anderer hängt weder von einer vernünftigerweise umstrittenen Vorstellung des Guten ab, noch benötigt er eine fragwürdige Übersetzung eines „für mich" prudentiellen ethischen Wertes in einen „für alle" gültigen moralischen Grund. Der Hauptanspruch ist einer auf den aktiven Status als gleiches Rechtfertigungswesen, nicht einer, der auf ethischen Interessen und ihrer Bedeutung für die Realisierung des Guten beruht. Und um die moralische und die historische Argumentation zu verbinden, kann man die Differenz zwischen meinem Verständnis von „normative agency" und dem von Griffin auch so formulieren, dass die Pointe der Menschenrechte nicht nur darin liegt, normative Handlungsfähigkeit und Autonomie zu *schützen*, sondern sie auch in einem praktischen Sinne als „Normgeber" *auszudrücken*.

Damit zusammenhängend unterscheidet sich mein Ansatz von Griffins, drittens, in Bezug auf die Frage, ob es ein Menschenrecht auf demokratische politische Partizipation gibt. Da sein Verständnis von Autonomie als „das Entscheiden über die eigene Konzeption des wertvollen Lebens", wie er bemerkt, in einiger Distanz zur Idee politischer Selbstregierung liegt, gibt es „keinen inferentiellen Weg von den Menschenrechten zur Demokratie, ohne dass man einige nicht universale empirische Prämissen hinzufügt", die Menschenrechte und Demokratie in einer vorrangig instrumentellen Weise verbänden – etwa mit Bezug auf die Gegebenheiten moderner Gesellschaften (Griffin 2008, S. 247). Im Unterschied dazu gehe ich davon aus, dass die normative Grammatik der Menschenrechte in historischer und systematischer Perspektive das Recht auf demokratische Mitbestimmung einfordert. Nicht nur aus der Sicht derer, die diese Rechte erstritten oder zu erstreiten versuchen, sondern auch in grundsätzlicher Hinsicht mit Bezug auf das Recht auf Rechtfertigung sollten Menschenrechte nicht als Rechte auf Güter angesehen werden, die für das „gute Leben" notwendig sind. Sie sollten vielmehr als Rechte angesehen werden, die politischer Unterdrückung und dem Aufzwingen eines sozialen Status ein Ende setzen, der Personen ihrer Freiheiten wie auch des Zugangs zu den sozialen Möglichkeiten beraubt, eine Person mit gleicher Stellung zu anderen zu sein. Die Begründung der Menschenrechte durch das Recht auf Rechtfertigung holt diesen politischen und sozialen Sinn der Menschenrechte ein, die sich gegen frühere und aktuelle Formen der sozialen Exklusion wenden. Worum es bei der Inklusion primär geht, ist die Achtung als handelndes Wesen, das effektive politische Rechtfertigung verdient – als Teilnehmer des Gebens und Empfangens von Gründen im politischen Raum.

Schließlich ist es für Griffins Ansatz wichtig, dass er neben einer normativen Konzeption des Personseins bestimmte „praktische Einzelheiten" in Betracht ziehen muss, ohne die eine substantielle Liste von Menschenrechten nicht möglich ist. Er betont, dass in Bezug auf die Frage, wann ein Menschenrechtsanspruch vorliegt und wann etwas zu haben wichtig und gut wäre, ohne dass daraus ein Menschenrechtsanspruch folgen würde, keine willkürlichen Bestimmungen eingeführt werden dürfen. Es gibt Zustände, die die Schwelle basaler Handlungsfähigkeit unterschreiten, und solche, die „darüber" (Griffin 2008, S. 45) liegen, doch die Frage ist, wie diese Differenz markiert werden kann. An dieser Stelle wird wiederum der Unterschied zwischen Griffins teleologischer Sichtweise und einer intersubjektivistischen Rechtfertigungstheorie deutlich, denn während Griffin zur Konkretisierung seiner Konzeption der Rechte mit einer Vorstellung der für ein gutes Leben notwendigen Mittel operiert, vertrete ich die Ansicht, dass nur die Ansprüche, die die Schwelle von Reziprozität und Allgemeinheit überschreiten können, sich als gerechtfertigte Menschenrechtsansprüche qualifizieren können. Die Geltungskriterien dienen gleichzeitig als Rechtfertigungskriterien, die die Inhalte bestimmen. So bestünde das Hauptargument für das Recht auf gleichgeschlechtliche Eheschließung, um eines von Griffins Beispielen zu nehmen, nicht darin, dass eine bestimmte Form des Zusammenlebens und der Aufzucht von Kindern innerhalb einer Ehe ein substantielles menschliches Ziel und Kennzeichen eines „lebenswerten Lebens" (Griffin 2008, S. 163) ist, wie Griffin sagt, sondern dass eine Gesellschaft, in der die Institution der Ehe für einige Paare reserviert ist und andere ausschließt, ohne dass dies wechselseitig gerechtfertigt werden könnte, die Forderung der Reziprozität verletzt. Der „Test" von Reziprozität und Allgemeinheit – der an erster Stelle entsprechend rechtlich-politisch institutionalisiert werden muss – würde zeigen, dass die Gründe für die Beschränkungen dieses Rechts auf heterosexuelle Paare entweder auf ethische Überlegungen (die menschliche Natur, der Wille Gottes) oder empirische Thesen (etwa über die besten Bedingungen zur Kindererziehung) Bezug nehmen, die kritisch betrachtet nicht als Grundlage für allgemein verbindliche rechtliche Regelungen dienen können.[13] Es ist nicht ein ethisches Urteil über die Bedeutung oder den Wert einer Praxis, das den normativen Rechte-Anspruch bestimmt, sondern ein Anspruch auf eine soziale und rechtliche Stellung, die unter BürgerInnen, die einander als sozial Gleichberechtigte anerkennen, nicht vernünftigerweise vorenthalten werden kann.[14]

5

Widerspricht der vorgeschlagene Ansatz der aktuellen Menschenrechtsdoktrin oder der internationalen Praxis, wie Vertreter der politisch-rechtlichen oder „funktionalistischen" Theorien, die ich eingangs erwähnte, an dieser Stelle einwenden könnten? Gegenüber diesen Ansätzen stimme ich mit Griffins Kritik an

---

[13] Ich diskutiere dies ausführlicher in Forst 2003, S. 736–742.
[14] Das soll nicht heißen, dass ethische Überlegungen irrelevant für die Rechtfertigung von Rechte-Ansprüchen sind; vielmehr sind sie unzureichend, um den normativen Charakter solcher Ansprüche als reziprok und allgemein bindend zu begründen.

Rawls oder Raz überein (Griffin 2008, S. 24).[15] Die Konzentration auf die souveränitätsbeschränkende Rolle der Menschenrechte im internationalen Raum übersieht die primäre *innerstaatliche* Rolle der Menschenrechte und führt zu verkehrten Schlussfolgerungen.

Es ist irreführend, die politisch-rechtliche Funktion der Menschenrechte innerhalb des internationalen Rechts (oder der entsprechenden politischen Praxis), Gründe für eine Politik legitimer Interventionen zu liefern, in den Vordergrund zu stellen. Denn dies führt zu einer Betrachtung der Sache vom falschen Ende her. Zunächst gilt es vielmehr, eine gerechtfertigte und hinreichend konkrete Vorstellung von Menschenrechten zu konstruieren (oder zu finden), die eine legitime politische Autorität zu respektieren und zu gewährleisten hat, und dann wird zu fragen sein, welche rechtlichen Strukturen auf der internationalen Ebene nötig und legitim sind, um dies zu begleiten und sicherzustellen, dass politische Autorität in dieser Weise ausgeübt wird. In einem weiteren Schritt erst wird es angebracht sein, legitime Institutionen – und Verfahren – in Bezug auf mögliche Interventionen (als ultima ratio) zu beraten und zu etablieren. Die erste Frage der Menschenrechte ist nicht die nach der Beschränkung interner Souveränität von außen, sondern die bezüglich der wesentlichen Bedingungen der Errichtung legitimer politischer Autorität „von innen" sozusagen. Das internationale Recht und Politiken der Intervention müssen einer Logik der Menschenrechte folgen, und nicht umgekehrt. Und solch eine Logik ist keine einfache, so ist hinzuzufügen, denn eine Reihe zusätzlicher Faktoren müssen in Betracht gezogen werden, wenn es um die Frage legitimer Interventionen geht.[16]

Die Menschenrechte dienen nicht primär dazu, interne „Autonomie" oder „Souveränität" (Rawls verwendet beide Begriffe) zu begrenzen, sondern dazu, interne Legitimität zu begründen. Der Anspruch auf externen Respekt beruht auf dem internen Respekt auf der Basis gerechtfertigter Akzeptanz – was freilich nicht heißt, um dies noch einmal zu betonen, dass die Legitimität einer Intervention – oder das Fehlen „externer Legitimität" (J. L. Cohen 2008, S. 591)[17] bzw. internationaler „Anerkennungslegitimität" (Buchanan 2004, Kap. 6) – unmittelbar aus dem Nichtvorhandensein interner Akzeptanz geschlossen werden kann. Verletzungen der Menschenrechte stellen die interne Legitimität einer gesellschaftlichen und politischen Struktur in Frage, aber sie lösen nicht quasi automatisch die unabhängige Stellung eines Staates in der internationalen Arena auf. Ohne Zweifel können Menschenrechtsverletzungen starke Gründe für das Handeln von außen liefern, und Beitz verweist zu Recht auf die vielen Formen, die dieses Handeln annehmen kann (Beitz 2004, S. 203; Beitz 2009, S. 33–40); das heißt aber nicht, dass die Pointe der Menschenrechte dadurch defi-

---

[15] Vgl. auch Griffin i. E.
[16] Für eine umfassende Analyse dieser Fragestellung vgl. Buchanan 2004. Eine skeptischere Ansicht vertritt Cohen 2004.
[17] Sie folgt darin Walzer 1980, S. 214.

niert werden kann, dass sie solche Gründe des Eingreifens generieren, wie Beitz und Raz argumentieren. Zunächst einmal liefern die Menschenrechte Gründe dafür, wie eine sozio-politische Grundstruktur auf rechte Weise einzurichten ist – die vorrangige Perspektive der Menschenrechte ist eine von innen, nicht von außen. Wäre es anders, würde ihre Eigenschaft, die Autonomie freier und gleicher Personen nicht nur zu schützen, sondern auch auszudrücken, nicht angemessen gewürdigt. Der Hauptstandpunkt ist nicht der des Betrachters, der von außen auf eine politische Gemeinschaft blickt und sich fragt, ob es Interventionsgründe gibt. Besonders wenn man über die Begründung der Menschenrechte nachdenkt, muss man sich davor hüten, in die Haut eines internationalen Rechtsexperten oder Richters zu schlüpfen, der über Fälle von Menschenrechtsverletzungen zu richten hat und zugleich über globale exekutive Gewalt verfügt.

Es ist eine wichtige und auch legitime Sorge von „politisch-rechtlichen" Auffassungen der Menschenrechte, dass eine umfassende Liste von Menschenrechten einer expansiven Interventionspolitik Tür und Tor öffnen könnte. Doch daraus die Konsequenz einer reduzierten Auffassung von „Kernrechten" zu ziehen, ist falsch.[18] Eher angebracht wäre es, legitime internationale Institutionen vorzusehen, die angemessene Verfahren zur Prüfung, Rechtfertigung und Entscheidung über die Fälle haben, in denen ein externes Eingreifen notwendig ist.

6

Ein ähnlicher Fehler einer verkehrten normativen Perspektive liegt auf Seiten der Vertreter „minimalistischer" Begründungen für Menschenrechte vor. Dies liegt bei Ansätzen des „kleinsten gemeinsamen Nenners" auf der Hand, die Gefahr laufen, „auf falsche Weise politisch" zu sein, um einen Rawls'schen Ausdruck zu gebrauchen, den dieser freilich in einem anderen Zusammenhang prägte (Rawls 1999, S. 491). Indem man nach einem möglichen universalen Konsens über Menschenrechte sucht, wählt man nicht nur eine „minimale" Rechtfertigung, sondern auch eine minimalistische Konzeption der Menschenrechte. Auch wenn Rawls selbst in *The Law of Peoples* nicht versucht hat, die Rechtfertigung der Menschenrechte in einem angeblich existierenden oder möglichen Überlappungskonsens zu lokalisieren, war er bereit, die Liste der Menschenrechte so zu reduzieren, dass bestimmte wichtige Rechte wie gleiche Religionsfreiheiten oder Rechte auf gleiche politische Partizipation nicht dazu zählten (Rawls 2002, S. 80, 88). Ein Grund dafür liegt in der Annahme einer Verbindung zwischen Menschenrechten und Interventionismus, die ich oben kritisierte, ein anderer liegt in dem Bestreben, auch nichtliberale, aber

---

[18] Obwohl Beitz minimalistische Menschenrechtsansätze kritisiert (vgl. Beitz 2009, S. 106, 142), ist seine eigene Kritik an einem Recht auf demokratische Institutionen (Beitz 2009, S. 185) beispielhaft für die reduktionistischen Tendenzen „praktischer" Ansätze.

„achtbare" (*decent*) Völker als gleichberechtigte Rechtfertigungspartner anzu-sehen, wenn es um ein gemeinsames Völkerrecht geht (und damit westlichen Ethnozentrismus zu vermeiden). Doch die Frage, ob man von „decent hierar-chical peoples" erwarten kann, dass sie sich einer „liberalen" Konzeption der Menschenrechte anpassen können oder wollen, die ihrem kulturellen Selbst-verständnis fremd ist, ist dann, wenn sie aus der Perspektive der „Grundsätze der Außenpolitik eines annehmbar gerechten liberalen Volkes" (Rawls 2002, S. 10) gestellt wird, irregeleitet. Die aus einer Menschenrechtsperspektive richtig gestellte Frage ist vielmehr die, ob solche Völker – oder ihre Regierungen – *ge-genüber ihren Mitgliedern* legitime Gründe dafür hätten, ihnen bzw. einem Teil von ihnen gleiche Freiheiten oder Rechte auf demokratische politische Mitbe-stimmung vorzuenthalten. *Dies* heißt es, „deren" Perspektive ernst zu nehmen und die „unsere" nicht zu verallgemeinern, wenn man so sprechen will.

Rawls setzt voraus, dass eine „achtbare" Gesellschaft durch eine „common good conception of justice" und eine „decent consultation hierarchy" (Rawls 2002, S. 58, 59) gekennzeichnet ist; und so wird davon ausgegangen, dass dort keine weitergehenden Ansprüche auf Menschenrechte erhoben werden, da in einer solchen Gesellschaft ein hohes Maß an interner Akzeptanz vorherrscht. Wenn aber in einer solchen Gesellschaft Konflikte auftauchten und sie auf-bräche und Risse zeigte, und wenn einige Mitglieder dabei anspruchsvollere Rechte auf gleiche soziale Stellung als Menschenrechte beanspruchten, die sie rechtfertigen könnten, indem sie bestimmte traditionelle Privilegien anpranger-ten – hätten dann die bestehenden Autoritäten gute Gründe, diese Ansprüche abzuwehren, und hätten Außenstehende das Recht zu sagen, diese Ansprüche seien nicht wirklich Menschenrechtsansprüche? Ich denke nein. Vielleicht gibt es solche „Risse" oder *cracks* nicht in jeder Kultur, aber der Menschenrechts-diskurs entstand und entsteht stets in solchen Situationen, in denen Gesellschaf-ten eine Krise erleben und einige ihrer Mitglieder in höchster Gefahr sind. Und dann streben sie nach etwas „Licht", das hereinkommen soll, um an die Zeilen von Leonard Cohen zu erinnern, die ich meinen Überlegungen vorangestellt habe – in der Form von sozialen und politischen Verbesserungen, die auf eine rechtliche, soziale oder politische Gleichberechtigung hinauslaufen mögen. Und ich sehe keinen Grund, dieses Licht zu dimmen, wenn es um „nichtlibera-le" Gesellschaften geht. Man muss sich vergegenwärtigen, dass historisch ge-sehen genau dies die Kontexte waren, in denen in feudalen und absolutistischen Gesellschaften die Idee der Menschenrechte entstand – und dass darin nach wie vor ihre ursprüngliche und wesentliche Bedeutung liegt. Dabei ist wieder-um nicht notwendigerweise anzunehmen, dass diejenigen, die heute außerhalb westlicher Gesellschaften in solchen Kämpfen stehen, ihre Gesellschaften nach „westlichem" Muster umgestalten wollen. Die Menschenrechte schreiben kein spezielles Arrangement einer Gesellschaft vor. Sie stellen vielmehr eine Spra-che der Kritik zur Verfügung, die in vielen Sprachen verstanden wird, und sie ist eine Sprache der Emanzipation. Wenn wir über Menschenrechte nachdenken und die rechte Perspektive suchen, dann ist es die, die mit der der Teilnehmer an solchen Kämpfen übereinstimmt bzw. ihr nahe ist.

So betrachtet, vertritt Joshua Cohen eine attraktive Vorstellung von Menschenrechten. Wie bereits erwähnt, sieht er Menschenrechtsnormen als solche an, die die individuelle Mitgliedschaft oder Inklusion in einer politischen Gesellschaft sicherstellen, „und die zentrale Eigenschaft des normativen Begriffs von Mitgliedschaft ist es, dass die Interessen einer Person durch die grundlegenden Institutionen einer politischen Gesellschaft berücksichtigt werden: als Mitglied behandelt zu werden heißt, dass die eigenen Interessen angemessen beachtet werden, sowohl im Prozess des autoritativen Entscheidens als auch in Bezug auf den Gehalt dieser Entscheidungen" (J. Cohen 2004, S. 197). Cohen weist darauf hin, dass ein Unterschied zwischen solch einer basalen, universalisierbaren Vorstellung von Mitgliedschaftsrechten und einer vollständigen liberalen Konzeption sozialer und politischer Gerechtigkeit besteht (J. Cohen 2004, S. 210–213). So vertritt er in Bezug auf die Frage, ob es ein Menschenrecht auf Demokratie gibt, die Ansicht, dass ein Verständnis von Demokratie, das auf einer strikten Version politischer Gleichheit beruhte, für eine Konzeption der Menschenrechte zu anspruchsvoll wäre; eher sollte eine solche Konzeption Formen kollektiver Selbstbestimmung enthalten, die nicht in einem egalitären Sinne demokratisch zu nennen wären (J. Cohen 2006, bes. S. 233). Aus der Sicht „globaler öffentlicher Vernunft" sei es vernünftig, auf Menschenrechte auf Mitgliedschaft und Inklusion zu beharren, auch wenn dies nicht vollständige politische Gleichheit implizierte; nicht vernünftig sei es hingegen, auf einer liberalen Idee freier und gleicher Personen zu bestehen (J. Cohen 2006, S. 244).

Cohens Argumentation für die Toleranz gegenüber nichtdemokratischen Gesellschaften im internationalen Raum, solange sie ein bestimmtes Niveau an politischer Selbstbestimmung vorsehen, das freilich die Bevorzugung „einiger sozialer Gruppen" erlaubt (J. Cohen 2006, S. 233), versucht dem Problem des vernünftigen Pluralismus in einer globalen Gesellschaft gerecht zu werden und übermäßig strikte Standards für „externe Anklagen" zu vermeiden, die zu Sanktionen und Interventionen führen könnten (J. Cohen 2006, S. 234). Doch sie teilt einige der Probleme von Rawls' Theorie. Cohen betont zu Recht, dass der Respekt für die kollektive Selbstbestimmung einer Gesellschaft der primäre Grund dafür ist, gegen eine engstirnig „liberale" Art der Betrachtung der Legitimität einer gesellschaftlichen Grundstruktur zu votieren, die dazu führen könnte, eine expansive Erlaubnis für ein externes Eingreifen abzuleiten. Dann aber diesen Respekt dadurch auszudrücken, dass das Menschenrecht auf politische Selbstbestimmung (wie es etwa in der Allgemeinen Erklärung von 1948 formuliert ist) verkürzt wird, so dass in dem Fall, in dem politisch marginalisierte Gruppen in einer solchen Gesellschaft ein Menschenrecht auf gleiche Repräsentation gegen bestimmte Privilegien beanspruchten, „wir" – und nicht nur die Machthaber dort – ihnen antworten würden, dass sie ein solches Recht nicht haben, erscheint widersprüchlich und falsch. Es ist richtig, „der Idee entgegenzutreten, dass eine politische Gesellschaft an einem Maßstab der Gerechtigkeit gemessen wird, den ihre eigenen Mitglieder ablehnen" (J. Cohen 2004, S. 211), sofern diese Ablehnung nicht das Resultat politischen Drucks oder von Indoktrination ist; daraus aber zu schließen, dass diese Mitglieder nicht das *Recht* haben, ungleiche und undemokratische Formen der Organisation ihrer Regierung anzuprangern, ist unbegründet. Wie jeder Mensch oder jedes Kollektiv, kann eine politische Gemeinschaft sich für eine andere Form der politischen Organisation entscheiden als für eine formal egalitäre; der Punkt der Menschenrechte aber besteht in der Stärkung derer, die von solchen „Entscheidungen" für ungleiche Repräsentation abweichen, welche nicht wechselseitig gerechtfertigt wurden und werden können. Man kann das Recht auf Demokratie nicht mit der Berufung auf das Prinzip kollektiver Selbstbestimmung begrenzen, denn dies ist ein rekursives Prinzip mit einer eingebauten Dynamik der Rechtfertigung, die denen zugute kommt, die Exklusionen und Asymmetrien kritisieren. Das Recht auf Demokratie ist daher, so schließe ich, ein unbestreitbares Recht auf vollwertige Mitgliedschaft in einer Gesellschaft, doch muss es nicht auf eine „liberale" Weise verstanden werden, wenn „liberal" heißt: in Konformität mit den gegenwärtigen westlichen Gesellschaftsordnungen.[19] Ob die Mitglieder einer Gesellschaft dieses Recht so interpretieren und verwenden, dass sie eine Form der liberalen oder egalitären Demokratie realisieren, bleibt ihnen überlassen (solange diese Entscheidungen nicht durch Druck oder illegitime Beeinflussung zustande kommen). Doch angesichts der Aufgabe der Menschenrechte, das Recht auf die Mitbestimmung der eigenen politischen Struktur zu schützen und auszudrücken, gibt es keinen Grund, an einem Menschenrecht auf Demokratie zu zweifeln.

7

Ist die Argumentation für eine Begründung der Menschenrechte auf der Basis eines individuellen Rechts auf Rechtfertigung freier und gleicher Personen mit dem Anspruch auf ethische Unparteilichkeit angesichts der Pluralität kultureller Verständnisse des Guten verträglich? Cohen vertritt zu Recht die Auffassung, dass Menschenrechtsnormen nicht von einer „tieferen Sicht auf das gute oder rechtschaffene Leben" (J. Cohen 2006, S. 237) abhängen sollten und dass eine Konzeption der Menschenrechte „autonom" sein sollte, d. h. von umfassenden philosophischen oder religiösen Lehren unabhängig (J. Cohen 2004, S. 193). Diese Forderungen sind mit der von mir vertretenen Begründung vereinbar, da sie nicht einer Annahme über das gute Leben aufruht, sondern einer Auffassung

---

[19] Vgl. zu diesem Punkt auch die Argumentation Benhabibs, basierend auf der (H. Arendt entlehnten) Idee eines „Rechts, Rechte zu haben" (Benhabib 2007).

davon, was wir einander im Rahmen des gleichen Respekts schulden. Der Imperativ des gleichen Respekts ist von anderer Art als Überlegungen darüber, was mein gutes Leben oder das anderer verlangt, wie ich oben ausführte. Denn auch wenn man zutiefst der religiösen Überzeugung ist, dass das „geführte Leben" in Übereinstimmung mit Gottes Wille der richtige Pfad im Leben der irdischen Unwissenden ist, hat man doch die moralische Pflicht der Achtung anderer als Gründe gebende und Gründe verdienende Wesen gemäß des Grundsatzes reziprok-allgemeiner Rechtfertigung. Der Begriff der moralischen Autonomie ist nicht intern mit einer liberalen Vorstellung des Guten verbunden (vgl. Forst 2007, Kap. 5).

Daher muss eine autonome Begründung für den Kern der Menschenrechte ein moralisches Argument liefern, das gegenüber verschiedensten Konzeptionen des Guten auf gerechtfertigte Weise allgemeine Geltung beanspruchen kann, um den Vorwurf zu vermeiden, „auf falsche Weise politisch" zu sein. Wie sonst könnte die basale Norm verstanden werden, die Cohen so fasst, dass „als Mitglied behandelt zu werden heißt, dass die eigenen Interessen angemessen berücksichtigt werden", oder dass keine Person ein „no-count" sein darf (J. Cohen 2004, S. 197, 198)? Und welch bessere Begründung dafür und für Menschenrechte allgemein könnte es – reflexiv gesprochen – geben, als die Forderung, dass eine jede Festlegung der Rechte und Pflichten, die Personen als Mitglieder einer sozialen und politischen Grundstruktur haben, vor denen angemessen gerechtfertigt werden können muss, um die es geht? Was „angemessene Rechtfertigung" dabei heißt, kann umgekehrt nicht bestimmt werden ohne die Möglichkeit der effektiven Beteiligung aller an der Praxis der Rechtfertigung. Es gibt keinen guten Grund, diese Beteiligung zu verwehren.

So ist es richtig, insofern auf einen „Rechtfertigungsminimalismus" abzuzielen, als die Vermeidung von ethischen Lehren des Guten gemeint ist; nicht stimmig ist es jedoch, für eine autonome moralische Rechtfertigung einzutreten und zugleich zu behaupten, eine solche Begründung sei „unfoundational" (J. Cohen 2004, S. 199) und agnostisch in Bezug auf ihre normativen Grundlagen. Denn dann würde der Kern der Menschenrechte nicht von teilbaren und allgemein bindenden Gründen getragen, sondern von einer Vielfalt unterschiedlicher Gründe, die darauf angewiesen wären, „die Unterstützung von einer Reihe ethischer und religiöser Vorstellungen zu erlangen" (J. Cohen 2004, S. 210)[20] – und entsprechend unterschiedlich wären die Interpretationen dessen, worauf Menschen Rechte haben und weshalb. Cohen versucht zwar nicht, seine Konzeption auf eine „de facto Überlappung" zu gründen, die ja rein kontingent zustande käme, sondern strebt ein „unabhängiges" Argument für einen normativen Begriff der Mitgliedschaft an – doch diese Unabhängigkeit droht in der Abwesenheit einer sozusagen „freistehenden" moralischen Normativität verloren zu gehen. Es führt in dieser Debatte kein Weg an einer substantiellen

---

[20] Vgl. auch meine Kritik an Rawls in Forst 1994, Kap. 3.1 und 4.2, sowie 2007, Kap. 4.

Position bezüglich des Respekts vorbei, der Personen als Rechtfertigungswesen schlechterdings gilt – als Personen, denen man bestimmte Gründe für die Ansprüche schuldet, die sie binden sollen. Und angesichts der sozialen Dynamik, in der Menschenrechtsforderungen entstehen, sehe ich keinen Grund für die Annahme, dass solche Rechtfertigungsansprüche nicht in ganz unterschiedlichen Sprachen und aus sehr verschiedenen Traditionen heraus entwickelt werden können, in denen soziale Konflikte einer bestimmten Art entstanden sind.[21]

Nehmen wir an, wir seien – man denke an die Debatte um die so genannten „asiatischen Werte"[22] – mit einer Position konfrontiert, die die vorgeschlagenen Verständnisse von Rechtfertigung und Autonomie als gegenüber einem partikularen gesellschaftlichen Kontext und einer kulturellen Tradition fremd ansieht. So wird eine Art des Respekts für diese normative Ordnung eingefordert, der zufolge sie nicht am Maßstab der Menschenrechte zu messen wäre. Doch betrachten wir diese Forderung genauer und fragen, was die Grundlage für diesen Anspruch auf Respekt ist.[23] Die bezeichnete Position geht in meinen Augen von der Integrität einer bestimmten Gesellschaftsordnung als einer normativen Ordnung bzw. als integrierte soziale Einheit aus. Das gesellschaftliche Ganze konstituiert demnach die Identität der Mitglieder und umgekehrt, auf harmonische Weise. Wird daher die Integrität des Ganzen verletzt, so auch die Integrität der Gesellschaftsmitglieder – und der Imperativ der Achtung der Menschenrechte wird als eine solche Verletzung angesehen. Dies jedoch erscheint bei näherem Hinsehen unbegründet, denn der erhobene Integritätsanspruch impliziert, dass eine Verteidigung der kommunalen Integrität nicht zu Lasten der Integrität der Mitglieder gehen darf, sei es eine Minderheit oder eine Mehrheit, denn beides – kollektive und individuelle Integrität – wird als konstitutiver Zusammenhang gesehen. Die Position, wie sie skizziert wurde, ist keine majoritäre, die sich nur auf die Interessen dominanter gesellschaftlicher Gruppen bezöge oder auf eine höhere Wahrheit jenseits der Rechtfertigung. Somit ist ein internes Kriterium der Legitimität in das ursprüngliche Argument eingebaut, und zwar das der internen und zwanglosen Akzeptanz der normativen Ordnung, denn eine jede erzwungene Akzeptanz der geltenden Normen wäre mit dem Anspruch auf kommunale Integrität unvereinbar. Dieser Anspruch ist folglich aufgehoben bzw. eingeklammert, wenn bezüglich der Akzeptabilität der herrschenden sozialen

---

[21] Ich bestreite nicht, dass ein freistehender Begriff des Respekts in unterschiedliche „Hintergrundrechtfertigungen" religiöser und kultureller Art integriert werden kann, um einen Ausdruck Charles Taylors zu verwenden (vgl. Taylor 1999). Jedoch dürfen diese „Hintergründe" nicht zu Interpretationen davon, welche Art des Respekts wem geschuldet ist, führen, die diejenigen Ungleichheiten und Asymmetrien reproduzieren, die die Menschenrechte korrigieren sollten. In Anbetracht der moralischen Grammatik und der sozialen Funktion der Menschenrechte, müssen diese ein eigenes moralisches Gewicht haben, welches „traditionell" hierarchischen oder patriarchalen normativen Perspektiven entgegenwirkt.

[22] Vgl. dazu z. B. die Diskussion in Bauer und Bell 1999 sowie in Bell 2000.

[23] Im Rest dieses Abschnitts kondensiere ich ein Argument, welches ich ausführlicher in Forst 2007, Kap. 9, darlege.

Ordnungsidee bzw. ihrer Realisierung interne Zweifel bzw. Widerstand auftau-
chen, die sich auf das Rechtfertigungsprinzip berufen. Wenn eine Gesellschaft
in einem solchen Fall die Kritik an ihren vorherrschenden Rechtfertigungen
oder an den Weisen, auf die Rechtfertigungen gebildet und geprüft werden, unterdrückt, ist ihre soziale Integrität in Frage gestellt – *von innen* wohlgemerkt.
In einer Gesellschaftsordnung, die den Anspruch auf Legitimität erhebt, kann
interne Kritik nicht durch Gewalt oder Unterdrückung beantwortet werden; und
welche substantiellen Forderungen die Kritiker auch erheben, so fordern sie zunächst einmal, dass ihr Dissens gehört, ernst genommen und so behandelt wird,
dass ein sozialer Rechtfertigungsdiskurs entsteht, der zu Reformen führen kann.
Die Menschenrechte spielen dabei eine doppelte Rolle: In einem Sinne stellen sie basale Ansprüche auf eine bestimmte soziale Stellung als vollwertiges
Mitglied dar, und in einem anderen Sinne dienen sie dazu, besondere Mängel
einer Gesellschaft anzuklagen, etwa das Fehlen religiöser Freiheiten oder der
Ressourcen für Bildung und ein angemessenes Einkommen. Solche substantiellen Ansprüche müssen in die Rechtfertigungsstrukturen einer Gesellschaft
eingehen, da die gemeinsame politische Grundstruktur der erste Adressat solcher Forderungen ist. Menschenrechte stellen nicht unmittelbare Ansprüche auf
bestimmte „Güter" dar, sondern sind zunächst einmal auf die gesellschaftliche
und politische Stellung von Personen als „Normgeber" bezogen.

Die wesentliche Einsicht, auf die ich hinauswill, wird von Überlegungen
Uma Narayans ausgedrückt, die die Schwierigkeiten von Feministinnen in
nichtwestlichen Gesellschaften dabei thematisiert, eine kritische Sprache zu
finden, der nicht vorgeworfen werden kann, die von „Außenseitern" zu sein
und ein „fremdes" Idiom der Menschenrechte zu verwenden, das lokale Traditionen verrate: „Wir müssen alle anerkennen, dass kritische Haltungen einen
nicht notwendigerweise zu einem ‚Außenseiter' dem gegenüber machen, was
man kritisiert, und dass es oft gerade der Status als jemand ‚innerhalb' der kri-
tisierten Kultur – und zutiefst von ihr berührt – ist, der die eigene Kritik moti-
viert und dringlich macht" (Narayan 1997, S. 412). Die Gesellschaftskritik an
patriarchalen Strukturen und bestimmten Formen von Brutalität und Gewalt,
die mit ihnen einhergehen, ist stets kontextbezogen und spezifisch. Und doch ist
es möglich, basale Standards des Respekts und der Beachtung zu identifizieren,
die diesen Kritiken gemein sind, und die an erster Stelle den Anspruch beinhalten, nicht Handlungen, Normen oder Institutionen unterworfen zu werden,
die den Einzelnen gegenüber nicht angemessen gerechtfertigt werden können.
Narayan weist darauf hin, dass die Behauptung, die Menschenrechte drückten
„westliche Werte" aus, eine hoch problematische Form des kulturellen Essen-
tialismus und westlichen Ethnozentrismus darstellt, die diesen Rechten einen
Platz in anderen sozio-kulturellen Kontexten und gesellschaftlichen Konflikten
verweigert (Narayan 2000, S. 91). Diejenigen, die die Sprache dieser Rechte

verwenden, sind in ihren Gesellschaften keine „Fremden", und sie dürfen auch nicht dazu gemacht werden.

8

An dieser Stelle sollte zumindest ansatzweise skizziert werden, wie eine umfassende Darstellung der Menschenrechte aussähe, zieht man die vielen eingangs erwähnten Dimensionen derselben in Betracht – moralische, rechtliche, gesellschaftliche und politische.

Die normative Grundlage für eine Konzeption der Menschenrechte ist das Recht einer jeden Person, als jemand respektiert zu werden, der oder die ein moralisches Recht auf Rechtfertigung besitzt, dem zufolge eine jede Handlung oder Norm, die legitim zu sein beansprucht, auf eine angemessene Weise gerechtfertigt werden können muss. Demnach müssen moralische Handlungen oder Normen in moralischen Diskursen mit moralischen Gründen frei von Zwang oder Täuschung gerechtfertigt werden können, und politische bzw. soziale Strukturen oder Gesetze müssen auf moralischen Normen beruhen oder zumindest mit ihnen vereinbar sein, und sie müssen in entsprechenden rechtlichen und politischen Praktiken der Rechtfertigung legitimierbar sein. Die Rechtfertigungskriterien für moralische Normen sind die von Reziprozität und Allgemeinheit in einem strikten Sinne, da diese Normen, rekursiv gesprochen, einen ebensolchen Geltungsanspruch erheben. Die Kriterien für Rechtsnormen sind die von Reziprozität und Allgemeinheit innerhalb politischer Rechtfertigungsstrukturen, die die Möglichkeit freier und gleicher Teilnahme und die Befolgung zuträglicher Verfahren der Deliberation und des Entscheidens voraussetzen.[24]

Der Begriff der „Würde", der im Zentrum der Idee der Menschenrechte steht, ist somit kein metaphysisch oder ethisch begründeter, der mit einer Konzeption des guten Lebens verbunden wäre. Die Würde einer Person zu achten heißt vielmehr, sie als jemanden anzuerkennen, dem oder der gegenüber für Handlungen oder Normen, die ihn oder sie auf relevante Weise betreffen, angemessene Gründe geschuldet werden. Diese Art des Respekts nötigt es uns ab, andere als autonome Quellen normativer Ansprüche innerhalb einer Rechtfertigungspraxis anzusehen. Im Raum der Gründe zählt eine jede Person als „Autorität".[25] Dieser Begriff der Würde ist relationaler Natur; seine konkreten Implikationen können nur auf dem Wege diskursiver Rechtfertigung bestimmt werden.

In Bezug auf die Menschenrechte ist es nötig, zwischen „moralischem" und „politischem Konstruktivismus" zu unterscheiden, womit ich Rawls' Termino-

---

[24] Vgl. zu dem hier implizierten Begriff der Demokratie Forst 2007, Kap. 7.

[25] Dies trifft ebenso auf Personen zu, die ihr Recht auf Rechtfertigung nicht in einem aktiven Sinne gebrauchen können, so wie (zu einem bestimmten Grad) Kinder und geistig geschädigte Personen; der passive Status des Besitzes dieses Rechts hängt nicht von seiner aktiven Ausübung ab.

logie auf veränderte Weise gebrauche.[26] Beide sind, im Unterschied zur Idee einer „Ableitung" von Rechten, Formen des diskursiven Konstruktivismus. Ein jeder Gehalt der Menschenrechte muss diskursiv bestimmt werden, doch muss der zweifachen Natur der Menschenrechte als allgemeine *moralische* Rechte und als konkrete *positive* Rechte Rechnung getragen werden. Auf der moralischen Ebene führt die Konstruktion zu einer Liste der grundlegenden Rechte, die Personen, die einander als Gleiche in Bezug auf ihre Rechte auf Rechtfertigung respektieren, nicht mit guten Gründen verweigern können. Diese Liste von Rechten ist zu einem gewissen Grade allgemein und harrt weiterer Bestimmung, sie formuliert jedoch Grundstandards des Respekts, die in der Form von Grundrechten gesichert werden müssen – der Form, die sich historisch als die dafür geeignetste erwiesen hat. Es ist wichtig zu betonen, dass das Grund-Recht auf Rechtfertigung nicht nur zu Rechten führt, die die politische Stellung von Personen als Bürger in einem engeren Sinne sichern; es ist auch der Grund für Rechte auf körperliche Unversehrtheit, persönliche Freiheiten und einen gesicherten, gleichen sozialen Status.[27] Negativ ausgedrückt, sind Menschenrechte solche Rechte, die nicht mit reziprok-allgemeinen Gründen zurückgewiesen werden können,[28] und diese Bestimmung öffnet den normativen Raum für Ansprüche, die den Status einer Person als sozial Gleichgestellte manifestieren. Dies schließt Rechte gegen die Verletzung physischer oder psychischer Integrität ebenso ein wie Rechte gegen soziale Diskriminierung. Das Recht auf Rechtfertigung ist nicht nur ein Recht auf politische Rechtfertigung; es ist vielmehr ein Recht darauf, als unabhängige, sozial handlungsfähige Person zu gelten, die zugleich die gesellschaftliche Struktur, der sie angehört, mitbestimmt.[29]

Die Verwendung des Rechts auf Rechtfertigung als normative Grundlage engt damit nicht den Fokus der Menschenrechte ein, wie manche befürchten mögen,[30] denn es gibt *zwei Wege*, die Menschenrechte vor diesem Hintergrund substantiell zu bestimmen. Der erste besteht darin, die Bedingungen und Ressourcen auszubuchstabieren, die den Status eines sozial und politisch anerkannten Rechtfertigungssubjekts ausmachen, der zweite geht dahin, die Aspekte des menschlichen Lebens festzulegen, die durch Grundrechte zu schützen bzw. zu ermöglichen sind, welche Personen im moralischen Sinne einander nicht vorenthalten dürfen. An dieser Stelle kommen Überlegungen bezüglich der Be-

---

[26] Ich erkläre den Unterschied zu Rawls in Forst 2007, S. 310 f.

[27] Letzteren Aspekt betont Buchanan i. E.

[28] Ich verändere hier die Formulierung „nicht vernünftigerweise zurückweisbar" der kontraktualistischen Rechtfertigungstheorie von Scanlon (vgl. Scanlon 1998, bes. Kap. 5). Die Unterschiede zwischen Scanlons Kontraktualismus und dem diskursiven Konstruktivismus diskutiere ich in Forst 2007, Kap. 1 und 2.

[29] Dies schließt auch die historische Bedeutung dieser Rechte ein; in meinem kurzen Verweis auf die sozialen Kämpfe der Levellers wies ich darauf hin, dass diese sowohl gegen den Feudalismus als *soziale* Ordnung als auch gegen die Monarchie als *politische* Ordnung gerichtet waren.

[30] Dieses Bedenken wurde in unterschiedlicher Weise von Allen Buchanan, James Griffin und John Tasioulas geäußert, welchen ich dafür sehr dankbar bin.

deutung bestimmter Güter und basaler sozialer Interessen ins Spiel, doch nicht als ethische Werte oder Interessen, aus denen Ansprüche auf Rechte abgeleitet werden können, sondern als *diskursiv zu rechtfertigende* Ansprüche auf wechselseitigen Respekt zwischen Personen, die einander als autonome und zugleich verletzbare und bedürftige soziale Wesen anerkennen. Menschenrechte materialisieren und schützen diesen Status, und vermittels von Verfahren wechselseitiger und allgemeiner Rechtfertigung werden Ansprüche, die auf Interessen zurückgehen, in Rechte transformiert.

So ist die politische Pointe des Rechts auf Rechtfertigung von besonderer Bedeutung, denn sie verweist auf eine bestimmte institutionelle Implikation der moralischen Argumentation für Menschenrechte. Sie sind moralische Rechte einer spezifischen Art, da sie auf eine politisch-rechtliche Autorität bezogen sind und in *rechtlich* verbindlicher Form gewährleistet werden müssen; daher sind sie ein wichtiger Bestandteil dessen, was ich „fundamentale Gerechtigkeit" nenne. Eine grundlegend gerechte politisch-rechtliche Grundstruktur ist eine „Grundstruktur der Rechtfertigung", in der die Mitglieder die Möglichkeit haben, gemeinsam über die sozialen Institutionen, die sich auf sie beziehen, zu beraten und zu entscheiden – und damit auch über die Interpretation und konkrete Verwirklichung ihrer Rechte. Menschenrechte haben in diesem Sinne selbst eine reflexive Natur: Sie sind basale Rechte darauf, an den Verfahren teilzunehmen, in denen die Grundrechte von BürgerInnen konkrete und rechtlich bindende Form annehmen. So gesehen, sind sie Rechte einer höheren Ordnung, nämlich Rechte darauf, nicht gesellschaftlichen Institutionen oder rechtlichen Normen unterworfen zu werden, die den Betroffenen gegenüber nicht angemessen gerechtfertigt werden können – und damit Rechte auf die gleichberechtigte Teilnahme an entsprechenden Rechtfertigungsverfahren. Der politische Konstruktivismus der praktischen Bestimmung dieser Rechte enthält somit den moralischen Konstruktivismus als Kern, da es keine legitime Interpretation und Institutionalisierung der Menschenrechte gibt, die deren moralischen Kerngehalt verletzen würde; er ist aber zugleich eine autonome diskursive Praxis der BürgerInnen, die eine legitime gesellschaftliche und politische Ordnung errichten bzw. ausbauen. Diese politische Konstruktion setzt einige Kernrechte gemäß einer Idee fundamentaler Gerechtigkeit in Form einer „Grundstruktur der Rechtfertigung" voraus, doch ein wesentlicher Punkt der Konstruktion ist die Etablierung einer kontextualisierten Struktur von Rechten und Institutionen, die es wert sind, von einer politischen Gemeinschaft als die ihren akzeptiert zu werden. Ideal gesprochen, bleibt „maximale Gerechtigkeit", d. h. eine „vollständig gerechtfertigte Grundstruktur", dabei das Ziel.

Es ist hinzuzufügen, dass die Menschenrechte begrifflich enger mit fundamentaler als mit maximaler Gerechtigkeit verbunden sind, denn die Aufgabe der Errichtung und des Ausbaus einer gerechten Grundstruktur im Ganzen ist umfassender und komplexer als die der Etablierung einer akzeptablen und legitimen Struktur grundlegender Menschenrechte. Diese Rechte sind ein wesentlicher Teil des Gesamtbildes sozialer und politischer Gerechtigkeit, aber doch nur ein Teil. So wie der Bereich moralischer Rechte insgesamt größer ist als der moralischer Menschenrechte, so auch der Bereich politischer und sozialer Gerechtigkeit im Vergleich zu dem rechtlich institutionalisierter Menschenrechte.[31] Dabei ist es wichtig zu sehen, dass der politische Konstruktivismus nicht einfach eine „Verwirklichung" bereits feststehender moralischer Menschenrechte ist; er ist vielmehr eine diskursive Praxis innerhalb angemessener Rechtfertigungsverfahren.

Menschenrechte sind, um dies zusammenzufassen, jene grundlegenden Rechte, ohne die der Status von Personen als Träger des Rechts auf Rechtfertigung nicht sozial gesichert wäre. Sie umfassen die wesentlichen persönlichen, politischen und sozialen Rechte, die nötig sind, um eine gesellschaftliche Struktur der Rechtfertigung zu generieren, und sie enthalten zweitens die substantiellen Rechte, die innerhalb solch einer Struktur niemand anderen vernünftigerweise verweigern kann, ohne die Forderung nach Wechselseitigkeit und Allgemeinheit zu verletzen. Reflexiv gesprochen, und dies ist meine zentrale Idee, liegt die Pointe der Menschenrechte darin, dass Personen das basale Recht haben, in einer Gesellschaft zu leben, in der sie selbst die sozialen und politischen Akteure sind, die bestimmen, welche Rechte sie beanspruchen können und zu gewähren haben. Dies ist die autonome Handlungsfähigkeit, auf die Menschenrechte abzielen und die sie ausdrücken, heute wie auch zu früheren Zeiten.[32] Um den doppelten, reflexiven Charakter der Menschenrechte noch einmal anders auszudrücken: Sie sind Rechte, die vor einer Reihe von sozialen Beschädigungen schützen, deren Zufügung niemand anderen gegenüber, die moralisch und gesellschaftlich Gleiche sind, rechtfertigen kann, und damit setzen sie das Recht auf Rechtfertigung voraus – darüber hinaus aber schützen sie besonders vor dem gesellschaftlichen Übel, an der politischen Bestimmung dessen, was als Beschädigung gilt, nicht beteiligt zu sein.

---

[31] In diesem Punkt stimme ich mit Griffin 2008, S. 41, überein.

[32] In einem wichtigen Sinne teile ich Habermas' Idee der Gleichursprünglichkeit von persönlicher und politischer Autonomie bzw. von Menschenrechten und der Volkssouveränität, wie ausgeführt in Habermas 1992, bes. Kap. 3. Jedoch divergiere ich auch von dieser, da mein Begriff von Gleichursprünglichkeit das Recht auf Rechtfertigung als *eine* Quelle beider ansieht, während Habermas verschiedene Quellen als grundlegend betrachtet. Zudem hat keine dieser Quellen den moralischen Status des Rechts auf Rechtfertigung, für welchen ich argumentiere. Vgl. dazu „Die Rechtfertigung der Gerechtigkeit. Rawls' Politischer Liberalismus und Habermas' Diskurstheorie in der Diskussion", in Forst 2007, Kap. 4.

9

Ich habe die Auffassung vertreten, dass die Menschenrechte ein wichtiger Bestandteil einer Konzeption politischer und sozialer Gerechtigkeit sind. Einige Autoren sehen sie spezifischer als „Grundforderungen globaler Gerechtigkeit" (Beitz 2003, S. 44)[33] an, und so stellt sich die Frage, ob meine Vorstellung eher in eine „etatistische" oder eine „kosmopolitische" bzw. „globalistische" Kategorie fällt. Im gegenwärtigen Zusammenhang jedoch scheinen mir diese Kategorien nicht allzu weit zu führen. Ohne Zweifel stellt das Recht auf Rechtfertigung einen universalistischen Ausgangspunkt dar, und dasselbe gilt für die Liste der Menschenrechte, die das Ergebnis des moralischen Konstruktivismus ist. Die obige Darstellung des politischen Konstruktivismus jedoch lässt es offen, ob die politische Gemeinschaft, die diese Rechte interpretiert und institutionalisiert, eine begrenzte oder globaler Natur ist. So muss das, was zwischen Globalisten und Etatisten strittig ist, anderswo entschieden werden als auf dem Gebiet der Menschenrechte, und zwar mit Bezug auf eine Konzeption transnationaler Gerechtigkeit, die darauf abzielt, eine transnationale Rechtfertigungsordnung zu etablieren, die die relevanten Kontexte der Gerechtigkeit – national, international, supranational – angemessen berücksichtigt (vgl. Forst 2007, Kap. 12). In einem wichtigen Sinne sind Menschenrechte Teil einer solchen Konzeption transnationaler Gerechtigkeit, aber wiederum nur ein Teil und agnostisch mit Bezug auf die Frage des Umfangs des politischen Kontexts für ihre Verwirklichung. Eine vollständige Konzeption transnationaler Gerechtigkeit ist weit umfassender, als es eine Konzeption der Menschenrechte sein kann, und enthält eine Vielzahl von Aspekten politischer, ökonomischer und auch historischer Gerechtigkeit. Und auch wenn die Menschenrechte Rechte auf die notwendigen Mittel für einen angemessenen Lebensstandard enthalten, der keinem Menschen verweigert werden kann, dem Gründe für die gesellschaftlichen Strukturen zu liefern sind, denen er oder sie unterworfen ist, reicht dies nicht aus, um die Forderungen der Gerechtigkeit, sei es national oder transnational, zu erfüllen – gegeben die Welt, wie wir sie kennen. Aber wie dem auch sei, die Logik der Argumentation ist jeweils eine andere, da die Menschenrechte auf fundamentale Forderungen beschränkt bleiben.

Von Bedeutung ist allerdings, dass der primäre Adressat von Menschenrechtsansprüchen eine politische und rechtliche Grundstruktur in Form eines Staates ist. In dieser Hinsicht muss eine Konzeption der Menschenrechte moralisch-universalistische und institutionelle Aspekte vereinen, wobei ich einer institutionalistischen Sichtweise nicht folgen würde, die nicht nur (richtigerweise) davon ausgeht, dass der Staat die zentrale Institution für die Gewährleistung der Menschenrechte ist, sondern auch nur Verletzungen der Menschenrechte durch

---

[33] In Beitz 2009, S. 142 f., distanziert sich Beitz jedoch selbst von dieser Position. Für ein weiteres Beispiel dieser Auffassung, vgl. Pogge 2002, Kap. 1.

Handlungen des Staates als solche ansieht.[34] Dies wäre eine zu enge Sichtweise. Es ist auch die Aufgabe des Staates, BürgerInnen vor Menschenrechtsverletzungen durch private Akteure wie große Firmen oder ethnische Gruppen etwa zu schützen. Das diesbezügliche Versagen, sei es, weil der Staat sich zum Nichthandeln entschließt, sei es, weil er zu schwach zum Eingreifen ist,[35] stellt einen Fall des unzureichenden Menschenrechtsschutzes dar, auch wenn die Verletzung der Rechte nicht die Tat des Staates, sondern anderer Akteure ist. Der Staat ist der Hauptadressat von Menschenrechtsansprüchen, aber nicht der einzige, der sie missachten kann.

Natürlich haben die Menschenrechte bei alldem eine wesentliche transnationale moralische und auch rechtliche Bedeutung. Ihr moralischer Sinn liegt darin, dass eine Verletzung dieser Rechte einen Bruch mit Standards darstellt, die die menschliche Gemeinschaft insgesamt als bindende Norm ansieht. Wenn daher Staaten entweder Verbrechen im Lichte solcher Normen begehen oder nicht in der Lage sind, sie zu beenden, ist die „Weltgemeinschaft" zu einer nicht nur moralischen, sondern auch politischen Reaktion aufgerufen. Dies verlangt nach einer „Vermittlung" solcher Pflichten des Vermeidens oder Beendens von Menschenrechtsverletzungen mit Hilfe angemessener Institutionen, und zwar nicht nur, weil in diesen bestimmt werden muss, wer in welchem Maße verpflichtet ist, den Notleidenden zur Hilfe zu kommen, sondern auch, weil eine Rechtfertigungsstruktur etabliert werden muss, um willkürliche Urteile über Anlässe zur Hilfe bzw. zu einer Intervention zu vermeiden.[36] So muss die moralische Bedeutung wiederum auf einer rechtlichen und politischen Ebene transformiert werden, um glaubwürdige internationale Institutionen zu schaffen, die Menschenrechtsverletzungen vermeiden, beurteilen, stoppen oder sanktionieren können. Dabei ist eine andere Form des politischen Konstruktivismus gefordert, dessen Aufgabe die Kodifizierung trans- und international bindender Menschenrechtsnormen im politischen und rechtlichen Sinne ist.[37]

Weitere Aspekte der rechtlichen Existenz von Menschenrechten in internationalen Erklärungen und Abkommen sind zu bedenken, was ich an dieser Stelle nicht tun kann. So gibt es Pflichten zur Errichtung von Institutionen, die denen zur Seite stehen, die ihre Staaten aufgrund von Menschenrechtsverletzungen verlassen müssen – oder aus anderen Gründen, etwa des Mangels an essentiellen Ressourcen. Das „Recht, Rechte zu haben"[38] und zu einer politischen Gemeinschaft zu gehören, um vor der Rechtlosigkeit geschützt zu sein, ist eine zentrale Frage in einer Welt der erzwungenen Migration; und ebenso die Pflicht,

---

[34] Vgl. Pogges Argument in Pogge 2002, S. 58.

[35] Pogge diskutiert den Fall, in dem der Staat nicht willens ist zu handeln, und kategorisiert ihn als „official disrespect" (Pogge 2002, S. 61).

[36] Für die hier verwendete Auffassung von „Vermittlung" vgl. Shue 1988.

[37] Diesen Punkt hebt Habermas hervor in Habermas 1998 und 2004.

[38] Vgl. Arendt 1979, Kap. 9. Für eine Interpretation und Anwendung dieses Gedankens, vgl. Benhabib 2004, Kap. 2.

in internationalen Konflikten keine Zonen der Rechtlosigkeit zu schaffen, etwa in der Form extraterritorialer Gefangenenlager.

10

Die Menschenrechte sind fundamentale und unabdingbare Legitimitätsstandards einer gesellschaftlichen und politischen Ordnung, und obwohl solch eine Ordnung ihr primärer Kontext und Adressat ist, gibt es eine Reihe von Gründen für eine die Einzelstaaten übergreifende Ordnung, die danach strebt, diese Rechte zu sichern. Die Hauptpointe der Menschenrechte aber bleibt, dass der normative Grund dieser Rechte, die auf die Etablierung des Grundgerüsts einer gerechtfertigten Sozialordnung abzielen, in dem basalen Anspruch liegt, als Person mit einem Recht auf Rechtfertigung respektiert zu werden. Die Logik der Rechtfertigung verbindet reflexive – prozedurale wie auch substantielle – Argumente für Menschenrechte, und ein jedes solches Recht wird als Anspruch angesehen, der zwischen Personen nicht zurückweisbar ist, die anerkennen, dass sie einander einen rechtlichen und politischen Schutz ihres Rechtes schulden, ein sozial und politisch autonomes Rechtfertigungssubjekt zu sein. Rechte sind sozusagen horizontal zu verstehen, als wechselseitig gerechtfertigte und bindende Ansprüche auf einen bestimmten moralischen, rechtlichen, politischen und gesellschaftlichen Status. Sie drücken Formen gegenseitiger Anerkennung aus, und in ihrer konkreten Form sind sie Ergebnisse von Verfahren diskursiver Konstruktion. Rechte sind keine Güter, die von einer höheren Autorität verliehen würden; sie sind vielmehr Ausdruck des Respekts zwischen Personen, die akzeptieren, dass, welche Formen und Gehalte diese Rechte auch haben, jede Person, auf die sie sich beziehen, das Grund-Recht hat, ein Subjekt der Rechtfertigung zu sein, so dass keine Festlegung dieser Rechte ohne angemessene Rechtfertigung erfolgen kann.

Der Ansatz, den ich vertreten habe, grenzt sich von zwei Alternativen ab. Die erste besteht aus einer teleologischen Sichtweise, die Menschenrechte in Grundinteressen an menschlichem Wohlergehen gründet und daraus Rechte auf den Schutz und die Verwirklichung dieser Interessen ableitet. Die zweite betrachtet Menschenrechte primär in ihrer internationalen rechtlichen Existenz und lässt ihre moralische Rechtfertigung offen. Diese beiden Ansätze vernachlässigen die gesellschaftliche und politische Pointe der Menschenrechte. Denn diese sind nicht bloße Mittel, um bestimmte Güter zu erlangen oder zu genießen, und sie sind auch nicht vorrangig Mittel, um gesellschaftliche Strukturen im internationalen Raum von außen zu bewerten; sie sind vielmehr autonome Errungenschaften derer, die sich und andere als Handelnde ansehen, welche nicht länger Unterworfene von Normen und Institutionen sein wollen, auf die sie keinen Einfluss haben. Ihr wesentlicher Anspruch zielt auf einen Status ab, im dynamischen Sinne verstanden, nämlich nicht als „Rechtfertigungsnichts" zu zählen, sondern als gesellschaftlich und politisch gleichberechtigt. Rechte verleihen ihren Trägern somit soziale und politische Macht im Sinne einer „normativen Macht": die Macht, die Bedingungen des sozio-politischen Lebens mitzubestimmen. Menschen haben einen Anspruch auf diese Macht, und die Menschenrechte drücken das aus.

Literatur

Arendt, H. (1979): *The Origins of Totalitarianism.* San Diego, New York: HBJ.

Bauer, J. R., Bell, D. A. (1999): *The East Asian Challenge for Human Rights.* Cambridge: Cambridge University Press.

Bell, D. A. (2000): *East Meets West: Human Rights and Democracy in East Asia.* Princeton: Princeton University Press.

Beitz, C. (2003): „What Human Rights Mean". In: Daedalus 132, S. 36–46.

Beitz, C. (2004): „Human Rights and the Law of Peoples". In: Chatterjee, D. K. (Hrsg.): *The Ethics of Assistance. Morality and the Distant Needy.* Cambridge: Cambridge University Press.

Beitz, C. (2009): *The Idea of Human Rights.* Oxford: Oxford University Press.

Benhabib, S. (2004): *The Rights of Others.* Cambridge: Cambridge University Press.

Benhabib, S. (2007): *Is There a Human Right to Democracy? Beyond Interventionism and Indifference* (= The Lindley Lecture). Kansas: University of Kansas.

Buchanan, A. (2004): *Justice, Legitimacy, and Self-Determination. Moral Foundations for International Law.* New York: Oxford University Press.

Buchanan, A. (2010): „The Egalitarianism of Human Rights". In: Ethics 120.

Cohen, J. (2004): „Minimalism about Human Rights". In: The Journal of Political Philosophy 12, S. 190–213.

Cohen, J. (2006): „Is there a Human Right to Democracy?". In: Sypnowich, C. (Hrsg.): *The Egalitarian Conscience. Essays in Honour of G. A. Cohen.* Oxford: Oxford University Press, S. 226–248.

Cohen, J. L. (2004): „Whose Sovereignty? Empire Versus International Law". In: Ethics & International Affairs 18, S. 1–24.

Cohen, J. L. (2008): „Rethinking Human Rights, Democracy, and Sovereignty in the Age of Globalization". In: Political Theory 36, S. 578–606.

Dworkin, R. (1990): „Foundations of Liberal Equality". In: Peterson, G. B.: *The Tanner Lectures on Human Values XI.* Salt Lake City: University of Utah Press, S. 1–119.

Forst, R. (1994): *Kontexte der Gerechtigkeit. Politische Philosophie jenseits von Liberalismus und Kommunitarismus.* Frankfurt a. M.: Suhrkamp.

Forst, R. (2003): *Toleranz im Konflikt. Geschichte, Gehalt und Gegenwart eines umstrittenen Begriffs.* Frankfurt a. M.: Suhrkamp.

Forst, R. (2007): *Das Recht auf Rechtfertigung. Elemente einer konstruktivistischen Theorie der Gerechtigkeit.* Frankfurt a. M.: Suhrkamp.

Gauchet, M. (1991): *Die Erklärung der Menschenrechte,* übers. v. W. Kaiser. Hamburg: Rowohlt.

Griffin, J. (2008): *On Human Rights*. Oxford: Oxford University Press.

Griffin, J. (i. E.): „Human Rights and the Autonomy of International Law". In: Besson, S., Tasioulas, J. (Hrsg.): *The Philosophy of International Law*. Oxford: Oxford University Press.

Habermas, J. (1983): „Diskursethik – Notizen zu einem Begründungsprogramm". In: Ders.: *Moralbewußtsein und kommunikatives Handeln*. Frankfurt a. M.: Suhrkamp, S. 53–126.

Habermas, J. (1992): *Faktizität und Geltung – Beiträge zur Diskurstheorie des Rechts und demokratischen Rechtsstaats*. Frankfurt a. M.: Suhrkamp.

Habermas, J. (1998): „Zur Legitimation durch Menschenrechte". In: Ders.: *Die postnationale Konstellation*. Frankfurt a. M.: Suhrkamp, S. 170–192.

Habermas, J. (2004): „Hat die Konstitutionalisierung des Völkerrechts noch eine Chance?". In: Ders.: *Der gespaltene Westen*. Frankfurt a. M.: Suhrkamp, S. 113–193.

Ignatieff, M. (2001): *Human Rights as Politics and Idolatry*. Princeton: Princeton University Press.

Larmore, C. (2008): *The Autonomy of Morality*. Cambridge: Cambridge University Press.

Lefort, C. (1986): „Politics and Human Rights". Thompson, J. B. (Hrsg.): *The Political Forms of Modern Society*, übers. v. A. Sheridan. Cambridge: Polity, S. 239–272.

Lilburne, J. (1965): „Englands Birth-Right Justified". In: Haller, W. (Hrsg.): *Tracts on Liberty in Puritan Revolution*. Bd. 3. New York: Octagon.

Menke, C., Pollmann, A. (2007): *Philosophie der Menschenrechte*. Hamburg: Junius.

Narayan, U. (1997): „Contesting Cultures: ‚Westernization‘, Respect for Cultures, and Third-World Feminists". In: Nicholson, L. (Hrsg.): *The Second Wave: A Reader in Feminist Theory*. New York: Routledge.

Narayan, U. (2000): „Essence of Culture and a Sense of History: A Feminist Critique of Cultural Essentialism". In: Narayan, U., Harding, S.: *Decentering the Center: Philosophy for a Mutlicultural, Postcolonial, and Feminist World*. Bloomington: Indiana University Press, S. 80–100.

Nickel, J. (^{2}2006): *Making Sense of Human Rights*. Oxford: Blackwell.

Paine, T. (2008): *Rights of Man, Common Sense, and Other Political Writings*. Oxford: Oxford University Press.

Pogge, T. (2002): *World Poverty and Human Rights*. Cambridge: Polity.

Pufendorf, S. von (1994 [1673]): Über die Pflicht des Menschen und des Bürgers nach dem Gesetz der Natur. Frankfurt a. M.: Insel-Verlag.

Rawls, J. (1999): „The Domain of the Political and Overlapping Consensus". In: Ders.: *Collected Papers*, hrsg. v. S. Freeman. Cambridge, MA: Harvard University Press.

Rawls, J. (2002): *Das Recht der Völker*, übers. v. W. Hinsch. Berlin: De Gruyter.

Raz, J. (2010): „Human Rights without Foundations". In: Besson, S., Tasioulas, J. (Hrsg.): *The Philosophy of International Law*. Oxford: Oxford University Press.

Saage, R. (1981): *Herrschaft, Toleranz, Widerstand. Studien zur politischen Theorie der niederländischen und der englischen Revolution*. Frankfurt a. M.: Suhrkamp.

Scanlon, T. (1998): *What We Owe to Each Other*. Cambridge, MA: Harvard University Press.

Shue, H. (1988): „Mediating Duties". In: Ethics 98, S. 687–704.

Tasioulas, J. (2007): „The Moral Reality of Human Rights". In: Pogge, T. (Hrsg.): *Freedom from Poverty as a Human Right*. New York: Oxford University Press, S. 75–101.

Tasioulas, J. (2010): „Taking Rights Out of Human Rights". In: Ethics 120.

Taylor, C. (1999): „Conditons of an Unforced Consensus on Human Rights". In: Bauer, J. R., Bell, D. A. (Hrsg.): *The East Asian Challenge for Human Rights*. Cambridge: Cambridge University Press, S. 124–144.

Vincent, R. J. (1986): *Human Rights and International Relations*. Cambridge: Cambridge University Press.

Walzer, M. (1980): „The Moral Standing of States". Philosophy & Public Affairs 9, S. 200–229.

Woodhouse, A. S. P. (Hrsg.) (1953): *Puritanism and Liberty*. Chicago: University of Chicago Press.

Universelle Menschenrechte und moralische Vielfalt

Gerhard Ernst

Einleitung

In der Philosophie der Menschenrechte geht es meines Erachtens in erster Linie darum, drei miteinander zusammenhängende Fragen zu beantworten:

1. Was ist die Natur (das Wesen) von Menschenrechten?
2. (Wie) Können Menschenrechte gerechtfertigt werden?
3. Gelten die Menschenrechte universell?

Abkürzend kann man sagen, dass die Philosophie der Menschenrechte den Begriff, die Rechtfertigung und die Universalität der Menschenrechte zu klären hat. Manche Philosophen betrachten eine vierte Frage, die Frage nach der Objektivität der Menschenrechte, als gleichermaßen zentral. Tatsächlich scheint mir diese Frage jedoch nicht spezifisch für die Philosophie der Menschenrechte zu sein. Der Status *aller* Werte und Normen ist klärungsbedürftig und wird im Rahmen metaethischer Theorien geklärt.[1] Die Frage nach der Objektivität der Menschenrechte verlangt jedoch nicht nach einer spezifischen Antwort.

Gegenstand meiner folgenden Ausführungen ist vor allem die dritte Frage, also die Frage nach der Universalität der Menschenrechte. Die drei zentralen Themen der Philosophie der Menschenrechte hängen jedoch eng miteinander zusammen. Bevor ich darum zu meiner eigentlichen Frage kommen kann, muss ich zunächst einige Bemerkungen zum Begriff der Menschenrechte vorausschicken (1. Abschnitt). Von diesen ausgehend werde ich dann beschreiben, was ich als das Problem der Universalität der Menschenrechte ansehe (2. Abschnitt). Der moralische Relativist verspricht uns eine Lösung dieses Problems.

---

[1]   Meine eigene metaethische Position entwickle ich in Ernst 2008a.

Seine Position im Allgemeinen werde ich zuerst klären (3. Abschnitt), auf das Problem der Universalität anwenden (4. Abschnitt) und schließlich – in einer eigenständigen Form – weiterentwickeln und verteidigen (5. Abschnitt).

1 Zum Begriff der Menschenrechte

Möchte man den Begriff der Menschenrechte klären, so muss man sich zunächst darüber verständigen, welche Dimension des Menschenrechtsdiskurses man im Blick hat. Der Begriff der Menschenrechte ist nämlich nicht nur ein zentraler Begriff der normativen Ethik im Allgemeinen und der politischen Philosophie im Besonderen. Die Rede von Menschenrechten ist vielmehr spätestens seit der *Allgemeinen Erklärung der Menschenrechte* der Vereinten Nationen von 1948 ein wesentlicher Bestandteil der internationalen politischen und rechtlichen Auseinandersetzung geworden. Gesellschaftliche Institutionen und rechtliche Regelungen in allen Nationen werden daraufhin geprüft, ob sie den Anforderungen der Menschenrechte, wie sie in der *Allgemeinen Erklärung* festgehalten sind, genügen. Ist das nicht der Fall, so ist das nach (nahezu) einhelliger Meinung Grund für Kritik, gegebenenfalls für politische oder im Extremfall sogar für militärische Sanktionen. Die grundlegenden Forderungen der *Allgemeinen Erklärung* finden dementsprechend Widerhall in vielen Dokumenten des internationalen Rechts, ebenso wie in nationalen Verfassungen. Sie wirken, direkt und indirekt, strukturierend für die Gestaltung politischer Institutionen.

In Anbetracht dieser Lage empfiehlt es sich, wenigstens zwei Verwendungsweisen des Ausdrucks „Menschenrechte" zu unterscheiden. Im ersten Sinn sind Menschenrechte *moralische Rechte*, also moralische Ansprüche, die jeder Mensch besitzt. Im zweiten Sinn handelt es sich um *juridische Rechte*, also um positiv-rechtliche Ansprüche, die man nur dann besitzt, wenn man in einem Rechtssystem lebt, das entsprechende rechtliche Sicherungsmechanismen bereitstellt. Es ist plausibel anzunehmen, dass wir ein *moralisches* Recht auf bestimmte *juridische* Rechte haben.[2] Juridische Rechte hat man, wenn in dem Staat, dem man angehört, diese Rechte gewährt werden, und man hat sie nicht, wenn man keinem Staat angehört, der diese Rechte gewährt. Juridische Rechte kann ein Staat gewähren oder auch nicht. Moralische Rechte sind demgegenüber nicht davon abhängig, ob ein Staat diese Rechte gewährt oder nicht. Vielmehr können moralische Rechte gerade als Grundlage der Kritik dienen, wenn es ein Staat versäumt, bestimmte juridische Rechte zu gewähren. Mir geht es im Folgenden nicht um die juridische Dimension der Menschenrechte, sondern um die moralische. Deshalb werde ich nicht weiter auf die Frage eingehen, was

---

[2]   Vgl. dazu Hannah Arendts Ausführungen zum „Recht auf Rechte": Arendt 1986, S. 465.

genau ein Staat tun muss, damit man sagen kann, er gewähre im juridischen Sinn die Menschenrechte.[3]

Was Menschenrechte im moralischen Sinn ihrer Natur nach sind, ist unter Philosophen umstritten (vgl. dazu etwa Griffin 2008 und Beitz 2009). Mir geht es im vorliegenden Rahmen nicht darum, an diesem Streit teilzunehmen. Ich möchte lediglich einige Bemerkungen dazu machen, auf welche Weise man diese Auseinandersetzung führen sollte und welcher Art daher das Ergebnis sein muss.

Nicht ausreichend scheint mir zur Klärung des Begriffs der Menschenrechte eine begriffliche Analyse zu sein. Die Offenlegung dessen, was der kompetente Sprecher mit dem Wort „Menschenrechte" meint (wenn er es im moralischen Kontext verwendet), lässt einerseits zu viele Fragen offen, um die es denjenigen geht, die den Begriff der Menschenrechte näher bestimmen wollen. Handelt es sich beispielsweise bei den sozialen und kulturellen Menschenrechten um Menschenrechte im eigentlichen Sinn? Diese Frage ist umstritten, ohne dass man einer der Streitparteien sprachliche Inkompetenz vorwerfen könnte. Der gewöhnliche Sprachgebrauch enthält hier einfach keine präzisen Regeln. Andererseits beantwortet der gewöhnliche Sprachgebrauch vielleicht auch zu viele Fragen. Viele würden sicherlich nicht von Menschenrechten sprechen, wenn es sich nicht um moralische Rechte handelt, die wir allein aufgrund unseres Menschseins, sondern beispielsweise abhängig von irgendwelchen Leistungen, die wir erbringen (oder eben nicht erbringen), haben. Viele würden auch nur im Kontext der politischen Ethik, nicht aber in der Individualethik von Menschenrechten sprechen. Wenn der Ehemann die Ehefrau schlägt, um sie zu unterdrücken, verletzt er ein moralisches Recht der Frau. Aber man würde vielleicht nicht davon sprechen, dass er ein Menschenrecht verletzt. Dazu fehlt es seiner Handlung an einer politischen Dimension.[4] Für die Bestimmung des Begriffs der Menschenrechte erscheinen mir diese Verweise auf den gewöhnlichen Sprachgebrauch jedoch nicht entscheidend zu sein.[5] Denn bei der philosophischen Debatte um den Begriff der Menschenrechte geht es weniger um die *Analyse* eines Begriffs als um die *Bildung* eines solchen. Es geht nicht darum, wie wir den Ausdruck „Menschenrechte" tatsächlich verwenden – jedenfalls nicht allein darum –, sondern darum, wie wir ihn verwenden sollten. Wir müssen dementsprechend nicht in erster Linie die korrekte Verwendung des Ausdrucks

---

[3] Dass es irgendwelche Gesetzestexte gibt, die entsprechende Regelungen vorsehen, genügt beispielsweise sicherlich nicht, wenn die Einhaltung dieser Regelungen nicht ebenfalls in gewissem Maß gesichert ist. Vgl. dazu Pogge 1995, 3. Abschnitt.

[4] Pogge spricht davon, dass Menschenrechtsverletzungen den Charakter des „Offiziellen" haben müssen. Vgl. Pogge 1995, passim.

[5] Insofern lassen sich etwa Konzeptionen, denen zufolge die politische Dimension für den Begriff der Menschenrechte nicht grundlegend ist (vgl. etwa Griffin 2008), nicht mit dem Verweis auf den gewöhnlichen Sprachgebrauch widerlegen.

beschreiben, sondern festlegen. Wie kann man aber zu Kriterien der richtigen Verwendung gelangen?

Die angemessene Methode erscheint mir hier, wie bei der Theoriebildung ganz generell, die von Rawls beschriebene Methode des Überlegungsgleichgewichts zu sein (Rawls 1973, S. 20). Betrachten wir dazu kurz ein (bei Philosophen) beliebtes Beispiel aus der Biologie als Vergleichsobjekt: Wie ist man zu der Einsicht gekommen, dass Wale keine Fische sind? Nicht durch Analyse des Sprachgebrauchs, denn dieser hätte ja zunächst erzwungen, Wale als Fische zu klassifizieren („Walfisch"); aber auch nicht durch rein empirische Untersuchungen, denn welches empirische Ergebnis hätte zeigen können, dass Wale keine Fische sind, bevor man eine entsprechende Definition des Ausdrucks „Fisch" hatte? Was dazu führte, Wale nicht als Fische zu klassifizieren, war vielmehr ein Wechselspiel aus empirischer Beobachtung und Begriffsbestimmung. Man beschreibt das Tierreich und stellt fest, dass bestimmte Ordnungsmuster übersichtlicher als andere sind. Man entwickelt biologische Theorien und stellt fest, dass diese bestimmte begriffliche Festlegungen verlangen. Die einzelne Beobachtung erzwingt niemals eine bestimmte Festlegung. Aber der Abgleich zwischen allgemeiner Theorie und dem, was wir in verschiedenen Einzelfällen als naheliegende Klassifikation betrachten, führt letztlich zu begrifflichen Festlegungen, die wir als nützlich betrachten. Die Definition des Wortes „Fisch", der zufolge Wale nicht als Fische zu klassifizieren sind, ist das Ergebnis einer solchen begrifflichen Festlegung. Carnap spricht hier von einer Begriffsexplikation, die nicht mit einer Begriffsanalyse verwechselt werden darf (Carnap 1959, S. 15).

In der Ethik sollte man nicht anders vorgehen. Es geht hier natürlich nicht um die Beschreibung und Erklärung der empirischen Welt. Sehr wohl geht es aber darum, eine übersichtliche Ordnung in einem bestimmten Bereich zu erzeugen, und zwar hier im Bereich der Handlungsgründe. Wenn wir darüber nachdenken, was wir für gut und für schlecht halten, wo wir Gründe für Handlungen sehen und wo nicht, dann müssen wir mit Begriffen operieren, die mehr oder minder gut geeignet sein können, um unseren Einzelfallintuitionen und unseren eher abstrakten Vorstellungen über das richtige Handeln gerecht zu werden. Wir sollten in der normativen Ethik Begriffe so bestimmen, dass sie möglichst hilfreich sind, wenn es darum geht, unsere praktischen Gründe übersichtlich zu ordnen und ihre Zusammenhänge somit verständlich zu machen. Dementsprechend geht es bei der Bestimmung des Begriffs der Menschenrechte auch in erster Linie darum, eine Festlegung zu finden, welche dazu beiträgt, unsere praktischen Überlegungen zu klären (und damit zu unterstützen). Der Begriff der Menschenrechte ist hier kein Sonderfall. Die Fragen, was Gerechtigkeit ist, worin politische Freiheit besteht etc., sind meines Erachtens in genau derselben Weise zu beantworten.

Zu welcher Analyse des Begriffs der Menschenrechte kommt man auf diesem Weg? Das ist, wie gesagt, eine der zentralen Fragen der Philosophie der Menschenrechte, allerdings nicht die Frage, um die es mir im vorliegenden Zusammenhang geht. Für meine weiteren Überlegungen ist hier lediglich ein Punkt entscheidend: Wie auch immer man den Begriff der Menschenrechte im Detail bestimmt, man muss sich jedenfalls davor hüten, eine zu weite Bestimmung zu wählen. Es gibt eine natürliche Tendenz dazu, immer mehr, tendenziell sogar alle moralischen Rechte, die ein Mensch hat, als seine Menschenrechte zu klassifizieren. Der Grund dafür liegt auf der Hand: Wenn man von einem moralischen Anspruch sagen kann, dass er ein Menschenrecht ist, hat man automatisch die besondere Wichtigkeit dieses Anspruchs betont. Im politischen Kontext möchte man daher oft möglichst viele moralische Ansprüche in den Begriff der Menschenrechte packen, um so zu garantieren, dass möglichst viele moralische Ansprüche den Schutz genießen, den die Menschenrechte für sich in Anspruch nehmen können. Niemand in der internationalen Gemeinschaft kann es sich leisten, offen gut zu heißen, dass in seinem Land (oder irgendwo sonst) die Menschenrechte nicht geachtet werden. Je mehr moralische Ansprüche unter den Begriff der Menschenrechte fallen, desto mehr moralische Ansprüche müssen daher – zumindest verbal – anerkannt werden.

Diese Tendenz, alles moralisch Wichtige als Menschenrecht zu fassen, hat jedoch zwei gravierende Nachteile: Zum einen kann sie dazu führen, dass die Menschenrechte als Maßstab der internationalen Kritik an Überzeugungskraft verlieren. Je mehr kontroverse moralische Forderungen als Menschenrechte angesehen werden, desto kontroverser wird die Idee der Menschenrechte selbst. Das ist ein eher pragmatischer, also hier politischer Nachteil einer Ausweitung des Begriffs der Menschenrechte. Aus philosophischer Sicht sprechen dagegen theoretische Gründe gegen eine zu starke Ausdehnung des Begriffs. Wird nämlich (nahezu) jeder echte moralische Anspruch, den jemand hat, als sein Menschenrecht angesehen, verliert der Begriff gerade die ordnende Kraft um derentwillen wir ihn verwenden wollen. Es hat nur dann einen Sinn, im Kontext der normativen Ethik von Menschenrechten zu sprechen, wenn diese als *spezifische* moralische Ansprüche verstanden werden. Was dann die beste Spezifizierung ist, kann für meine Zwecke offenbleiben. Entscheidend ist aber, dass genügend wichtige moralische Ansprüche übrig bleiben, die man *nicht* als Menschenrechte ansieht. Wie Jack Donnelly zu Recht sagt: „Nothing is gained by confusing human rights with justice, fairness, limited government, or any other values or practices" (Donnelly 2003, S. 87). Vom Standpunkt der ethischen Theoriebildung aus betrachtet, ist das sogar noch untertrieben: Es ist nicht nur nichts gewonnen, sondern alles verloren, wenn der Begriff der Menschenrechte nicht mehr zur Erfassung spezifischer moralischer Ansprüche dienen kann. Für meine weiteren Überlegungen ist diese Beobachtung deshalb von Bedeutung, weil so von Anfang an klar ist, dass es neben den Menschenrechten noch andere *moralische* Ansprüche gibt.

2 Das Problem der Universalität der Menschenrechte

Dem heute vorherrschenden Verständnis zufolge handelt es sich bei Menschenrechten um moralische Ansprüche, die man *qua Mensch*, also allein aufgrund der Zugehörigkeit zur Gattung besitzt. Daraus resultiert unmittelbar, dass jeder Mensch diese Rechte hat, dass diese Rechte also universell gelten. Man würde zudem denken, dass die Rechte *in gleicher Weise* für alle Menschen gelten. Wie sollte es moralisch gerechtfertigt werden, dass der eine mehr, der andere weniger Recht auf körperliche Unversehrtheit, Meinungsfreiheit, politische Partizipation etc. hat?

Andererseits stellen wir fest, dass tatsächlich verschiedene kulturelle Gemeinschaften den Menschenrechten, verstanden als moralische Ansprüche, einen unterschiedlichen Stellenwert einräumen beziehungsweise Unterschiedliches oder auch überhaupt nichts mit dem Begriff verbinden (und folglich die Menschenrechte, verstanden als juridische Ansprüche, in den zuzuordnenden politischen Gemeinschaften unterschiedlichen Stellenwert und unterschiedliche Form haben).[6] Nicht nur Philosophen streiten über die angemessene Bestimmung des Begriffs. Ganze Kulturen sind sich offensichtlich uneinig darüber, was man unter Menschenrechten genau zu verstehen hat. Ist das nur ein Streit um Worte? Keineswegs. Was hier zur Debatte steht, ist vielmehr, wie grundlegende Werte und Normen gegeneinander gewichtet werden sollen beziehungsweise im Extremfall sogar, was grundlegende Werte und Normen sind und was nicht.

Betrachten wir dazu ein Beispiel: Sicherheit in einer Gemeinschaft ist ein kostbares Gut. Das wird kaum jemand bestreiten. Ebenso ist man sich vielfach einig darüber, dass die individuelle Freiheit der Gemeinschaftsmitglieder ein kostbares Gut ist. Uneinigkeit herrscht jedoch darüber, wie diese beiden Güter gegeneinander zu gewichten sind, wenn sie, was leicht passieren kann, miteinander in Konflikt geraten. Die einen sind bereit, individuelle Freiheit zu opfern, um Sicherheit zu erzeugen, die anderen sind bereit, auf Sicherheitsmaßnahmen zu verzichten, um die individuelle Freiheit nicht einschränken zu müssen. Derartige Meinungsverschiedenheiten sind schon innerhalb aller kulturellen Gemeinschaften häufig. Sobald man verschiedene solche Gemeinschaften miteinander vergleicht, findet man größere und tiefer gehende Wertungsunterschiede.

---

[6] Ich übergehe hier zunächst die vielfältigen Schwierigkeiten dieser These. Vgl. jedoch unten zum deskriptiven Relativismus.

Solche Wertungsunterschiede betreffen auch den Stellenwert der Menschenrechte. Sobald man sich darauf verständigt, nicht einfach alle moralischen Ansprüche als Menschenrechte zu fassen, ergibt sich unmittelbar die Frage, wie sich die Menschenrechte zu anderen moralische Ansprüchen verhalten. Wenn beispielsweise die Achtung der Menschenrechte mit dem Anspruch auf Sicherheit konfligiert: Was geht dann vor? Darf man Unschuldige einsperren, wenn das die Chancen erhöht, Terroristen an der Ausübung eines Attentats zu hindern? Wie sieht es aus, wenn der Konflikt zwischen Menschenrechten und Gerechtigkeit besteht? Darf man die ungerechte Ordnung einer Gemeinschaft in Kauf nehmen, wenn nur so elementare Menschenrechte gesichert werden können?[7] Solche und ähnliche Fragen werden von verschiedenen politischen Gemeinschaften unterschiedlich beantwortet. Es gibt hier eine kulturelle Relativität, die noch beunruhigender wird, wenn man bedenkt, dass manchmal nicht nur die besondere Wichtigkeit der Menschenrechte, sondern ihr moralischer Anspruch überhaupt in Frage gestellt wird, beziehungsweise dass die Menschenrechte von manchen Kulturen im Konflikt mit Werten und Normen gesehen werden, die von anderen gar nicht (mehr) als solche akzeptiert würden (vgl. Donnelly 2003, 5. Kapitel).[8]

Die für die Philosophie der Menschenrechte entscheidende Frage ist nun: Wie ist diese kulturelle Relativität zu deuten? Viele Philosophen sehen hier nur zwei Möglichkeiten. Die eine Möglichkeit besteht darin, die beschriebene Relativität zum Anlass dafür zu nehmen, einen moralischen Relativismus zu vertreten. Objektive moralische Ansprüche an uns, wie die der Menschenrechte, gibt es dieser Vorstellung zufolge überhaupt nicht. Jede Kultur hat ihre eigenen Vorstellungen davon, was zu tun richtig und falsch ist, aber einen externen Standpunkt von dem aus man diese Vorstellungen kritisieren könnte, gibt es nicht. Dass diese Position gelegentlich sogar mit dem Anspruch vertreten wird, in besonderer Weise tolerant zu sein, ist leicht verständlich: Wenn es keinen objektiven Standpunkt gibt, von dem aus man die moralischen Vorstellungen anderer kritisieren könnte, sollte man dann nicht diese moralischen Vorstellungen tolerieren?[9]

Viele Philosophen halten einen solchen moralischen Relativismus jedoch auch für unplausibel. Sie wählen eine zweite Möglichkeit, auf die kulturelle

---

[7] Man beachte, dass es sowohl Konflikte zwischen Menschenrechten und anderen wichtigen moralischen Ansprüchen als auch Konflikte zwischen verschiedenen Menschenrechten gibt Vgl. dazu Griffin 2008, 3. Kapitel. Wie man einen entsprechenden Konflikt beschreibt, hängt natürlich davon ab, wie man zuvor den Begriff der Menschenrechte bestimmt hat.

[8] Vor allem, wenn man verschiedene historische Epochen betrachtet, stellt man natürlich fest, dass die Idee der Menschenrechte nicht zu allen Zeiten die gleiche (und lange Zeit überhaupt keine) Rolle im moralischen Diskurs gespielt hat.

[9] Die soeben gegebene Charakterisierung des moralischen Relativismus soll einfangen, was viele mit dieser Position verbinden. Wie noch deutlich werden wird, glaube ich jedoch gerade nicht, dass man die Position in dieser undifferenzierten Weise charakterisieren sollte. – Zum Verhältnis von Relativismus und Toleranz vgl. Ernst 2008b.

Vielfalt moralischer Vorstellungen zu reagieren. Dass nämlich verschiedene Personen, Gruppen, Gesellschaften, Kulturen, Zeiten etc. verschiedene moralische Vorstellungen haben, heißt ja noch lange nicht, dass alle mit ihren Vorstellungen recht haben. Es ist, so die dem moralischen Relativismus entgegengesetzte These, vielmehr so, dass es auf moralische Fragen überhaupt und speziell auf die Frage nach dem moralischen Gewicht der Menschenrechte eine und nur eine richtige Antwort gibt. Wer von dieser richtigen Antwort abweichende Vorstellungen hat, hat schlicht falsche Vorstellungen, die es zu ändern gilt. Dass manche Menschen glauben, Donner wäre eine Unmutsbezeugung der Götter, zeigt ja auch nicht, dass Donner aus irgendeiner Perspektive betrachtet eine Unmutsbezeugung der Götter ist, sondern dass manche Menschen sich über die Natur des Donners täuschen. Sie sollten ihre Meinung dementsprechend ändern. Ganz genauso sollten diejenigen ihre Meinung ändern, die falsche Vorstellungen über die moralische Bedeutung der Menschenrechte haben.

Beide Arten auf die tatsächlich beobachtbare Relativität moralischer Vorstellungen im Allgemeinen und Vorstellungen über den Stellenwert der Menschenrechte im Besonderen zu reagieren, sind meiner Ansicht nach unattraktiv. Der beschriebene moralische Relativismus wird der Objektivität und Universalität moralischer Forderungen, etwa der Ansprüche, welche die Menschenrechte an uns stellen, nicht gerecht. Ein „anything goes" scheint in Bezug auf die Menschenrechte nicht akzeptabel zu sein. Die Gegenthese, die sehr vielen Menschen einen moralischen Irrtum unterstellt, wird andererseits der bestehenden Vielfalt moralischer Vorstellungen nicht gerecht. Einer – im Zweifelsfall wir selbst – hat recht, alle anderen unrecht: Das erinnert doch unangenehm an „the white man's burden". Zum Glück basiert die Vorstellung, dass es nur diese beiden möglichen Reaktionen auf die Vielfalt von Haltungen zu den Menschenrechten gibt, wie ich glaube, auf einer begrifflichen Konfusion. Diese Konfusion betrifft die Position des moralischen Relativisten, die man wesentlich differenzierter beschreiben muss, wenn man zu einer angemessenen Deutung moralischer Vielfalt kommen möchte.

3   Moralischer Relativismus

Die Position des moralischen Relativisten ist weitaus komplexer, als es die Debatte um die Universalität der Menschenrechte vermuten lässt.[10] Hier wird der Relativist häufig als Strohmann aufgebaut, der mit ein paar Bemerkungen widerlegt werden kann, weil er, wie es scheint, moralische Thesen vertritt, die

---

[10] In diesem Kontext begnügen sich häufig nicht nur die Gegner eines kulturellen Relativismus mit einer vagen Charakterisierung der Position, sondern sogar ihre Befürworter. Vgl. etwa Rorty 1993. Es gibt allerdings rühmliche Ausnahmen. Tesón beispielsweise gibt eine differenzierte Beschreibung des kulturellen Relativismus. Vgl. Tesón 1985.

absolut inakzeptabel sind. Wer will denn im Ernst auf die Behauptung festgelegt sein, dass es nicht legitim ist, die Praktiken anderer Kulturen zu kritisieren? Frauenbeschneidung und Witwenverbrennung können kaum als Teil der Folklore bestimmter Gesellschaften gutgeheißen werden! – Aber solche Thesen lassen sich eben allenfalls mit einer Karikatur des moralischen Relativismus in Verbindung bringen. Tatsächlich muss man mindestens drei grundlegend verschiedene relativistische Positionen unterscheiden, von denen, wie ich glaube, letztlich keine auf derartig absurde Behauptungen festgelegt ist. Ich möchte diese drei Positionen kurz beschreiben:

Die erste und einfachste relativistische Position in der Moral ist die des *deskriptiven moralischen Relativisten*. Dieser stellt lediglich die empirische Behauptung auf, dass verschiedene Personen, Gruppen, Gesellschaften, Kulturen, Epochen etc. grundlegend verschiedene moralische Vorstellungen haben. Diese empirische Behauptung ist aus verschiedenen Gründen nicht einfach zu begründen. Wie genau ist beispielsweise eine Kultur zu individuieren? Und wie findet man die moralischen Vorstellungen einer Kultur heraus? Wen muss man da fragen: die Mächtigen oder den Mann auf der Straße? Und was muss man genau fragen? Und muss man überhaupt Fragen stellen oder eher beobachten, was die Menschen tatsächlich tun? Mit diesen und ähnlichen Problemen setzen sich Ethnologen, Kulturanthropologen, Historiker und Psychologen, die sich für die empirische Wertforschung interessieren, auseinander. In welchem Umfang der deskriptive Relativismus letztlich eine haltbare Position ist, ist umstritten. Philosophen gehen hier häufig zu schnell von einer weitreichenden Vielfalt moralischer Vorstellungen aus, die sich empirisch vielleicht überhaupt nicht nachweisen lässt. Dass verschiedene Personen sehr verschieden handeln, kann häufig auf die Handlungsumstände (anstatt auf grundlegende Wertungsunterschiede) zurückgeführt werden. Gleiche moralische Normen führen in unterschiedlichen Situationen eben zu unterschiedlichen Handlungsanweisungen.[11]

Die zweite Form des moralischen Relativismus ist die in der Philosophie bedeutsamste Form. Häufig wird der moralische Relativismus überhaupt einfach mit dieser Position identifiziert. Es handelt sich hier um den *metaethischen moralischen Relativismus*. Der metaethische Relativist vertritt die These, dass es in gewissem Sinn keine objektiven moralischen Wahrheiten gibt. Die Behauptung, es sei objektiv betrachtet richtig, die Menschenrechte zu achten, ist nach Ansicht vieler moralischer Relativisten ebenso unsinnig wie die Aussage, dass sich die Münchner Oper objektiv betrachtet auf der linken Seite der Maximilianstraße befindet.[12] Die Oper befindet sich objektiv betrachtet weder rechts noch links. Vom Landtag aus gesehen befindet sie sich auf der rechten Straßenseite,

---

[11] Zum deskriptiven Relativismus vgl. beispielsweise den ersten Teil von Ernst 2009a.
[12] Ich betrachte hier nur die einfachste Variante des metaethischen moralischen Relativismus. Vgl. dazu auch Streiffer 2003. Eine komplexere Form stellt beispielsweise der auf die Ethik angewandte Wahrheitsrelativismus dar. Vgl. dazu Kölbel 2004.

von der anderen Seite aus betrachtet befindet sie sich links. Ebenso kann man diesem Relativisten zufolge sagen, dass die Menschenrechte aus der Perspektive bestimmter Kulturen von zentraler moralischer Bedeutung sind, aus der Perspektive anderer Kulturen dagegen nicht. Aber eine objektive Perspektive gibt es hier ebenso wenig wie im Fall der Seitenangaben.

Die These des metaethischen Relativisten ist aus metaethischen, nicht aus moralischen Gründen problematisch. Der soeben beschriebene metaethische Relativist ist beispielsweise darauf festgelegt, moralische Behauptungen letztlich als rein deskriptive Behauptungen zu deuten: Wenn jemand sagt, es sei stets vorrangig die Menschenrechte zu achten, dann sagt er – sofern man nicht unterstellen möchte, dass er etwas Sinnloses sagt, nämlich dass es objektiv betrachtet stets vorrangig sei, die Menschenrechte zu achten – etwas rein empirisch Überprüfbares, nämlich dass die Menschenrechte aus dieser oder jener Perspektive betrachtet stets vorrangig zu achten seien. Moralische Aussagen sind aber nicht rein empirisch überprüfbar, da die durch sie beschriebenen moralischen Sachverhalte normative Kraft zu haben scheinen und damit nicht wie rein empirische Sachverhalte deutbar sind. Es gibt weitere Schwierigkeiten des metaethischen Relativismus, auf die ich hier nicht eingehen kann.[13] Wichtig ist jedoch die Feststellung, dass diese Schwierigkeiten nicht darauf beruhen, dass der metaethische Relativist auf irgendwelche absurden *normativen* Thesen festgelegt wäre.[14]

Schließlich gibt es eine dritte Form des moralischen Relativismus, den man als *normativen moralischen Relativismus* bezeichnen kann. Diese Position ist notorisch schwer zu charakterisieren. In der einfachsten (und völlig unplausiblen) Variante vertritt ein normativer kultureller[15] Relativist die These, dass es stets richtig ist, das zu tun, was die eigene Kultur von einem verlangt, was auch immer es sei. Der Zusatz „was auch immer es sei" ist wichtig, denn die These, dass man stets das tun sollte, was die eigene Kultur von einem verlangt, wenn das, was sie verlangt, moralisch richtig ist, würden wir kaum als relativistische These bezeichnen. Auch die Behauptung, dass man tun sollte, was die eigene Kultur verlangt, selbst wenn es moralisch falsch ist, scheint keine relativistische These zu sein. Davon abgesehen, dass es direkt widersprüchlich wäre, zu behaupten, es sei richtig, das Falsche zu tun, würde man hier ja voraussetzen, dass die Vorstellungen der Kultur noch einmal selbst moralisch bewertbar wären. Gerade das scheint der normative Relativist jedoch leugnen zu wollen. „Tu', was Deine Kultur von Dir verlangt, weil sie es verlangt, nicht weil es schon vorher moralisch richtig ist!" – Das scheint das Credo des normativen Relativisten zu sein.

---

[13] Vgl. jedoch Ernst 2008a, S. 103–115, sowie Ernst 2006.

[14] Die Position des metaethischen Relativisten ist vielmehr (weitgehend) unabhängig von normativen Thesen. Dafür argumentiere ich ausführlich in Ernst 2009b.

[15] Ich beschränke mich hier auf den Fall, in dem auf die entsprechende Kultur hin relativiert wird. Mutatis mutandis könnte man Relativierungen auf Personen, Gruppen, historische Epochen etc. betrachten.

Wollte man einen derartigen normativen Relativismus vertreten – ich wüsste allerdings nicht, wer das jemals gewollt hätte –, so wäre man tatsächlich auf höchst problematische normative Thesen verpflichtet. Man müsste beispielsweise behaupten, dass es gut und richtig ist, Witwen zu verbrennen, falls es eben so ist, dass dies den eigenen kulturell akzeptierten Normen entspricht. Wäre die beschriebene Form des normativen Relativismus die einzig mögliche, so könnte man sie folglich getrost als widerlegt betrachten.[16] Ich werde allerdings dafür argumentieren, dass es eine andere Form des normativen Relativismus gibt, die wesentlich plausibler ist. Bevor ich das tue, möchte ich jedoch kurz erläutern, in welcher Weise der moralische Relativismus die Frage nach der Universalität der Menschenrechte überhaupt zu beantworten versucht.

4 Relativismus und moralische Vielfalt

Ausgangspunkt für das Problem der Universalität der Menschenrechte ist die These des deskriptiven Relativisten. Wenn es gar keine verschiedenen moralischen Vorstellungen in Bezug auf die Menschenrechte gäbe, bräuchte man sich um ihre universelle Geltung keine speziellen Sorgen zu machen. Gehen wir also einmal davon aus, dass es im Hinblick auf verschiedene Kulturen eine entsprechende Vielfalt der moralischen Vorstellungen tatsächlich gibt. Es ist nun wichtig, sich klarzumachen, dass der metaethische Relativist diese Vielfalt auf eine Art deutet, der normative Relativist auf eine völlig andere.

Der metaethische (kulturelle) Relativist geht davon aus, dass es tatsächlich gar keine echte Meinungsverschiedenheit über die Bedeutung der Menschenrechte gibt. Seiner Ansicht nach ist es vielmehr so, dass die Mitglieder verschiedener Kulturen aneinander vorbeireden, wenn sie meinen, sich über moralische Fragen zu streiten. Wenn etwa ein Vertreter der Kultur A sagt „Die Achtung der Menschenrechte ist unter allen Umständen wichtiger als die Achtung grundlegender religiöser Gebote (falls Letztere überhaupt moralische Relevanz haben)" und der Vertreter einer anderen Kultur B sagt „Die Achtung der Menschenrechte ist nicht unter allen Umständen wichtiger als die Achtung grundlegender religiöser Gebote (die große moralische Relevanz haben)"[17], dann sieht es nur so aus, als würden sich beide widersprechen. In Wahrheit machen alle beide eine

---

[16] Auch hier gilt allerdings: Man kann nicht eine Form des moralischen Relativismus mit den Argumenten widerlegen, die gegen eine andere Form des moralischen Relativismus sprechen. Die Schwächen des metaethischen Relativismus sind dem normativen Relativismus also nicht anzulasten!

[17] Die üblichere Form, den Vorrang der Menschenrechte zu leugnen, wäre allerdings eher, zu einem anderen Begriff der Menschenrechte Zuflucht zu nehmen. Der Vertreter der Kultur B würde etwa sagen: „Nur die Menschenrechte, verstanden wie Vertreter der Kultur A sie verstehen, sind nicht immer wichtiger als die Achtung grundlegender religiöser Gebote. Die Menschenrechte, verstanden im eigentlichen Sinn, geraten gar nicht in Konflikt mit diesen Geboten." Ich werde im Folgenden von dieser Komplikation absehen.

(wahre oder falsche) Aussage darüber, was am Maßstab der jeweiligen Kultur gemessen wichtiger ist: die Achtung der Menschenrechte oder die Achtung bestimmter religiöser Gebote. Beide können recht haben, wenn sie korrekt berichten, welche Urteile in ihrer jeweiligen Kultur akzeptiert werden. Man ist somit nicht mehr gezwungen, aus der Verschiedenheit moralischer Vorstellungen auf weit verbreiteten Irrtum in moralischen Fragen zu schließen. Die verschiedenen Vorstellungen sind ohne weiteres miteinander kompatibel. Wir haben es eben überhaupt nicht mit echten Meinungsverschiedenheiten zu tun.

Die Antwort des metaethischen Relativisten auf das Problem der Universalität der Menschenrechte ist, wie ich glaube, aus mehreren Gründen unbefriedigend: Nicht nur wird, wie gesagt, den moralischen Urteilen ihre normative Dimension abgesprochen (insofern sie wie rein empirische Urteile gedeutet werden); vielmehr wird ihnen letztlich die Wahrheitsfähigkeit in genau dem Sinn abgesprochen, den wir bei moralischen Auseinandersetzungen mit ihnen verbinden. Wenn wir nämlich sagen, dass alle die Menschenrechte gleichermaßen zu achten haben, dann meinen wir damit offensichtlich nicht nur, dass, *gemessen am Maßstab unserer Kultur*, alle die Menschenrechte gleichermaßen zu achten haben. Es geht vielmehr darum, was objektiv betrachtet zu tun ist. Man kann auch sagen: Wir wollen nicht nur deutlich machen, was gegebenenfalls dem Maßstab unserer Kultur entspricht. Vielmehr wollen wir eine Behauptung darüber aufstellen, was, gemessen am *richtigen* Maßstab, getan werden soll. Gerade das ist aber nach Ansicht des metaethischen Relativisten nicht möglich (genauso wenig, wie es möglich ist, eine Behauptung darüber aufzustellen, ob sich die Münchner Oper aus der *richtigen* Perspektive betrachtet auf der linken Seite der Maximilianstraße befindet). Indem der metaethische Relativist allen recht geben will, gibt er somit letztlich niemandem in dem Sinn recht, in dem jeder glaubt, recht zu haben.

Der normative Relativist argumentiert in ganz anderer Weise. Seiner Ansicht nach können nicht alle recht mit ihren moralischen Vorstellungen haben, wohl aber alle unrecht. Wenn der Vertreter der Kultur A sagt „Menschenrechte sind immer wichtiger als religiöse Gebote" und der Vertreter einer anderen Kultur B sagt „Menschenrechte sind nicht immer wichtiger als religiöse Gebote", dann täuschen sich vielleicht beide, denn beide erheben einen universellen Anspruch, wo möglicherweise nur ein partikulärer Anspruch gerechtfertigt wäre. Dem oben beschriebenen einfachen normativen Relativismus zufolge ist es beispielsweise richtig, den Menschenrechten mehr Gewicht zu geben als religiösen Geboten, wenn *die eigene* Kultur das verlangt. Wenn die Kultur A eine entsprechende Forderung erhebt, dann sollten *ihre Mitglieder* entsprechend handeln. Für die Mitglieder der Kultur B ergeben sich jedoch nur dann die gleichen Verpflichtungen, wenn auch sie eine entsprechende Forderung erhebt, sonst nicht. Die Meinungsverschiedenheit beruht also möglicherweise darauf, dass beide Parteien einen Fehler machen, der allerdings leicht nachvollziehbar wäre: Alle glauben, dass das, was für sie selbst moralisch verbindlich ist, auch für alle anderen Menschen moralisch verbindlich ist. Genau das bestreitet der normative Relativist. Er ist damit nicht mehr auf die unattraktive Position festgelegt, dass die Mitglieder einer Kultur für sich moralische Überlegenheit beanspruchen können. Es gibt tatsächlich echte moralische Meinungsverschiedenheit. Aber diese sollte dadurch beseitigt werden, dass *alle* ihre moralischen Ansichten ändern (indem sie das eingeschränkte Anwendungsgebiet der von ihnen verteidigten moralischen Forderungen berücksichtigen).

Auch diese Lösung des Problems der Universalität der Menschenrechte erscheint jedoch unbefriedigend zu sein. Wie könnte man der Ansicht sein, dass die Missachtung von Menschenrechten durch die Mitglieder einer (anderen) Kultur allein dadurch moralisch akzeptabel wird, dass diese Kultur die Missachtung gutheißt? Wenn man jegliche Möglichkeit der Kritik fremder moralischer Vorstellungen leugnet, hat man die Forderung nach Toleranz kultureller Andersartigkeit definitiv zu weitgehend erfüllt.

Weder der metaethische noch der normative Relativismus in der bisher beschriebenen Form erlauben einen angemessenen Umgang mit der Universalität der Menschenrechte in Anbetracht der Vielfalt partikulärer moralischer Vorstellungen. Eine Lösung des Problems ist meines Erachtens jedoch von einem vorsichtiger formulierten normativen Relativismus zu erhoffen.[18] Diesen möchte ich jetzt abschließend skizzieren.

5 Normativer Relativismus

Das Problem für den bisher beschriebenen normativen Relativismus liegt darin, dass er keinerlei externe Kritik erlaubt. Wenn eine Kultur eine Norm akzeptiert, wird sie dem einfachen normativen Relativismus zufolge dadurch bereits bindend für die Angehörigen der Kultur. Das ist unplausibel. Plausibel erscheint mir hingegen die Behauptung, dass moralisch unterbestimmte Entscheidungen einer Kultur[19] normative Kraft entfalten können. Dazu möchte ich zunächst eine individualethische Betrachtung anstellen.

Stellen wir uns die Frage, ob Freundschaft oder die Förderung der Wissenschaft wichtiger für ein gelungenes Leben ist. Für sich genommen hat diese Frage, wie ich glaube, keine Antwort. Für jemanden, der wenig Freude daran und Begabung dazu hat, die Wissenschaft zu fördern, wäre es vermutlich falsch, sein Lebensglück in dieser Betätigung zu suchen. Freundschaften zu pflegen,

---

[18] Diese Hoffnung scheinen Scanlon und Wong zu teilen, die, wie ich glaube, (unter anderem) ebenfalls Varianten des normativen Relativismus vertreten. Vgl. Scanlon 2000, 8. Kapitel, sowie Wong 2006.

[19] Die Rede von „Entscheidungen einer Kultur" ist natürlich problematisch. Gemeint ist hier ganz allgemein die Art und Weise, wie moralische Akzeptanz in einer Kultur zustande kommt. Selten ist diese das Ergebnis bewusster kollektiver Überlegung. Meistens haben wir es eher mit unkontrollierten, historischen Entwicklungen zu tun.

wäre für eine solche Person sicherlich wichtiger. Umgekehrt kann es sein, dass jemand von Natur aus ein wissenschaftlich begabter Einzelgänger ist. Er sollte sich verstärkt der Wissenschaft widmen. Viele Menschen werden aber von ihrer Begabung und ihren natürlichen Anlagen her so ausgestattet sein, dass nicht von Anfang an festliegt, worin (im Hinblick auf Freundschaft und Wissenschaft) das gute Leben für sie liegt. Sie müssen sich entscheiden, welche Dinge in ihrem Leben zentral und welche weniger wichtig sein sollen. Nicht alle Dinge, die ein Leben gut machen könnten, können ein Leben gut machen, da die Realisierung mancher Werte die Realisierung anderer Werte ausschließt. Wenn aber hier eine Entscheidung gefordert ist, dann ist diese, so möchte ich behaupten, meistens rational unterbestimmt. Es gibt einfach für jeden Menschen viele gleichermaßen optimale Optionen, wie er sein Leben gestalten kann. Unsere Anlagen schließen gewisse Möglichkeiten, unser Leben einzurichten, aus: Man kann kein Läufer werden, wenn man querschnittsgelähmt ist. (Man kann aber, wie der Bruder von Ludwig Wittgenstein, ein erfolgreicher Pianist werden, selbst wenn man nur eine Hand hat!) Moralische Erwägungen schließen ebenfalls gewisse Möglichkeiten, unser Leben einzurichten, aus: Auch wenn ich ein begabter Betrüger bin, kann ich kein gutes Leben als Betrüger führen. Entscheidend ist aber: Übrig bleiben für jeden Menschen viele gleich gute Möglichkeiten, wie er sein Leben optimal einrichten kann. Er muss sich hier entscheiden, ohne dass die Vernunft ihm eine bestimmte Möglichkeit aufnötigt.

Solche rational unterbestimmte Entscheidungen haben jedoch – und das ist der zweite Punkt, der für meine Überlegung wichtig ist – ihrerseits normative Kraft. Wenn ich mich dazu entscheide, das Leben des Wissenschaftlers zu führen, dann folgt daraus, dass bestimmte Dinge für mich (anders als für einen Nichtwissenschaftler) besonders wichtig werden, während andere Dinge an Bedeutung verlieren. Nur weil ich mich dazu entschieden habe, Wissenschaftler zu werden, habe ich Grund, an einem Workshop über Menschenrechte teilzunehmen. Ein Fußballer würde hier seine Zeit verschwenden, so wie ich sie beim Training auf dem Spielfeld verschwenden würde.

Diese Überlegungen, die eine genauere Ausarbeitung verdienen würden, als ich sie hier geben kann (vgl. Ernst 2009c), führen zu einem normativen Relativismus, der plausibel ist. Der reflektierte normative Relativist behauptet, dass rational nicht vollständig determinierte Entscheidungen normative Kraft haben. Er betont damit ein willkürliches Element in der Bestimmung dessen, was für uns richtig und gut ist. Andererseits hält er an der Vorstellung fest, dass Entscheidungen rational kritisiert werden können. Dass etwa, in unserem Beispiel, für jeden Menschen *viele* gleichermaßen optimale Optionen, sein Leben einzurichten, offen stehen, bedeutet eben nicht, dass *alle* Optionen gleichermaßen optimal sind. Wir können jemanden dann vernünftigerweise kritisieren, wenn er sich für eine Option entscheidet, die nicht zu den vielen gleich guten, optimalen Optionen gehört.

Meines Erachtens lassen sich diese Überlegungen auf die politische Philosophie übertragen. So wie ein einzelner Mensch Entscheidungsspielraum bei der Einrichtung seines Lebens hat, so haben auch politische Gemeinschaften einen Entscheidungsspielraum bei der Einrichtung ihrer Gemeinschaft. Nicht nur im individuellen Leben ist es so, dass sich verschiedene Güter nicht gleichzeitig realisieren lassen, so dass man sich im Rahmen insgesamt gleichermaßen optimaler Optionen entscheiden muss, welche Güter man realisieren möchte. Maximale Sicherheit und maximale individuelle Freiheit lassen sich nicht zugleich in einer Gesellschaft realisieren, und man kann sich gut vorstellen, dass es hier nicht nur eine Gewichtung gibt, die allein richtig ist. Eine Gesellschaft, die weniger Sicherheit zugunsten von mehr Freiheit realisiert, kann ebenso gut sein, wie eine Gesellschaft, die weniger Freiheit zugunsten von mehr Sicherheit verwirklicht. Es gibt hier einen Spielraum gleich guter Optionen, so dass eine rational nicht bestimmte Entscheidung gefordert ist. Von einer solchen Entscheidung hängt es dann ab, was zu tun für die Mitglieder der Gesellschaft richtig ist, so wie es von der individuellen Entscheidung abhängt, was für eine Einzelperson zu tun richtig ist. Entscheidend ist natürlich, dass jede Gesellschaft sich mit ihren Entscheidungen im Rahmen der gleichermaßen optimalen Optionen halten. Andernfalls ist sie rational kritisierbar.

Was folgt daraus für die Universalität der Menschenrechte? Zunächst einmal sollte man sich vor Augen führen, dass die gegenwärtig zu beobachtende moralische Vielfalt in erster Linie in der Verschiedenheit der Gewichtung prinzipiell geteilter Werte gesehen werden kann (vgl. Schwartz 2004). Die Realisierung grundlegender Werte schließt sich häufig gegenseitig aus, so dass eine Gewichtung vorgenommen werden muss. Und das tun unterschiedliche kulturelle Gemeinschaften in unterschiedlicher Weise. Das ist moralisch akzeptabel, solange man sich im Spielraum der insgesamt optimalen Möglichkeiten hält. *Keine* Kultur kann wohl beanspruchen, hier eine optimale Möglichkeit gefunden zu haben, und sicherlich sind manche Kulturen weiter von einem Optimum entfernt als andere. Dennoch erscheint es mir plausibel anzunehmen, dass es verschiedene optimale Möglichkeiten gibt, eine Gemeinschaft einzurichten, und dass die Verschiedenheit dann gerade darin besteht, dass grundlegend geteilte Werte unterschiedlichen Stellenwert haben.

In Bezug auf die Gewichtung der Menschenrechte ist der Spielraum der gleichermaßen optimalen Möglichkeiten sicherlich nicht groß, und tatsächlich scheint hier auch gar keine besonders große Vielfalt in den gegenwärtig vorzufindenden moralischen Vorstellungen beobachtbar zu sein.[20] Die Herausforderung durch den deskriptiven Relativismus ist in diesem Bereich daher durchaus überschaubar (vgl. Donnelly 2003, 6. Kapitel). Soweit es jedoch Vielfalt gibt, ist zu bedenken, dass die Menschenrechte, wie oben betont, nicht die einzigen

---

[20] Was es natürlich gibt, sind sehr große Unterschiede im Grad der Implementierung der Menschenrechte! Ich betrachte hier jedoch nur die moralische Dimension.

legitimen moralischen Forderungen sind. Es gibt andere wichtige moralische Ansprüche, denen eine Gesellschaft gerecht werden muss, etwa der Forderung nach Wohlfahrt, und es kann sein, dass diese Ansprüche mit den Ansprüchen der Menschenrechte in Konflikt geraten.[21] In solchen Fällen sind Entscheidungen gefordert, und es ist meines Erachtens möglich, dass diese Entscheidungen rational unterbestimmt sind. Sie könnten dann gegen die Menschenrechte zugunsten anderer moralischer Ansprüche ausfallen, ohne deshalb rational kritisierbar zu sein. Sie *könnten* so beschaffen sein. In der Regel werden sie nicht so beschaffen sein. Nur in extremen Ausnahmesituationen scheinen moralische Forderungen derart gewichtig zu sein, dass sie die Forderungen der Menschenrechte aufwiegen können. Griffin spricht hier davon, dass Menschenrechte immun gegen Abwägungen sind, aber eben nicht zu immun (vgl. Griffin 2008, 3. Kapitel). Nur sehr wenig moralische Vielfalt kann auf diese Weise eine gerechtfertigte Vielfalt sein.

Man muss allerdings beachten, dass die Menschenrechte selbst nicht eine, sondern viele moralische Forderungen enthalten, die ihrerseits in Konflikt miteinander geraten können – der bereits beschriebene Konflikt zwischen Sicherheit und Freiheit kann durchaus als ein solcher gesehen werden (vgl. Griffin 2008, S. 60–63). Und in diesen Fällen erscheint es mir sehr naheliegend zu sein, dass tatsächlich in unterschiedlicher Weise gewichtet werden kann, ohne dass eine Gewichtung rational kritisierbar ist. Anders gesagt: Hier scheint es jedenfalls einen Spielraum der gleich guten Möglichkeiten zu geben. Es ist, wie gesagt, durchaus möglich, dass eine Gesellschaft, die mehr Sicherheit gewährt und weniger Freiheit zulässt, moralisch gesehen ebenso wohlgeordnet ist wie eine Gesellschaft, die weniger Sicherheit garantiert, dafür aber mehr Freiheit gibt.[22]

Die (nicht eben große) Vielfalt, die wir gegenwärtig in Bezug auf moralische Vorstellungen bezüglich der Menschenrechte beobachten, ist wenigsten zum Teil darauf zurückführbar, dass verschiedene Kulturen manchen moralischen Forderungen in besonderer Weise gerecht werden möchten und daher andere geringer achten. Und das kann moralisch legitim sein. In Bezug auf die Achtung der Menschenrechte sind viele Gemeinschaften weit von einer optimalen Lösung entfernt. Der Verweis auf den beschriebenen normativen Relativismus darf dementsprechend nicht als Entschuldigung für fehlende Veränderungsbereitschaft (oder gar die Verfolgung egoistischer Ziele) dienen. Dass aber tatsächlich wohl jede Gemeinschaft unter moralischen Gesichtspunkten besser geordnet sein könnte, als sie es gegenwärtig ist, ist durchaus mit der Vorstellung verein-

---

[21] Dass solche Konflikte häufig nur vorgeschoben werden, um egoistische Ziele zu erreichen, steht auf einem anderen Blatt.

[22] Wie oben angedeutet, spricht man häufig ungern in dieser Weise. Statt zu sagen, dass Freiheit in der eigenen Gemeinschaft zugunsten von Sicherheit eingeschränkt ist, wird man eher sagen, dass man unter Freiheit etwas verstehen sollte, was mit größerer Sicherheit verträglich ist. Man erinnere sich jedoch an Berlins Warnung vor „positiver Freiheit". Vgl. Berlin 2002.

bar, dass es nicht eine, sondern verschiedene moralisch optimale Möglichkeiten gibt, eine Gemeinschaft zu ordnen. Sogar die Menschenrechte können daher in verschiedenen Gemeinschaften durchaus *zu Recht* eine unterschiedliche Rolle spielen.[23]

Literatur

Arendt, H. (1986): *Elemente und Ursprünge totaler Herrschaft*. München: Piper.

Beitz, Ch. R. (2009): *The Idea of Human Rights*. Oxford: Oxford University Press.

Berlin, I. (2002): „*Two Concepts of Liberty*". In: Ders.: *Liberty*, hrsg. von H. Hardy. Oxford: Oxford University Press, S. 166–217.

Carnap, R. (1959): *Induktive Logik und Wahrscheinlichkeit*. Wien: Springer.

Donnelly, J. (2003): *Universal Human Rights in Theory and Practice*. Ithaca, London: Cornell University Press.

Ernst, G. (2006): „Das semantische Problem des moralischen Relativisten". In: Zeitschrift für philosophische Forschung 60/3, S. 337–357.

Ernst, G. (2008a): *Die Objektivität der Moral*. Paderborn: Mentis.

Ernst, G. (2008b): „Toleranz und/oder Relativismus". In: *Lebenswelt und Wissenschaft – Sektionsbeiträge des XXI. Deutschen Kongresses für Philosophie* (Internetveröffentlichung: http://www.dgphil2008.de/fileadmin/download/Sektionsbeitraege/14-3_Ernst.pdf – Stand: April 2010).

Ernst, G. (Hrsg.) (2009a): *Moralischer Relativismus*. Paderborn: Mentis.

Ernst, G. (2009b): „Normativer und metaethischer Relativismus". In: Ders.: *Moralischer Relativismus*. Paderborn: Mentis, S. 181–191.

Ernst, G. (2009c): „Das Dilemma der kulturübergreifenden Bioethik". In: Allgemeine Zeitschrift für Philosophie 34/2, S. 221–234.

Griffin, J. (2008): *On Human Rights*. Oxford: Oxford University Press.

Kölbel, M. (2004): „Indexical Relativism vs Genuine Relativism". In: International Journal of Philosophical Studies 12, S. 297–313.

Pogge, Th. W. (1995): „How Should Human Rights Be Conceived?" In: Jahrbuch für Recht und Ethik 3, S. 103–120.

Rawls, J. (1973): *A Theory of Justice*. Oxford: Oxford University Press.

Rorty, R. (1993): „Human Rights, Rationality, and Sentimentality". In: Shute, St., Hurley, S. (Hrsg.): *On Human Rights: The 1993 Oxford Amnesty Lectures*. New York: Basic Books, S. 112–134.

Scanlon, T. M. (2000): *What We Owe to Each Other*. Cambridge (Mass.): Harvard University Press.

Schwartz, Sh. H. (2004): „Mapping and interpreting cultural differences around the world". In: Vinken, H., Soeters, J., Ester, P. (Hrsg.): *Comparing cultures*. Leiden: Brill, S. 43–73.

Streiffer, R. (2003): *Moral Relativism and Reasons for Action*. New York, London: Routledge.

---

[23] Für hilfreiche Diskussionen zum Thema dieses Aufsatzes danke ich den Teilnehmern der Tagung „The Philosophy of Human Rights" (Venedig 2009), insbesondere Erich Ammereller.

Tesón, F. T. (1985): „International Human Rights and Cultural Relativism". In: Virginia Journal of International Law 25/4, S. 869–898.

Wong, D. (2006): *Natural Moralities. A Defense of Pluralistic Relativism*, Oxford: Oxford University Press.

Von der Universalisierung und Partikularisierung von Normen

Sozialanthropologische Überlegungen zu Normgeltung als sozialem Prozess

Julia Eckert

Einleitung

Was sagen wir über den Zusammenhang von Normen und Gesellschaft, wenn wir von einem Konflikt zwischen universellen Normen und partikularen moralischen Werten sprechen? Die Rede von partikularen Werten impliziert die Existenz von klar umgrenzten Wertegemeinschaften, und diese Wertegemeinschaften erscheinen in der Debatte über Normkonflikte zwischen universellen Werten und partikularen Moralvorstellungen als normativ integriert oder gar homogen.

Die Sozialanthropologie hat viele Jahrzehnte genau diese kollektiv geteilten Normen und Werte in den Blick genommen, hat versucht, die Moral „der Anderen" aufzuzeichnen und sie in Bezug gesetzt zu den besonderen sozialen Strukturen und Organisationsformen, die ihr bei diesen Anderen begegneten. Doch diese Annahme wurde aufgrund der Beobachtung der Aushandlungen und Kämpfe über diese normativen Ordnungen innerhalb der sozialen Gruppen, für die diese Ordnungen Gültigkeit beanspruchten, zunehmend problematisch. So rückten die sozialen Prozesse, die zu normativer Integration oder zur Dominanz bestimmter normativer Ordnungen führten ins Zentrum des sozialanthropologischen Interesses.

Dies hat in der Sozialanthropologie zu einem neuen Kulturbegriff geführt, der, so die These hier, auch eine veränderte Perspektive auf Normgeltung notwendig macht. Normgeltung muss als immer unabgeschlossener sozialer Prozess beschrieben werden.

Ausgehend von dieser Diskussion möchte ich die Frage nach dem Verhältnis von partikularen Werten und universellen Normen dahingehend verlagern, wie spezifische normative Ordnungen Gültigkeit erlangen, wie sie sich als dominant etablieren, und wie sie sich u. U. im Zuge des Zusammentreffens mit anderen Normen wandeln. Dazu möchte ich den Aneignungsbegriff verwenden, der als eine der anthropologischen Perspektiven auf Globalisierungsprozesse entwickelt wurde, um ihn aber hinsichtlich der strukturellen Bedingungen und sozialen Folgen unterschiedlicher Aneignungsprozesse zu differenzieren. Ich möchte diesen Aneignungsbegriff dafür nutzen, die Frage nach Normkonflikten zu entkulturalisieren und für eine Analyse der Faktoren, die zur Geltung unterschiedlicher Norminterpretationen führen, zu öffnen.

Der Kulturbegriff

Wenn wir vom Gegensatz zwischen dem Universellen und dem Partikularen sprechen, sprechen wir nicht einfach von individuellen Wertunterschieden, sondern von einem qualitativen Unterschied zwischen verschiedenen Normen und Werten, solchen nämlich, die universell sind (es sein sollen oder behaupten, es zu sein) und sich auf (zumindest) alle Menschen beziehen, und solchen, die zu spezifischen, angebbaren und kulturell eingebetteten Normkomplexen gehören. Normen sind notwendig sozial, und die Rede von den partikularen Normen und Werten spricht somit immer von einem Kollektiv, dem diese eigen sind. Dies bedeutet zugleich, dass die wesentlichen normativen Unterschiede entlang der Grenzen dieser Kollektive, die eben geradezu durch ihre kollektiv geteilten Normen definiert sind, verlaufen. Das Partikulare beschreibt von einzelnen Gruppen geteilte Normen und Werte, relativ klar umgrenzte Normkomplexe, in denen einzelne Normen und Werte systematisch aufeinander bezogen sind, und die damit von anderen solchen Normkomplexen unterscheidbar sind. Die Grenzen des Partikularen scheinen insofern leicht erkennbar zu sein, als sie durch einen kulturellen Grenzmarker gekennzeichnet sind. Vom Partikularen zu sprechen, erscheint daher zunächst unproblematischer als die Rede vom Universellen, denn seine Grenzen scheinen leichter zu bestimmen, als die des Universellen. Wer dem Partikularen angehört, wird durch Selbst-Identifikationen mit einer kulturell definierten Gruppe oder durch Fremdzuschreibungen deutlich; wo aber die Grenzen des Universellen verlaufen, bei welcher Form des Lebens, der moralischen Handlungsfähigkeit, ist unentschieden und wird immer wieder neu verhandelt.

Man unterscheidet mit der Rede vom Gegensatz des Universellen und des Partikularen also zwischen kulturell spezifischen und kulturell zumindest im

Anspruch unspezifischen, quasi nicht-kulturellen, und eben deswegen universellen Werten. Im Hinblick auf die Diskussion um die Menschenrechte ist darauf oft mit einer kulturellen Einordnung der Menschenrechte reagiert worden: Von unterschiedlichster Seite wurde darauf hingewiesen, die Menschenrechte seien doch eigentlich *westlich*, also auch kulturell partikular, hätten nicht nur ihren Ursprung in der abendländischen Philosophie und im Christentum, sondern seien einem *westlichen* Personenbegriff verpflichtet und beförderten in ihrem Rechtsverständnis einen *westlichen* Individualismus, der anderen Vorstellungen von Gemeinschaft oder Gesellschaft nicht gerecht würde. Diesen Einwänden wurden nun wieder Gegeneinwände entgegengesetzt, die auf die Einflüsse nicht-westlicher Gedanken und Erfahrungen (Baxi 2004, S. 340; Rajagopal 2003) auf die Formulierung der Menschenrechte hinwiesen, und auf die Loslösung dieser Normen von ihrem möglichen „Ursprung" hin zu einer tatsächlich universellen Praxis, die ja heute überall auf dieser Welt zu beobachten ist. Immerhin ist ja nicht einmal für den „Westen" der eigentliche „Ursprung" zu bestimmen, wie die von Matthias König (i. d. Band) dargestellten unterschiedlichen Geschichtsinterpretationen deutlich machen.

Was aber hieße es genau, dass eine Norm universell ist, oder: ab wann kann eine Norm universell genannt werden? Immerhin finden wir schon heute wohl kaum einen Flecken auf der Welt, in dem nicht irgendjemand sich in irgendeiner Weise auf die Menschenrechte bezieht – und in diesem Sinne der globalen Aneignung sind die Menschenrechte wohl universell geworden. Dies bedeutet freilich nicht, dass die Menschenrechte überall und für jeden Gültigkeit hätten. Die Frage nach dem Verhältnis von universellen und den partikularen Werten taucht ja gerade aufgrund der überall gegenwärtigen Normkonflikte auf, die sich zwischen denen, die sich auf so genannte universelle, und jenen, die sich auf so genannte partikulare Werte berufen, auftun.

Es gibt aber eine grundsätzlichere Infragestellung des Gegensatzes zwischen universellen und partikularen Werten. Diese gälte den Annahmen über die Existenz und Geltung von Normen und Werten, die in dieser Gegenüberstellung enthalten sind.

Die Rede von den partikularen Werten betrachtet solche Werte entweder auf einer abstrakten Ebene, die von den z. B. in theologischen Schriften oder Gesetzestexten niedergelegten Prinzipien ausgeht und Widersprüche zwischen verschiedenen Norm- und Wertordnungen feststellt; oder sie versteht Normen und Werte als unhintergehbare kulturelle Faktoren, an die *Zugehörige* einer Gruppe quasi primordial gebunden sind. Die erste Perspektive betrachtet Normen als losgelöst von Praxis und schreibt ihnen eine quasi platonische Existenz außerhalb und unabhängig von Interpretation und Ausführung zu. Doch jede Norm braucht ihre Anwendung, sonst tritt der Konflikt gar nicht auf: gerade die Subsumtion konkreter Sachverhalte unter eine Norm ist es ja, über die gestritten wird. Die zweite Perspektive geht von der Rolle der Sozialisation von Normorientierungen in sozialen Zusammenhängen aus, in die Individuen eingebunden sind. Sie betrachtet spezifische soziale Gruppen aufgrund dieser Sozialisationsprozesse als normativ homogen und integriert. Hier kann man zwischen jenen Ansätzen unterscheiden, die alle *Kulturen* als in diesem Sinne homogen betrachten, bzw. *Kultur* als durch Normhomogenität oder Wertübereinstimmung definiert sehen, und solchen, die nur so genannte traditionelle, oder nichtwestliche Gesellschaften als normativ integriert sehen, also solche, in denen sich (noch) keine gesellschaftliche Arbeitsteilung herausgebildet hat (vgl. Giddens 1995). Sie müssen, zumindest für die durch proto-vormoderne Formen der sozialen Organisation gekennzeichneten sozialen Gruppen, von einem Kulturdeterminismus ausgehen, der *Angehörige* unterschiedlicher *Kulturen* notwendig an kulturell/partikulare Normen bindet.

Eine solche kulturalistische Perspektive kann weder die Heterogenität von Normorientierungen innerhalb der sozialen Gruppen, die von ihr als normativ integrierte Einheiten beschrieben werden, reflektieren (oder überhaupt wahrnehmen), noch die sozialen Prozesse (über die Sozialisation hinaus), die zur Dominanz spezifischer Normen bzw. zu einem normativen Konsens führen. Sie übersieht die Aushandlungsprozesse, die allen normativen Ordnungen inhärent sind, gleich wie sich solche Aushandlungen gestalten, und kann so also auch nur schwer Normwandel anders als als fremd-induziert oder *aufoktroyiert* verstehen.

Letztlich steckt in dieser Idee der normativ integrierten Gruppen die Herder'sche Vorstellung einer Welt von unterschiedlichsten wunderbaren und zu schützenden Kulturen. Diese ist der Sozialanthropologie, die durch sie lange Zeit definiert wurde, zunehmend problematisch geworden. Dieses wachsende Unbehagen der Anthropologen gegenüber einem Herder'schen Kulturbegriff mit seinen klar abgegrenzten, ja durch die ihnen eigenen spezifischen Kulturmerkmale definierten Kulturen, entstand aus der zunehmenden Auseinandersetzung der Disziplin mit Phänomenen des sozialen Wandels. Das ontologische Konzept der Kohärenz und damit auch der normativen Integration als Gegebenheit verschwand aus der Anthropologie zusammen mit dem Funktionalismus – und damit verband sich auch ein fundamentaler Wandel des Kulturbegriffs. Mit dem Abschied vom Funktionalismus wurde auch die Kultur dynamisch – und als ein immer unabgeschlossener vernetzter und verwobener Prozess verstanden. Dieser „pragmatische Kulturbegriff" (Schiffauer 2004, S. 252) fasst Kultur als einen fortdauernden Prozess der Neuvernetzung und Distinktion, Differenzierung und Verknüpfung. *Kultur* ist damit ein Ergebnis und kann keine Erklärung mehr sein. Die Frage galt von nun an den Prozessen, in denen sich das Partikulare konstituiert. Sowohl (kulturelle) Grenzen als auch der Konsens, also Wertübereinstimmung werden somit zum Untersuchungsgegenstand. Es gilt, die Prozesse zu identifizieren, über die Integration immer wieder hergestellt wird.

Normgeltung als Prozess

Wenn Kultur als Prozess verstanden werden muss, dann muss auch die Dominanz bestimmter Werte, bzw. bestimmter Interpretationen einzelner Rechtsnormen und deren gesellschaftliche Durchsetzung als Prozess verstanden werden, und die Prozesse, die zu einer solchen Dominanz führen, können untersucht werden. Sie sind auch letztlich nie abgeschlossen, denn in diesem Kulturbegriff ist auch Kontinuität, also z. B. die fortdauernde Geltung von Normen und Werten ein Prozess, der auf aktivem Handeln beruht und nicht als gegeben angenommen werden kann. Ordnung, Kontinuität und Wandel sind somit letztlich auf dieselbe Weise zu verstehen und jeweils als soziale Prozesse erklärungsbedürftig. Spezifische Norminterpretationen und deren Geltung sind dann ebenso als Ergebnis von Aushandlungen in sozialen Beziehungen zu verstehen. Dies ist auch für die Frage nach möglichen Normkonflikten entscheidend, denn nur wenn wir verstehen, wie Normen gültig gemacht werden und gültig erhalten bleiben, können wir über Normkonflikte, wie sie zwischen universellen Menschenrechten und partikularen moralischen Vorstellungen postuliert werden, sprechen. Allerdings können wir dann keinen Gegensatz zwischen universellen und partikularen Normen und Werten aufmachen, denn alle Normen und Werte und ihre relative Partikularität oder Universalität müssen als historisch kontingent gesehen werden. Vielmehr geht es also darum zu fragen, was genau beim wie auch immer gestalteten Zusammentreffen widersprüchlicher Normen geschieht, wie diese Normen verknüpft und kombiniert (Fitzpatrick 1983), voneinander abgesetzt oder hierarchisiert werden (vgl. Benda-Beckmann 2002).

In der Diskussion um die Verbreitung der Menschenrechte wurde dem konzeptuellen Unbehagen am Begriff des kulturell Partikularen dadurch Rechnung getragen, dass man die Fragen anders stellte (vgl. Cowan et al. 2001, S. 8; Merry 2006, S. 39). So ist die anthropologischen Frage nach den Auswirkungen der Transnationalisierung von Recht nun also nicht mehr: „Wie sieht die Moral der anderen aus?", sondern: „Wie werden spezifische normative Ordnungen dominant, wie werden sie abgesichert, wie werden sie hegemonial?". Hier geht es nicht mehr darum, ob die Menschenrechte universell sind, oder inwiefern „westliche" Rechtsnormen und Verfahren in nicht-westlichen sozialen Zusammenhängen „fremd" sind, sondern darum, welche Unterschiede die empirisch beobachtbaren Prozesse der globalen Verbreitung der Menschenrechte in unterschiedlichen Foren machen – Unterschiede in Hinblick auf globale und lokale Machtstrukturen, Unterschiede aber auch in Hinblick auf Normverständnis, Problem- oder Konfliktinterpretationen sowie Norm- und Wertewandel. Es geht also erstens darum zu fragen, welche (normativen oder aber auch strukturellen) Positionen durch die Transnationalisierung von Menschenrechten privilegiert und affirmiert oder aber entmachtet werden und welche Konsequenzen dies für soziale Beziehungen hat. Es geht zum zweiten um die Frage, inwiefern bzw. wie sich Normorientierungen und Normvorstellungen im Zuge der Transnationalisierung der Menschenrechte verändern, inwiefern sich also zum einen Situationsinterpretationen verändern, wenn sie unter die Menschenrechte subsumiert werden, und sich zum anderen neue Norminterpretationen ergeben, wenn sie auf andere Sachverhalte angewandt werden.

Globalisierung und Aneignung

Im Hinblick auf die Frage nach den Zirkulationsweisen von Rechts-Normen kann man (schematisch) zwischen den Ansätzen unterscheiden, die sich eher den Prozessen des „Exports" von Recht gewidmet haben, und jenen, die versucht haben, den „Import", also die Aneignungen, Nutzungen von und die Nachfrage nach spezifischen Normen, insbesondere der Menschenrechte in den Blick zu nehmen. Diejenigen Studien, die die verschiedenen Wege des Rechtsexports untersucht haben, wie z. B. die Rolle internationaler Anwaltsfirmen (Garth und Dezalay 1996, Dezalay und Garth 2002), das so genannte „Project law" (Li 2009, Weilenmann 2005), das die Prozesse der Rechtsentwicklung in und über die Entwicklungszusammenarbeit beschreibt, oder die Rolle von transnationalen NGOs (s. Kekk und Sikkink 1998) haben vielfach die ungebrochene Verbreitung heute insbesondere US amerikanischer Rechtsnormen, früher freilich diejenigen der verschiedenen Kolonialmächte, und damit auch die damit zusammenhängenden normativen Ideen und Ideologien konstatiert, die im Ergebnis zur globalen Hegemonie eben derselben Ideologien und Normorientierungen führten.

Die Frage nach dem Verhältnis von partikularen und universellen Werten wäre demnach schnell gelöst: Einige, mit besonderer ökonomischer und politischer Macht ausgestattete partikulare Werte würden auf Kosten anderer partikularer Werte hegemonial. Versucht man aber dem oben skizzierten Begriff von Kultur als Prozess entsprechend, genauer zu untersuchen, welche Auswirkungen dieser Prozess auf Rechtsvorstellungen, Normorientierung und Probleminterpretationen unter denen hat, die den neuen Hegemonien unterworfen sind, und somit eben der Frage näher zu kommen, was im Zusammentreffen unterschiedlicher Normen geschieht, die ja am Anfang des Gegensatzes von universellen und partikularen Werten steht, so erscheint diese Perspektive als zu kurz und zu sehr auf die makropolitischen Prozesse konzentriert.

Anthropologische Perspektiven auf die Transnationalisierung von Recht stellten daher die Frage nach der *Aneignung* von transnationalen Rechtsnormen ins Zentrum ihrer Untersuchungen. Der Aneignungsbegriff ist *eine* der Antworten der Anthropologie, wie Globalisierung zu erforschen sei. In den 90er Jahren wurden den (strukturorientierten) Weltsystemansätzen, die Immanuel Wallerstein (Wallenstein 1974) und Eric Wolf (Wolf 1982) folgten, zunehmend eher akteursorientierte Ansätze entgegengesetzt, die das globale System aus der *Glokalisierung* (Robertson 1994, Pieterse 1996) emergieren sahen und die von einer komplexen Verschränkung von unterschiedlichen Globalisierungsprozessen, von Import und Export sozusagen, ausgingen. Hier entstanden viele Studien der „Kreolisierung" (Hannerz 1987, Hannerz 1992) und Hybridität (Bhabha 1994, Modood und Werbner 1997, Strathern 1991), deren Konzentration auf den kreativen Leistungen und den Innovationen in der materiellen Kultur, den spezifischen Hybriden der symbolischen Ordnung sowie der Frage nach Identität lag. Sie nahmen Prozesse und Praktiken der Aneignungen, Umwidmungen, in den Blick, die aus dem Angeeigneten Neues und Eigenes schufen. Die Deutsche Gesellschaft für Völkerkunde formulierte es letzthin so:

> Während ältere ethnologische Ansätze vorrangig an den Formen des Widerstands gegen kulturelle Außeneinflüsse interessiert waren, rücken neuerdings Strategien der aktiven Auseinandersetzung mit den Herausforderungen der Globalisierung in den Fokus ethnographischer Forschung. [...] Unter *Anverwandlung* wird dabei der selektive Umgang mit Kulturimporten sowohl materieller als auch ideeller Art verstanden, die nicht einfach übernommen, sondern an tradierte Lebensformen adaptiert und mit alternierenden Bedeutungen versehen werden (vgl. http:// tagung2009.dgv-net.de/Thema.html – Stand: April 2010).

Für die Aneignung von Menschenrechten (aber auch demokratischen Verfahren) ist dabei verschiedentlich der Begriff der Vernakularisierung verwendet worden (s. Levitt und Merry 2009, Michelutti 2007). Vernakularisierung bedeutet dabei die Anpassung global zirkulierender Rechtstermini und -verfahren an eine lokal gültige Norm-Sprache. Hier verwandelt sich die transnationale Norm, wird mit lokaler Tradition verknüpft, eventuell neu interpretiert und abgewandelt, zumindest aber in lokal gültige Termini gefasst – und ist so am Ende etwas anderes als die ursprüngliche Norm. Die universelle Norm wird hier wieder zur partikularen Kultur, denn der Vernakularisierungsbegriff suggeriert, dass eine spezifische Norm in eine bestehende kulturelle Ordnung hinein vernakularisiert wird – und damit letztlich verfremdet wird. Hier wird von einem bestehenden kulturellen Sinnsystem ausgegangen, in welches das Neue und Fremde auf eine spezifische Weise, die von den bestehenden Normen vorgegeben ist, hinein verwandelt wird. Autoren, wie z. B. Michelutti, haben die Verfremdung der angeeigneten Norm im Prozess der Vernakularisierung betont, und schlossen damit an manche These zu den Problemen „westlicher" Formen politischer Organisation in den Post-Kolonien an.

Problematisch an diesem Vernakularisierungsbegriff erscheint zum einen, dass er nicht die Veränderungen thematisiert, die durch die Aneignung einer Norm unter denen, die diese aneignen, vonstatten gehen, sondern allein die Abwandlung der Norm beobachten. Während die eher auf die Makroprozesse der Transnationalisierung von (Rechts-)Normen konzentrierten Analysen die globale Hegemonie spezifischer Normen und der damit zusammenhängenden

Personenbegriffe, Verfahrensnormen etc. konstatierten und somit von einer unausweichlichen globalen Vereinheitlichung von Normsystemen ausgingen (die
zudem die gegenwärtigen Machtstrukturen zementiere), konzentrierten sich die
auf die Mikroebene fokussierten „Vernakularisierungstheoretiker" auf die Anpassung der Norm an die „lokale Kultur". Damit machten sie sich teils einer
etwas einseitigen Perspektive auf die Veränderungsprozesse, die im Zuge der
Aneignung vonstatten gingen, schuldig und führten wieder einen gewissen Kulturdeterminismus in die Analyse der Aneignung ein.

Grundsätzlich kann man die mangelnde Reflexion der Strukturierung der von
den Aneignungsstudien beobachteten kreativen Aneignungsleistungen hinterfragen. Die kreative Freiheit erscheint als zu grenzenlos, die Anverwandlungs-
und Verwandlungskünste zu frei; die globalen Machtstrukturen, die die ‚Aneignung', Übernahme oder Ausführung von einzelnen Normen erzwingen, dies
aber oft nur an bestimmten Orten, und somit die strukturellen Bedingungen von
Aneignung und Nichtaneignung schienen aus dem Blick zu geraten.

Diesem blinden Fleck, der freilich die gesamten Beobachtungen der neueren
anthropologischen Konsumtheorie in Frage stellte, versuchte z. B. Sally Merry
(Merry 2006) im Hinblick auf die Aneignung transnationaler Rechtsnormen wie
der der Menschenrechte dadurch Rechnung zu tragen, dass sie über den Begriff
der Übersetzung die Machtbeziehungen zwischen unterschiedlichen globalen
Netzwerken, in denen diese transnationale Rechtsnormen verhandelt werden,
thematisierte. Für Merry sind Akteure der Vernakularisierung die „Übersetzer":
die Mitarbeiter lokaler, nationaler oder internationaler NGOs. Sie sind diejenigen, die Rechtsnomen sowohl nach „unten", in die lokalen Kontexte, als auch
nach „oben", in die globalen Arenen hinein übersetzen, dort die Anliegen der
Betroffenen in die Sprache der globalen Rechtsnormen bringen und hier diese Normen „vernakularisieren", um sie lokal verständlich und akzeptabel zu
machen. Levitt und Merry gehen so auch davon aus, dass zwar die Aneignung
kreativ mit den angebotenen Ideen, Formen und Verfahren umgehe, die darin vermittelten Botschaften aber vorgegeben seien (Levitt und Merry 2009, S.
445). Sie verwiesen die Kreativität der Aneignung also wieder in enge Grenzen
und betonten eher die hegemonialen Vorgaben der transnationalisierten Normen, die zudem durch die Interaktionsprozesse unterschiedlich situierter Netz-
werkteilnehmer deutlich strukturiert seien.

Die Fokussierung auf die Übersetzer lenkt somit die Aufmerksamkeit auf
die Untersuchung der Übersetzungsprozesse zwischen lokalen Arenen, bzw.
lokalen Anliegen und globalen Foren. Über die Untersuchung solcher Übersetzungsprozesse können die verschiedenen Machtbeziehungen in den Blick genommen werden, die diese Prozesse strukturieren, und die in den unterschiedlichen und untereinander vernetzten Netzwerken, in denen Übersetzer operieren,
zum Tragen kommen. Was die Übersetzer wie übersetzen, wird hier als u. a.
durch die Gesetze und Moden und das agenda setting in einer globalen morali-

schen Ökonomie globaler Netzwerke bestimmt analysiert. Der Übersetzungsbegriff vermag so, ein Element der Strukturierung der Aneignungsprozesse über die Analyse der Netzwerke, in die die „Übersetzer" eingebunden sind, sichtbar zu machen.

Norm-Interpretation

Während der Übersetzungsbegriff es möglich macht, die Verhandlung von Normen als abhängig von den Machtstrukturen innerhalb eines Netzwerks von Netzwerken zu thematisieren, greift er auf einer anderen Ebene zu kurz, weil er den Übersetzungs- und Interpretationsprozess nicht zu Ende denkt. Wenn wir wissen wollen, wie Normgeltung und Normwandel als kultureller Prozess zu betrachten sind, dann muss der Aneignungsprozess bzw. die Übersetzungs- und Interpretationsleistungen weiter gedacht werden. Der im Übersetzungsbegriff angedeutete Interpretationsprozess hört freilich nicht bei den Übersetzern auf – sonst käme er nicht darüber hinaus, die Imposition bestimmter Werte und deren Verbrämung durch die von Experten vorgenommene Vernakularisierung zu konstatieren. Damit wüsste man wenig über das Normverständnis und die Normgeltung unter denen, die von der Berufung auf die Menschenrechte betroffen sind, bzw. in deren Namen die Übersetzer sprechen. Ein solch enger Übersetzungsbegriff, der von Übersetzungsexperten ausgeht, die zwei gegebene Sprachen beherrschen, verstellt den Blick auf die eigentlichen Aneignungsprozesse und die darin enthaltenen Prozesse des Normwandels, die sowohl in der Vernakularisierungsthese als auch der Übersetzungsthese behauptet werden.

Wenn man aber den Übersetzungsprozess weiter denkt und die Zuordnung bestimmter Sachverhalte zu einzelnen Normen durch die von diesen Sachverhalten Betroffenen in den Blick nimmt, kann man einen viel grundsätzlicheren Aneignungsbegriff verwenden, nämlich den des „Gebrauchs" von Michel de Certeau (Certeau 1988) oder den der Iteration von Jacques Derrida. Diese betonen, dass jede Nutzung, jeder Gebrauch eine Interpretation ist und somit auch eine Anverwandlung – aber nicht in eine bestehende „andere" Kultur, sondern in eine konkrete Situation und Situationsinterpretation der Handelnden hinein (Derrida 1991, S. 90). Jede Subsumierung konkreter Sachverhalte unter eine Norm bedeutet eine Interpretation dieser Norm und insofern eine konstitutive Deutung (ebenda), konstitutiv deswegen, weil in der Bezugsetzung einer Situation, eines spezifischen Anliegens zu einer Norm immer auch eine Verschiebung zu vorhergegangenen Interpretationen stattfindet und somit die Norm eine neue, zumindest geringfügig veränderte Bedeutung erhält. Norminterpretation findet an jedem „Übersetzungsschritt" statt: in einem Gerichtsurteil durch den Richter, von NGOs durch die Erläuterungen einer Norm oder ihrer Verknüpfung mit bestimmten Sachverhalten, aber eben auch durch die, die diesen Sachverhalten unterworfen sind und eine Norm darauf beziehen. Der Begriff der Iteration behandelt jede Form der Verwendung einer Norm und jede darin enthaltene Interpretation zunächst gleich, um darüber die Untersuchung der Bedingungen der unterschiedlichen Ergebnisse verschiedener Interpretationsprozesse wieder zu öffnen, und nicht unter der Annahme von kulturellen Determinismen zu begraben.

Was bedeutet aber diese Mikroperspektive? Während *top down*-Modelle der Verbreitung von Rechtsnormen davon ausgehen müssen, dass relativ geschlossene Komplexe von Recht exportiert werden, die ganz spezifische Prinzipien und Annahmen über soziale Organisation mit sich tragen, die ebenfalls exportiert werden, scheint vieles darauf hinzudeuten, dass wir es mit unsystematisch selektiven und kreativen Aneignungsprozessen zu tun haben. Mit selektiv meine ich, dass nur einzelne Normen angeeignet, „gewusst" und genutzt werden. Dabei spielen der Bedarf, bzw. das Problem, mit dem Menschen zu kämpfen haben, ebenso eine Rolle wie der Zufall, denn nicht immer ist es die „richtige" Rechtsnorm, auf die Menschen sich berufen, um ihr Anliegen zu vertreten. Insofern ist die Selektion unsystematisch. Mit kreativ meine ich, dass immer eine kreative Interpretationsleistung von statten geht, wenn eine Norm auf eine Situation angewandt wird. Rechtsauslegungen sind nicht auf die Rechtssprechung, also das Gericht, begrenzt, sondern sind ganz zentral der Rechtsnutzung inhärent.

Wir können Recht, und auch die Menschenrechte also als kulturelle Praxis verstehen, in der Normen zu einem Werkzeugkasten (Swidler 1986) von Möglichkeiten werden, welcher von unterschiedlich positionierten Akteuren genutzt wird, um ihre Situations- und Weltinterpretationen zur Geltung zu bringen.

Nun wäre es empirisch nicht gerechtfertigt, von einem voluntaristischen Begriff oder von völlig situativen Normorientierungen auszugehen. Man könnte nach den Grenzen der Interpretation fragen, die nicht nur in der Norm angelegt sind, sondern auch durch vorgängige Normorientierungen und die „Doxa" im Bourdieu'schen Sinne (Bourdieu 1976, S. 318 ff.) gesetzt werden. Zudem ist jede Situationsinterpretation von bestimmten dominanten Normen geprägt und von den Faktoren, die zur Dominanz dieser Normen geführt haben. Doch eine praxistheoretische Perspektive verweist auf die Dynamik zwischen normativem oder habituellem Vorverständnis, welches die Interpretation einer Situation und der in ihr gültigen Normen prägt, und der Urteils- und Entscheidungsoffenheit (Bourdieu 1976, S. 225), mit der Handelnde in konkreten Situationen konfrontiert sind, und die ihnen die Interpretation einer Norm in Zusammenhang mit einer immer einzigartigen und einmaligen Situation abverlangt. Das bedeutet, dass jedes normative Vorverständnis in konkreten Situationen in gewissem Maße offen ist für Neuinterpretationen, dass sogar die Neuinterpretation durch die grundlegende Neuartigkeit oder Einzigartigkeit der Situation, die sich nie völlig wiederholt, erzwungen wird, und sich so Interpretationen von Werten in der Praxis iterativ verändern. Dabei werden im Prozess diese Weltinterpretationen von den freilich nicht unbegrenzten Interpretationsmöglichkeiten, die in einer Norm angelegt sind, geformt, diese Interpretationsmöglichkeiten selber aber durch die Anwendung auf eine Situation erweitert oder verschoben.

Hier wird auch die mögliche Dynamik deutlich zwischen den Veränderungsprozessen in den Situationsinterpretationen der Nutzer bestimmter Normen und der Normen selber. Ob ein Prozess der Aneignung zu Hegemonie und Homogenisierung von Normorientierung führt, oder ob er die Interpretationsmöglichkeiten einer Norm weiter differenziert, ist eine empirische Frage. Diese Dynamik ist in der intrinsischen Unbestimmtheit jeglichen Rechts inhärent (Benda-Beckmann 1991, S. 216 f.). Aufmerksamkeit gegenüber dieser Dynamik ermöglicht es uns, die kreativen und innovativen Nutzungen von Normen in den Blick zu nehmen. Kreativ sind sie im Hinblick auf die spezifischen Interpretationen von Rechten, nach denen Menschen handeln, um Institutionen danach zu formen (Benda-Beckmann 1991, S. 223; Santos und Rodriguez-Garavito 2006; Cover 1993). Das heißt, dass der aktive Gebrauch von Recht zwar wahrscheinlich das dominante Rechtssystem reproduziert, gleichzeitig aber Möglichkeiten der Transformation und des Normwandels im Sinne dessen, was Seyla Benhabib „democratic iterations" (Benhabib 2004, S. 179 ff.) genannt hat, enthält.

Franz von Benda-Beckmann hat en detail die Bedingungen und Grenzen solcher kreativer Interpretationen von Recht durch unterschiedlich positionierte Akteure untersucht. Er betonte, dass letztlich diejenige Interpretation sich als gültig durchsetze, welche in den sozialen und politischen Machtverhältnissen mit Entscheidungshoheit ausgestattet sei (Benda-Beckmann 1991, S. 225). Gerichtsurteile z. B. haben eine Endgültigkeit und Offizialität, die die Laieninterpretationen immer nichtig machen würde. Upendra Baxi und Balakrishnan Rajagopal (Rajagopal 2003) haben jedoch immer wieder darauf verwiesen, dass Rechtsnormen grundlegend in den historischen Kämpfen der „the multitudes of mass illegalities" (Baxi 2004, S. 326) und sozialen Bewegungen geformt werden. Letztere versuchen, Normwandel längerfristig und im Hinblick auf seine symbolische Dimension zu untersuchen. Solche Veränderungen, in denen sich spezifische Aneignung transnationaler Rechtsnormen zeigen, verändern zuerst wahrscheinlich weniger „geltendes Recht" als Situationsinterpretationen, Subsumtionen von Sachverhalten unter Normen und die Vorstellung von dem, was eine gute Ordnung ist. Dieser normative Wandel mag zunächst unsichtbar sein; er mag vor allem darin bestehen, dass das, was als „normal" betrachtet wird, sich verändert. Solche langsamen und kleinen Veränderungen in den Ideen des „Normalen" bestimmen auch, wie konkrete Sachverhalte interpretiert und beurteilt werden und wie man auf sie reagiert.

Bedingungen von Aneignung und Nichtaneignung

Nun beobachten wir freilich nicht nur Aneignung sondern auch Nichtaneignung, d. h. die explizite Zurückweisung einzelner transnationaler Normen oder schlicht das Ignorieren derselben durch unterschiedliche Akteure. Darüber hinaus sind die Formen der Aneignung ganz unterschiedlicher Art, und reichen von exakten Übernahmen und Verinnerlichungen bis zu den unter dem Begriff der Vernakularisierung beschriebenen Abwandlungen, die eine Norm zu etwas anderem machen, als sie ursprünglich war. Auch die Prozesse der Nichtaneignung sind zu unterscheiden und es ist wohl sinnvoll, immer darauf hinzuweisen, unter welchen Bedingungen die Möglichkeit der Nichtaneignung besteht und welche Folgen sie in Hinblick auf die Inklusion oder Exklusion der Akteure aus weiteren sozialen Zusammenhängen hat. Unter Umständen kann man Aneignungs- und Nichtaneignungsprozesse in die der Verinnerlichung, der Assimilation, der Adaption, der Mimesis, der Mimikry, der Vermeidung, der Ablehnung, des Ignorierens und der Unkenntnis unterscheiden. Diese unterschiedlichen Formen lassen sich mit dem hier verwendeten Aneignungsbegriff als Resultat unterschiedlicher sozialer Prozesse und Figurationen im Elias'schen Sinne und nicht als Ergebnis gegebener, mehr oder weniger differenter kultureller Normen verstehen. Das heißt, nicht die kulturelle Nähe oder Ferne, Ähnlichkeit oder Fremdheit bestimmt darüber, ob Normen angeeignet werden. Vielmehr ist die Subsumtion eigener Anliegen unter einzelne transnationale Normen aufgrund ihrer intrinsischen Unbestimmtheit nicht von solchen so genannten kulturellen Faktoren abhängig, sondern von spezifischen Akteurkonstellationen und deren aufeinander bezogenen Situationsinterpretationen. So wird auch verständlich, wieso in den unterschiedlichsten Konflikten einzelne Parteien auf die Menschenrechte verweisen können, um ihre Positionen zu bekräftigen.

Die sozialanthropologische Fragestellung gilt also den Bedingungen solch unterschiedlicher Aneignungs- und Nichtaneignungsprozesse; sie gilt den Prozessen, die dazu führen, dass bestimmte Normen in bestimmten Situationen von bestimmten Akteuren angeeignet und genutzt werden, von anderen Akteuren aber nicht, und sie fragt weiter, welche Folgen dies für deren Inklusion oder Exklusion aus weiteren sozialen Zusammenhängen hat. So kann man sich z. B. vorstellen, dass die Verweigerung gegenüber transnationalen Normen bei einem in globalen Zusammenhängen marginalisierten Akteur zu dessen weiterer Isolation führt, bei einem zentralen Akteur aber ohne Folgen bleibt. Gleichzeitig kann man sich vorstellen, dass von einer globalen moralischen Ökonomie „vergessene" Gruppen weit weniger die Möglichkeit haben, eventuell aber auch weniger veranlasst sind, ihre Belange in der Sprache transnationaler Normen zu formulieren und somit die Implikationen dieser Normen zu übernehmen. Letztlich sind solch transnationale Normen die Sprache eben dieser globalen moralischen Ökonomie geworden, in der lokale Belange mit internationalen Foren verknüpft werden, und in der die Aufmerksamkeitsstrukturen einzelner Öffentlichkeiten über Moden und Möglichkeiten entscheiden. Die Möglichkeit der Nichtaneignung kann also sehr unterschiedliche Grundlagen und somit auch sehr unterschiedliche soziale Folgen im Hinblick auf Inklusion und Exklusion aus eben jener globalen moralischen Ökonomie haben.

Komplexer sind hierbei die Formen und Folgen der Inklusion, denn hier kommt die Dialektik zwischen Anpassung und Wandel zum tragen, die Frage also, wie sehr die Aneignung von transnationalen Normen dazu zwingt, das weitere normative Gepäck, wie z. B. den spezifischen Personenbegriff etc. mit zu übernehmen, oder inwiefern sich Normen durch ihre Nutzung in neuen Kontexten wandeln. Komplexer noch als die Nichtaneignung sind also auch die unterschiedlichen Formen der Aneignung. Diese unterscheiden sich sowohl nach der strukturellen Position der aneignenden Akteure in globalen und lokalen Machtbeziehungen, als auch situativ je nach Akteurskonstellation und Anliegen.[1] So ist nicht nur die Auswahl der Normen, die angeeignet werden, selektiv und unsystematisch; vielmehr sind auch die Aneignungsprozesse in jedem Fall unterschiedlich und abhängig davon, wie Definitionsmacht über Situationsinterpretationen und deren In-Bezugsetzung zu einzelnen Normen etabliert werden kann. Diese Prozesse entscheiden darüber, wie spezifische normative Ordnungen dominant werden.

Schlussfolgerungen

Kann man die Frage nach dem Konflikt zwischen partikularen Wertvorstellungen und universalen Menschenrechten also umformulieren als die Frage nach den Bedingungen unter denen einzelne Menschenrechte angeeignet, wie sie interpretiert und auf welche Sachverhalte sie bezogen werden? Der hier vorgeschlagene Aneignungsbegriff verortet Normgeltung in unterschiedlich strukturierten sozialen Aushandlungsprozessen, die von den jeweils relevanten Machtfigurationen bestimmt sind. Für die Frage nach dem Verhältnis von universellen und partikularen Normen und Werten bedeutet ein solcher Aneignungsbegriff, dass Partikularität auch als Prozess und somit als Partikularisierung verstanden werden muss, und ebenso Universalität als Universalisierung, die freilich notwendig immer unabgeschlossen bleibt.

---

[1] Hier muss man auch auf den Begriff des Forum shoppings (s. Vairo 2008) verweisen, der darauf verweist, wie Konfliktparteien versuchen, die jeweils für sie günstigsten Normen bzw. Konfliktregelungsforen zu nutzen, das heißt diejenigen Normen und Foren, die ihr Anliegen im spezifischen Fall am besten untermauern. Die Möglichkeiten solchen Forum shoppings sind freilich auch strukturell ungleich, als es die mächtige Konfliktpartei leichter vermag, einen Konflikt vor das Forum zu bringen und unter den Normen verhandeln zu lassen, welche ihre Position affirmieren.

Der Umgang mit Normkonflikten bleibt freilich zentrales Problem, denn auch wenn man die Gegenüberstellung von universellen und partikularen Werten problematisiert, so bleiben Normkonflikte doch bestehen, in denen u. a. auf diese Gegenüberstellung und die unterschiedlichen damit verbundenen Wertungen (Kulturrelativismus vs. Universalismus) Bezug genommen wird. Unter Umständen bietet aber die Dekonstruktion der Universalisierungs- und Partikularisierungsprozesse einen genaueren Rahmen zur Beurteilung solcher Normkonflikte. Der Aneignungsbegriff bietet die Möglichkeit, die Analyse von Normkonflikten zu entkulturalisieren und einen differenzierten und empirisch gesättigten Blick auf diese Prozesse zu werfen. Dies ist deswegen wichtig, weil mit der Zuschreibung von gesamten Normkomplexen zu spezifischen sozialen Gruppen die normative Heterogenität aller sozialen Gruppen und die in ihnen immer gegenwärtigen Aushandlungen über Norm- und Situationsinterpretationen aus dem Blick geraten. Damit aber findet eine Essentialisierung statt, die die Analyse der eigentlichen Prozesse, in denen einzelne normative Ordnungen oder auch nur Norm- und Situationsinterpretationen dominant werden, verstellt, sodass eben die Normkonflikte nicht mehr verstanden werden können.

Literatur

Baxi, U. (1998): „Voices of suffering and the future of human rights". In: Transnational Law and Contemporary Problems 8, S. 126–175.

Baxi, U. (2004): „Rule of Law in India". In: Peerenboom, R. (Hrsg.): *Asian discourses of rule of law, Theories and Implementation of Rule of Law in Twelve Asian Countries, France and the US.* London, New York: Routledge, S. 324–345.

Benda-Beckmann, F. von (2002): „Who's afraid of legal pluralism". In: Journal of Legal Pluralism 47, S. 37–82.

Benda-Beckmann, F. von (1991): „Pak Dusa's Law. Thoughts on legal Knowledge and Power". In: Berg, E., Lauth, J., Wimmer, A. (Hrsg.): *Ethnologie im Widerstreit.* München: Trickster, S. 215–227.

Benhabib, S. (2004): *The Rights of Others, Aliens, Residents and Citizens.* Cambridge: Cambridge University Press.

Bhabha, H. K. (1994): *The Location of Culture.* London: Routledge.

Bourdieu, P. (1976): *Entwurf einer Theorie der Praxis.* Frankfurt a. M.: Suhrkamp.

Certeau, M. de (1988): *Die Kunst des Handelns.* Berlin: Merve.

Cowan, J., Dembour, M.-B., Wilson, R. (2001): „Introduction". In: Cowan, J., Dembour, M.-B., Wilson, R. (Hrsg.): *Culture and Rights: Anthropological Reflections.* Cambridge: Cambridge University Press, S. 1–26.

Cover, R. (1993): „Nomos ans Narrative". In: Minow, M., Ryan, M., Sarat, A. (Hrsg.): Narrative, Violence and the Law. The Essays of Robert Cover. Ann Arbor: Michigan University Press, S. 95–172.

Derrida, J. (1991): „Signature, Event, Context". In: Kamuff P. (Hrsg.): *A Derrida Reader: between the Blinds.* New York: Columbia University Press, S. 80–111.

Dezaley, Y., Garth B. G. (Hrsg.) (2002): *Global Prescriptions: the Production, Exporta-tion, and Importation of a New Legal Orthodoxy*. Ann Arbor: University of Michigan Press.

Fitzpatrick, P. (1983): „Law, Plurality, and Underdevelopment". In: Sugarman, D. (Hrsg.): *Legality, Ideology and the State*, London: Academic Press, S. 159–182.

Garth, B. G., Dezalay, Y. (1996): *Dealing in Virtue: International Commercial Arbitra-tion and the Construction of a Transnational Legal Order*. Chicago: University of Chicago Press.

Giddens, A. (1995): *Die Konsequenzen der Moderne*, Frankfurt a. M.: Suhrkamp.

Hannerz, U. (1987): „The World in Creolisation". In: Africa 57, S. 546–559.

Hannerz, U. (1992): *Cultural Complexity. Studies in the Social Organisation of Meaning*. New York, Chichester: Columbia University Press.

Keck, M. E., Sikkink K. (1998): *Activists Beyond Borders: Advocacy Networks in Inter-national Politics*. Ithaca: Cornell University Press.

Levitt, P., Merry, S. (2009): „Vernacularization on the Ground: local use of global women's rights in Peru, China, India and the United States". In: Global Networks 4/9, S. 441–461.

Li, T. M. (2009): „The Law of the Project: Government and Good Governance at the World Bank in Indonesia". In: Benda-Beckmann, F. von, Benda-Beckmann, K. von, Eckert, J. (Hrsg.): *Rules of Law and Laws of Ruling*. Aldershot: Ashgate, S. 237–256.

Merry, S. (2006): „Transnational Human Rights and Local Activists: Mapping the Middle". In: American Anthropologist 108, S. 38–51.

Michelutti, L. (2007): *The Vernacularisation of Democracy: Politics, Caste and Religi-on in India*. London, New York: Routledge.

Modood, T., Werbner, P. (Hrsg.) (1997): *Debating Cultural Hybridity: Multi-Cultural Identities and the Politics of Anti-Racism*. London: Zed Books.

Pieterse, J. N. (1996): „Three Paradigms of Globalization". In: EPW 8.6., S. 1389–1393.

Rajagopal, B. (2003): *International Law from below: Development, Social Movements, and third World Resistance*. Cambridge: Cambridge University Press.

Robertson, R. (1994): „Globalization or Glocalization?". In: The Journal of Internatio-nal Communication 1/1, S. 33–52.

Robertson, R. (1992): *Globalization. Social theory and Global Culture*. London: Theo-ry, Culture & Society.

Robertson, R. (1995): „Glocalization: Time-Space and Homogeneity-Heterogeneity". In: Featherstone, M., Lash, S., Robertson, R. (Hrsg.): *Global Modernities*. London: Theory, Culture & Society, S. 91–107.

Santos, B. de Sousa, Rodriguez-Garavito, C. A. (2006): „Law, Politics and the Subaltern in Counter-Hegemonic Gobalization". In: Santos, B. de Sousa, Rodriguez-Garavito, C. A. (Hrsg.): *Law and Globalisation from below. Towards a Cosmopolitan Legality*. Cambridge: Cambridge University Press, S. 1–26.

Schiffauer, W. (2004): „Anthropologie als Kulturwissenschaft". In: Jaeger, F., Straub, J. (Hrsg.): *Handbuch Kulturwissenschaften*. Bd. II.: *Kultur in der Wissenschaft*. Stutt-gart, Weimar: Metzler, S. 235–256.

Swidler, A. (1986): „*Culture* in action: symbols and strategies". In: American Sociolo-gical Review 2/51, S. 273–286.

Strathern, M. (1991): *Partial Connections*. Savage Maryland: AltaMiraPress.

Vairo, G. M. (2008): „International Forum Shopping in Human Rights Cases". In: The National Law Journal (21.02.2008).

Wallerstein, I. (1974): *The Modern World System*. New York, London: Academic Press.

Weilenmann, M. (2005): „Project Law? Normative Orders of Bilateral Development Cooperation and Social Change". In: Benda-Beckmann, F. von, Benda-Beckmann, K. von, Griffith, A. (Hrsg.): *Mobile People, Mobile Law: Expanding Legal Relations in a Contracting World*. Aldershot: Ashgate, S. 233–255.

Wolf, E. (1982): *Europe and the People without History*. Berkeley: University of California Press.

http://tagung2009.dgv-net.de/Thema.html – Stand: April 2010.

Die Entstehung der Menschen- und Bürgerrechte

Protestantische Genealogien und historische Soziologie[1]

Matthias Koenig

Für den Begriff der Menschenrechte ist der Anspruch auf universelle Geltung konstitutiv. Was immer man im Einzelnen als materialen Inhalt der Menschenrechte betrachtet, ihrer Form nach bezeichnen sie Rechte, die Menschen allein qua ihres Menschseins besitzen, die unveräußerlich sind und jeder positiven Rechtsordnung vorausliegen. Ihre Geltung rechtfertigt man nicht, indem man auf historisch gewachsene Konventionen, Sitten oder Gesetze einer bestimmten, partikularen Gemeinschaft, sondern auf legitime Ansprüche aller Menschen verweist. Heute entspricht dem universellen Geltungsanspruch der Menschenrechte eine geradezu globale Dynamik ihrer Institutionalisierung. Hatten Menschenrechte zunächst im Gefolge der Amerikanischen und Französischen Revolution als Bürgerrechte Eingang in die Verfassungen moderner Nationalstaaten gefunden, wurden sie mit der UN Charta (1945), der Allgemeinen Erklärung der Menschenrechte (1948) und einer Vielzahl daran anknüpfender völkerrechtlicher Konventionen zum Ordnungsprinzip einer im Entstehen begriffenen Weltgesellschaft (vgl. Koenig 2005).

Bekanntlich ist der universale Geltungsanspruch von Menschenrechten nicht unumstritten geblieben. Bereits in der innereuropäischen Reaktion auf die Französische Revolution wurde er von Autoren wie Edmund Burke scharf kritisiert.

---

[1] Dieser Beitrag geht auf einen Vortrag zurück, den ich am 27. Oktober 2008 auf der Tagung „Spurenlese – Wirkungen der Reformation" an der Martin-Luther-Universität Halle-Wittenberg gehalten habe.

Heute, im Zusammenhang der weltgesellschaftlichen Institutionalisierung der Menschenrechte, wird er vor allem mit Blick auf kulturelle Vielfalt in Frage gestellt. Wie die politischen Debatten auf der Wiener Menschenrechtskonferenz (1993) zeigen, sieht sich der Universalismus der Menschenrechte mit dem Partikularismus kultureller Traditionen konfrontiert. Auch die philosophische Debatte über Menschenrechte wird (zumindest teilweise) als Kontroverse zwischen universalistischen und partikularistischen oder auch relativistischen Theorien der Normgeltung und -begründung geführt. Die Positionen unterscheiden sich dabei nicht nur darin, ob sie die Existenz universal gültiger Normen anerkennen oder die Geltung von Normen auf partikulare Gemeinschaften beschränken, sondern auch darin, ob sie diese in starken, metaphysischen oder anthropologischen Vorannahmen begründen oder sie auf schwache, pragmatische oder sprachphilosophische Argumente stützen (vgl. ähnlich Dunne/Wheeler 1999).

Gewissermaßen querstehend zu dieser Debatte trifft man im öffentlichen Diskurs westlicher Gesellschaften indessen auch auf eine Position, wonach der Universalismus der Menschenrechte seinerseits sich dem Nährboden einer partikularen kulturellen Entwicklung verdankt. Tatsächlich verbindet sich das normative Selbstverständnis der Moderne, als dessen Teil man Menschenrechte deuten kann, oftmals mit einem Stadienbewusstsein, das neben evolutionären Vorstellungen einer moralischen Höherentwicklung auch historische Vorstellungen über die Genese, die „Wurzeln" oder „Ursprünge" der Menschenrechte beinhaltet. Soweit sich solche historischen Narrative mit einem normativen Urteil verbinden, seien sie, einem Vorschlag von Hans Joas folgend, als *Genealogien* der Menschenrechte bezeichnet, die im Modus der Affirmation oder Kritik auftreten und entweder in säkulare oder religiöse Meta-Erzählungen der Moderne eingebettet sein können. Dass jenen Genealogien eine wichtige diskursive Funktion zukommt, zeigen Konstruktionen kollektiver Identität in Debatten um die Grundlagen der Europäischen Verfassung, den Konflikt der Zivilisationen, um die Integration von Einwanderern und nicht zuletzt um die Demokratiefähigkeit des Islam. Es lohnt daher, sie selbst dem distanzierten Blick einer historisch-soziologischen Analyse zu unterwerfen. Genau dies ist das Anliegen des folgenden Beitrags. In seinem Mittelpunkt steht die *protestantische* Genealogie der Menschenrechte, in der Idee und Institution der Menschenrechte in zumeist affirmativem Modus auf die Reformation zurückgeführt werden. Einflussreich ist diese Erzählung, zumindest seit den siebziger Jahren, im theologischen Diskurs,[2] sie ist aber nicht weniger im deutschsprachigen juristischen Diskurs verbreitet. Nicht zuletzt wird der Reformation, zumal in ihrer calvinistischen

---

[2]   So konnte die Nordamerikanische Theologische Kommission des Reformierten Weltbundes formulieren: „Erst die Reformation des 16. Jahrhunderts machte die ‚Freiheit des Christenmenschen' – in der Aufklärung ‚die Menschenrechte' genannt – zu einem geläufigen Begriff." Zitiert nach Bielefeld 1998, S. 120.

Variante, auch im sozialwissenschaftlichen Diskurs der Moderne eine zentrale Stellung im Durchbruch zu politisch-rechtlicher Freiheit zugemessen.[3] Eine kritische Analyse jener Genealogie besitzt insofern auch für die so dringend erforderliche Vergewisserung über methodologische Probleme einer Soziologie der Menschenrechte eine strategische Bedeutung.[4]

Nun zeigt schon ein kursorischer Blick in die umfangreiche Sekundärliteratur, dass als *locus classicus* der protestantischen Genealogie der Menschenrechte die zeitgenössisch einflussreiche und bis heute berühmte Schrift *Die Erklärung der Menschen- und Bürgerrechte* (1895) von Georg Jellinek gilt. Ihre Kernaussagen und deren Variationen bei Ernst Troeltsch und Max Weber sind daher in einem *ersten* Schritt in Erinnerung zu rufen,[5] bevor in einem *zweiten* Schritt zu prüfen ist, wie ihr Aussagegehalt im Spiegel aktueller historisch-soziologischer Forschung zu beurteilen ist. Aufgrund der dabei zu Tage tretenden Streitpunkte ist sodann in einem *dritten* Schritt der historische Entstehungskontext jener Genealogie zu beleuchten, aus dem Rückschlüsse über deren diskursive Funktion gezogen werden können. Der Diskussionsgang wird abschließend zu der Behauptung führen, dass religiöse Genealogien der Menschenrechte zwar durchaus binnenreligiös, kaum aber interkulturell zur Stärkung des universellen Geltungsanspruchs der Menschenrechte beitragen können.

1 Die protestantische Genealogie der Menschenrechte und ihre Entstehung

Zwei Ausgangsthesen sind es zunächst, die Jellinek in seiner Studie von 1895 vertritt. Gegenüber der seinerzeit dominanten Tradition einer säkularen Genealogie der Menschenrechte, in deren Zentrum die Ereignisse der Französischen Revolution standen, entfaltet er die historische These, nicht Rousseaus *Contrat Social* (1762), auch nicht die amerikanische Unabhängigkeitserklärung, sondern die *Virginia Bill of Rights* (1776) und ihre Vorläufer hätten den Abgeordneten der Französischen Nationalversammlung als Vorlage für die *Déclaration des Droits de l'Homme et du Citoyen* von 1789 gedient. Dem entspricht die systematische These, individuelle Freiheitsrechte dienten als Grund und Grenze der Staatsgewalt gegenüber dem Individuum, seien also nicht – wie bei Rousseau – durch die „volonté générale" konstituiert (Jellinek 1974, S. 5–12). Als protestantische Genealogie erweist sich Jellineks Studie nun dort, wo er die

---

[3] Vgl. jüngst auch Headley 2008, der allerdings der Renaissance einen ebenso wichtigen Stellenwert zumisst.

[4] Zu den wichtigsten Desiderata vgl. Somers/Roberts 2008.

[5] Eine ausführlichere Darstellung findet sich in Koenig 2002; ich orientiere mich im Folgenden insbesondere auch an den soziologiegeschichtlichen Überlegungen von Friedrich Wilhelm Graf (Graf 2002) und Hans Joas (Joas 2003).

weitergehende Frage aufwirft, woher ihrerseits jene amerikanische Idee der verfassungsrechtlichen Garantie natürlicher, d. h. nicht vererbbarer, Grundrechte stamme. Auf die angelsächsische Tradition des „common law" könne sie nicht zurückgeführt werden, auch nicht auf die naturrechtliche Tradition, wohl aber auf den Kampf unabhängiger puritanischer Sekten um die Freiheit des religiösen Bekenntnisses. Gewissensfreiheit, genauer die positive genauso wie die negative Religionsfreiheit seien historisch und systematisch als das erste, originäre Grundrecht zu betrachten, durch das dem Individuum eine gegenüber der Staatsgewalt abgegrenzte Sphäre geschaffen worden sei. Die verfassungsrechtliche Verankerung genau dieses Grundrechts in den amerikanischen Kolonien sei die Geburtsstunde positiver Menschenrechte schlechthin. Zwar sei der Menschenrechtskatalog später angesichts politischer und ökonomischer Umstände material erweitert worden, insgesamt sei aber festzuhalten, dass, so der viel zitierte Kernsatz, „die Idee, unveräußerliche, angeborene, geheiligte Rechte des Individuums gesetzlich festzustellen, nicht politischen, sondern religiösen Ursprungs" sei (Jellinek 1974, S. 53).

Jellineks protestantische Genealogie der Menschenrechte, die bereits zeitgenössisch ein breites Echo fand, wurde insbesondere von seinen Heidelberger Kollegen und Freunden Ernst Troeltsch und Max Weber aufgegriffen, von beiden allerdings auch anders zugeschnitten. Man denke nur an Troeltsch. Anders als Jellinek, der sich auf die Geschichte von Rechts*institutionen* im engeren Sinne konzentrierte, weitet Troeltsch den Blick auf die *Ideen* des modernen Naturrechts, die er als Grundlage der Menschenrechte in Anschlag bringt. Diese Ideen versucht er unter Rückgriff auf seine typologische Unterscheidung von „Kirche", „Sekte" und „Mystik" auf das christliche Sozialideal der „Vereinigung eines radikalen religiösen Individualismus mit einem ebenso radikalen religiösen Sozialismus" zu beziehen (Troeltsch 1911, S. 169; 1912, S. 967). Aus den Quellen des stoischen Natur-, Vernunft- und Menschheitsideals und der christlichen Idee einer universalen Liebesgemeinschaft freier Menschen sei im Typus der „Kirche" die Idee eines christlichen Naturrechts entstanden, in dem zwei Momente beschlossen lägen: die kritische Rationalität überpositiver Normen eines „absoluten Naturrechts" und deren Relativierung durch die Vorläufigkeit weltlicher Ordnungen im „relativen Naturrecht". Die stoisch-christliche Vorstellung eines am absoluten Naturrecht lediglich zu messenden relativen Naturrechts, so Troeltsch, habe noch im mittelalterlichen Katholizismus sowie im Luthertum und Altcalvinismus das christliche Sozialideal mit den weltlichen Ordnungen zu vermitteln vermocht. Im Calvinismus hingegen, v. a. aber im Typus der „Sekten" sei das kritisch-rationale Moment betont und die Verwirklichung des absoluten Naturrechts gefordert worden. Während daraus in der westeuropäischen Kultur die Ideen von religiöser Toleranz und radikaler Demokratie entstanden seien, habe sich schließlich im Typus der „Mystik" die Idee individueller Gewissensfreiheit ausgebildet (Troeltsch 1911, S. 183–189).[6] Damit korrigiert Troeltsch Jellinek dahingehend, dass der Kampf um Religionsfreiheit nicht eigentlich von Calvinisten, sondern vor allem von Quäkern, Baptisten und spiritualistischen Gruppierungen geführt worden sei. „Der Vater der Menschenrechte ist [...] nicht der eigentliche kirchliche Protestantismus, sondern das von ihm gehasste und in die Neue Welt vertriebene Sektentum und der Spiritualismus" (Troeltsch 1911, S. 267).

Max Weber rekurriert in seiner Variante einer protestantischen Genealogie der Menschenrechte sowohl auf Troeltsch als auch auf Jellinek. Anklänge an Troeltsch finden sich insbesondere in Webers Ausführungen zum Naturrecht, das er als „materiales" Substitut für religiös begründetes Recht unter modernen Bedingungen ansieht und dessen „epigrammatische Theatralik [...] der Formulierung der Menschen- und Bürgerrechte in den amerikanischen und französischen Verfassungen [entspricht]" (Weber 1980, S. 496). Das Naturrecht sei deswegen die spezifische Legitimitätsform der revolutionär geschaffenen Ordnungen, weil es

> [...] der Inbegriff der unabhängig von allem positiven Recht und ihm gegenüber präeminent geltenden Normen [ist], welche ihre Dignität nicht von willkürlicher Satzung zu Lehen tragen, sondern umgekehrt deren Verpflichtungsgewalt erst legitimieren. Normen also, welche nicht kraft ihres Ursprungs von einem legitimen Gesetzgeber, sondern kraft rein immanenter Qualitäten legitim sind: die spezifische und einzige konsequente Form der Legitimität eines Rechts, welche übrigbleiben kann, wenn religiöse Offenbarungen und autoritäre Heiligkeit der Tradition und ihrer Träger fortfallen (Weber 1980, S. 497).

Weber an dieser Stelle so ausführlich zu zitieren, lohnt sich deswegen, weil seine Sicht des Naturrechts geradezu paradigmatisch das zum Ausdruck bringt, was Charles Taylor in seinem Buch *A Secular Age* (Taylor 2007) als „Subtraktionsnarrativ" der Säkularisierung bezeichnet hat, als eine Erzählung also, die Säkularisierung als Fortfall eines transzendenten Rahmens deutet. In diesem Substraktionsnarrativ aber spielt der Protestantismus für Weber eine zentrale Rolle. Zwar konzediert er mit Troeltsch (Troeltsch 1912, S. 702, 764 f., Fn. 415) den Einfluss der Aufklärung auf die Vorstellung von „Rechten *jedes* Menschen", doch den Ursprung des revolutionären Naturrechts verortet er letztlich in der religiösen Ethik der innerweltlichen Askese (Weber 1980, S. 286; Weber 1988a, S. 553). Insbesondere der antiautoritäre Grundzug des modernen Naturrechts lasse sich auf die dogmatische Ablehnung der Kreaturvergötterung im asketischen Protestantismus zurückführen – so in der Erstauflage der „Protestantischen Ethik" (Weber 1905, S. 43, Fn. 78, 65 Fn. 130).[7]

---

6 Den Zusammenhang der verschiedenen Sozialgestalten des Christentums mit unterschiedlichen Formen des Naturrechts erläutert Troeltsch auch an verschiedenen Stellen in den *Soziallehren* (Troeltsch 1912, S. 51–54, 171–176, 702). Insbesondere betont er hier die Verwandtschaft des Neucalvinismus zum „modernen klassisch-rationalistischen Naturrecht des Liberalismus" (Troeltsch 1912, S. 762–764).

7 Weber differenziert später zwischen zwei Typen des Naturrechts, dem vor allem auf Vertragsfreiheit und Rechtsgleichheit abstellenden formalen Naturrecht sowie dem auf ethische Normen wie Gerech-

Nun interessieren auch Weber – wie Jellinek – die naturrechtlichen Ideen nur insoweit, als sie institutionell in Menschenrechten positiviert und zur Grundlage der Demokratie wurden.[8] Gerade an diesem Punkt aber ist die Bedeutung des „asketischen Protestantismus", dessen wirtschaftliche Wirkungen er in seiner Studie über *Die protestantische Ethik und den Geist des Kapitalismus* von 1904/5 untersucht hatte, für Weber unbestreitbar. Bereits dort hatte Weber den Calvinismus, bzw. die täuferischen Sekten en passant als die wichtigsten Quellen der verfassungsrechtlichen Positivierung religiöser Toleranz bezeichnet und betont, das Prinzip religiöser Qualifikation der Einzelnen, also der religiöse Individualismus, sei ein „*positiv*-religiöser Grund" für „die Forderung unbedingter Toleranz" (Weber 1905, S. 43, Fn. 78, Hervorh. M.K.). Auch in ‚Kirchen' und ‚Sekten' bindet er das organisatorische Prinzip der „Sekte" eng an die „Forderung der ‚Gewissensfreiheit' als absolut gültigen Rechts des Individuums *gegen* den Staat", der „Trennung von Staat und Kirche" und der „Demokratie" (Weber 1906, S. 578–580).[9] Der antiautoritäre Charakter der Sekten unterscheide diese insbesondere von der „hierokratischen Herrschaft" der Kirche, die sämtliche anstaltsmäßigen Sozialgestalten des Christentums, besonders auch das Luthertum, umfasse. Diese könne zwar die eigene Autonomie gegenüber der politischen Herrschaft behaupten, nicht aber „[e]ine legitime Sphäre des Einzelnen *gegenüber* der Macht der Legitimität der Herrschaft" geschaffen zu haben (Weber 1980, S. 714).

> Auf dem Boden der konsequenten Sekte erwächst also ein als unverjährbar angesehenes „Recht" der Beherrschten, und zwar jedes einzelnen Beherrschten, gegen die, sei es politische, sei es hierokratische, patriarchale oder wie immer geartete Gewalt. Einerlei ob – wie Jellinek überzeugend wahrscheinlich gemacht hat – das älteste, so ist jedenfalls die „Gewissensfreiheit" in diesem Sinn das prinzipiell erste, weil weitestgehende, die Gesamtheit des ethisch bedingten Handelns umfassende, eine Freiheit von der Gewalt, insbesondere der Staatsgewalt, verbürgende „Menschenrecht",– ein Begriff, der in dieser Art dem Altertum und Mittelalter ebenso unbekannt ist wie etwa der Staatstheorie Rousseaus mit ihrem staatlichen Religionszwang. Ihm gliedern sich die sonstigen „Menschen"-, „Bürger"- oder „Grundrechte" an: vor allem das Recht auf freie Wahrnehmung der eigenen ökonomischen Interessen – innerhalb der Schranken eines in abstrakten [Normen abgefassten], für Jeden gleichmäßig geltenden Systems von garantierten Rechtsregeln: nach eigenem Ermessen, – dessen wichtigste Unterbestandteile die Unantastbarkeit des individuellen Eigentums, die Vertragsfreiheit und die Freiheit der Berufswahl sind (Weber 1980, S. 725 f.).

---

tigkeit und Menschenwürde zielenden materialen Naturrecht (Weber 1980, S. 498–591; 507).

[8] Nach eigener Auskunft verdankt Weber Jellinek neben methodologischen Einsichten die „Anregung zur erneuten Beschäftigung mit dem Puritanismus" (Weber 1905, S. 43, Fn. 78); dessen „Nachweis religiöser Einschläge in der Genesis der ‚Menschenrechte' für die Untersuchung der Tragweite des Religiösen überhaupt auf Gebieten, wo man sie zunächst nicht sucht" sei ihm eine „wesentlichste Anregung" gewesen (Weber 1963, S. 15). Zum Verhältnis von Weber, Jellinek und Troeltsch vgl. Ouédraogo 1996, S. 32–34, Ouédraogo 2004 sowie den Beitrag von Stefan Breuer in Anter 2004.

[9] Dies gesteht auch Troeltsch noch zu, der die Toleranz als „logische Folge" des Kongregationalismus und des Freikirchentums deutet (Troeltsch 1912, S. 758–761).

Ähnlich eng wie in Sachen Menschenrechten folgt Weber Jellinek übrigens auch in seiner Analyse der Entstehung der modernen Demokratie. Wie dieser (Jellinek 1914, S. 720–724) meint er, dass die protestantischen Sekten in Nordamerika die Entstehung demokratischer Herrschaft und Verwaltung begünstigt hätten; *erstens* weil ihr organisatorisches Prinzip einer antiautoritären, voluntaristischen Gemeinschaftsbildung eine „Wahlverwandtschaft" zu den Strukturmerkmalen der Demokratie besessen habe (Weber 1980, S. 724), und *zweitens* weil – ganz im Sinne von Alexis de Tocqueville – der religiöse Pluralismus als solcher eine institutionelle Komponente der amerikanischen Demokratie sei (Weber 1982, S. 312).

Der protestantischen Genealogie von Menschenrechten und Demokratie, das ist abschließend zu ergänzen, gibt Weber im Unterschied zu Jellinek allerdings eine tragische Wendung.[10] Die paradoxe Folge der Positivierung „subjektiver öffentliche[r] Rechte" sei nämlich die zweckrationale Verfügbarkeit des Rechts, d. h. eine höhere Berechenbarkeit von Handlungschancen, die sowohl bürokratischen als auch kapitalistischen Herrschaftsinteressen entgegenkomme und letztlich, zumindest dort, wo das radikalprotestantische Ethos verloren gegangen sei, in einen fundamentalen Freiheitsverlust einmünde, den Weber – als Liberaler, der er stets auch war (vgl. Draus 1995) – politisch nur beklagen konnte.

Wie geläufig uns heute diese protestantische Genealogie der Menschenrechte erscheint, deutet auf die enorme Wirkungsgeschichte hin, die sowohl Jellinek (vgl. Stolleis 2000) als auch Troeltsch und Weber zuteil wurde. In der Rechtswissenschaft wurde ihr bereits von Carl Schmitt der Status einer „herrschenden Auffassung" attestiert (Schmitt 1928, S. 157). Vor allem aber in soziologischen Modernisierungstheorien wurde sie, wenn auch um etliche historische Details und Nuancen ärmer als bei Jellinek, Troeltsch und Weber, zu einer Standarderzählung der politischen Moderne.[11] Und ein so einflussreicher Autor wie José Casanova kann formulieren: „Religious freedom, in the sense of freedom of conscience, is chronologically the first freedom as well as the precondition of all modern freedoms [...]" (Casanova 1994, S. 40). Doch wie ist es um die Plausibilität dieses Deutungsmusters bestellt? Sind die kausalen Zurechnungen von Jellinek, Troeltsch und Weber angesichts des heutigen (oder gar damaligen) Kenntnisstands ohne Weiteres haltbar? Dies sind die Fragen, auf die im folgenden zweiten Teil in gebotener Kürze einzugehen sein wird.

---

[10] Vgl. dazu die Weber-Lektüre von Stefan Breuer 1999 und 2006 sowie Brugger 1980.
[11] Um nur ein prominentes Beispiel zu nennen, sei hier auf Talcott Parsons' *System of Modern Societies* verwiesen; Parsons 1971. Vgl. auch Stackhouse 1984, v. a. Kapitel 2 und 3; kritisch zu diesem Deutungsmuster Zaret 1989.

2 Religion und Menschenrechte in historisch-soziologischer Perspektive

Historische Stofffülle und historisch-soziologischer Kenntnisstand sind mittlerweile so umfangreich, dass es im Folgenden um nicht mehr als einige Andeutungen von Forschungstendenzen und -kontroversen gehen kann. Schon sie aber zeigen, dass die protestantische Genealogie der Menschenrechte alles andere als unstrittig ist.

Ein *erster* Streitpunkt setzt bereits mit Emile Boutmys Reaktion auf Jellinek ein und betrifft das Verhältnis von französischer und amerikanischer Menschenrechtserklärung. Liest man die parlamentarischen Akten der Nationalversammlung aus den Jahren 1789–1791 und die Fülle von Menschenrechtserklärungen der Revolutionsperiode (vgl. Baecque et al. 1988) so detailliert, wie Marcel Gauchet (Gauchet 1989) dies getan hat, wird deutlich, dass die französischen Abgeordneten ausgesprochen kontrovers über das Vorbild der amerikanischen Menschenrechtserklärungen diskutierten. Konnte in den amerikanischen Siedlerkolonien eine natürliche Gleichheit der Individuen als gegeben unterstellt werden, so musste sie gegenüber dem Ancien Régime politisch begründet werden, so dass erst hier die Menschenrechte jene enge Bindung mit dem Prinzip der Volkssouveränität eingingen, die für ihre weitere Geschichte so charakteristisch war (Gauchet 1989, S. 36–59). Die universelle Idee der Menschenrechte war, so scheint es, in einem transatlantischen Diskursraum präsent, ihre politisch-rechtliche Institutionalisierung hat aber, was angesichts neuerer Diskussion um multiple Modernitäten nicht überraschen kann (z. B. Eisenstadt 1992), je spezifische, kontextabhängige Pfade eingeschlagen.

Ein *zweiter* Streitpunkt, der eng mit dem USA-Frankreich-Vergleich zu tun hat, aber auch die deutsche Situation ins Spiel bringt, betrifft das Verhältnis von Reformation, Freiheit und Menschenrechten. Vor allem Peter Blickle (Blickle 2003) hat in seiner Analyse des Wechselspiels von Leibeigenschaft und Freiheitsforderungen der deutschen Landbevölkerung auf die Bedeutung der Unrechtserfahrungen hingewiesen, die schon im Deutschland des 16./17. Jahrhunderts als „Sklaverei" und damit als Verletzung von „Menschenrechten" gebrandmarkt und zum Ausgangspunkt für Forderungen nach Freiheit, Eigentum und Bürgerrechten wurden. Nicht von ungefähr war die Abschaffung der Leibeigenschaft eine der wichtigsten Forderungen im Vorfeld der Französischen Revolution. Wenn man auf *diese* Geschichte der Menschenrechte abstellt, tritt, wie Blickle dezidiert gegen Jellinek betont, das Primat der Religionsfreiheit deutlich in den Hintergrund. Überhaupt erscheint die Reformation, die gerade in ihrer lutherischen Variante Leibeigenschaft eher legitimierte, denn kritisierte, in einem anderen, weniger strahlenden Licht. Und so zitiert Blickle die Worte Thomas Manns: „Luther war ein Freiheitsheld, aber ein Freiheitsheld im deutschen Stil, denn er verstand nichts von Freiheit" (Blickle 2003, S. 251). Auch wenn man Blickles Polemik beiseite lässt, ist unübersehbar, dass die gegenwärtige historisch-soziologische Forschung, wenn sie denn die Frage nach den politisch-rechtlichen Folgen der Reformation aufgreift, sich ganz anderen Themen zuwendet als denen von Freiheit und Menschenrechten. Im Mittelpunkt steht vielmehr zweierlei: *Einerseits* der Beitrag der Reformation, vor allem des Calvinismus, zur Sozialdisziplinierung in der frühen Neuzeit, wie ihn Philip Gorski (Gorski 2003) mit Rückgriff auf die geschichtswissenschaftliche Konfessionalismusliteratur und in Foucault'scher Erweiterung von Webers Analyse innerweltlicher Askese rekonstruiert hat; *andererseits* der Beitrag der Reformation, vor allem des Luthertums, zur Begründung der Ideen staatlicher Souveränität im Ausgang des Dreißigjährigen Krieges (Philpott 2001). Sucht man heute in der historischen Soziologie nach Spuren der Reformation, so führen diese also eher zu den Anfängen der Expansion moderner Staatsgewalt, denn zu deren menschenrechtlicher Begrenzung.

Ein *dritter* Streitpunkt schließlich betrifft die in der protestantischen Genealogie der Menschenrechte implizierten sozialtheoretischen Annahmen. Die historischen Erzählungen von Jellinek, Troeltsch und Weber weisen einen gewissen „neo-idealistischen" Zug auf, den Friedrich Wilhelm Graf (Graf 2002, S. 48) als Merkmal des Heidelberger Kreises erkannt hat. Zwar betont Jellinek bekanntlich, Ideen als solche bewirkten nichts, es müssten vielmehr die Kräfte des geschichtlichen Lebens hinzutreten. Und dass Webers historische Soziologie neben den Ideen auch die Interessen (und Institutionen) im Blick hatte, versteht sich von selbst. Doch diese methodologische Einsicht haben beide für die Analyse der Entstehung der Menschenrechte, genauer gesagt der Ursprünge der Religionsfreiheit, jenes vermeintlich erste aller Grundrechte, nicht fruchtbar gemacht.[12] Auch Troeltsch, der gegenüber Jellinek hervorhob, dass nicht die Puritaner, sondern die in der Minderheit befindlichen Quäker, Baptisten und Spiritualisten entscheidende Trägergruppe der Religionsfreiheit waren, konzentriert sich auf die Wirkung religiöser Ideen.

Demgegenüber rückt die aktuelle historisch-soziologische Literatur andere treibende Kräfte der Entwicklung in den Vordergrund, nämlich die Interessen (vgl. schon Finke 1990). Die radikalste Position wurde in dieser Hinsicht kürzlich von Anthony Gill (Gill 2008) vertreten. Als Vertreter der „new religious economics", die von einer grundsätzlich plural strukturierten Nachfrage nach religiösen Gütern ausgehen und sich vor diesem Hintergrund für die Angebotsstruktur religiöser Märkte interessieren, formuliert er, verkürzt dargestellt, folgende theoretische Propositionen: (a) Religiöse Mehrheiten haben grundsätzlich ein Interesse an Sicherung ihres Monopols und staatlicher Regulierung; (b)

---

[12] So z. B. Carl Schmitt „Denn damit [mit der Religionsfreiheit] ist das fundamentale Verteilungsprinzip aufgestellt: der einzelne als solcher ist Träger eines absoluten Wertes und bleibt mit diesem Wert in seiner privaten Sphäre; seine private Freiheit ist infolgedessen etwas prinzipiell Unbegrenztes; der Staat ist nur Mittel und daher relativ, abgeleitet und in jeder seiner Befugnisse begrenzt und von Privaten kontrollierbar" (Schmitt 1928, S. 159).

religiöse Minderheiten haben grundsätzlich ein Interesse an Religionsfreiheit und staatlicher Deregulierung; (c) staatliche Eliten sind primär an Sicherung ihrer Macht und, davon abgeleitet, an militärischem Erfolg, ökonomischer Prosperität und ideologischer Legitimation interessiert. Aus diesen allgemeinen Interessenlagen leitet Gill die spezifischen Bedingungen ab, unter denen es zur Institutionalisierung von Religionsfreiheit kommt; religiöse Pluralisierung gehört ebenso dazu wie die Stabilisierung staatlicher Herrschaft. Die Plausibilität dieses Modells dokumentiert er in historisch-soziologischen Analysen der Durchsetzung von Religionsfreiheit, die allesamt zeigen, dass nicht theologische Motive religiöser Gruppierungen, sondern ihre jeweilige politisch-religiöse Situation sie zu Trägern der Forderung nach Religionsfreiheit haben werden lassen. Dies gilt allen voran für die Puritaner, die bei Gründung der Einzelstaaten nicht weniger auf eine konfessionelle Homogenität des Gemeinwesens abstellten als die politischen Eliten Alteuropas (vgl. auch Hanson 1998). Religiöse Verfolgung oder zumindest eine Zwangsbesteuerung religiöser Minderheiten war in nahezu allen Einzelstaaten – bis eben auf Rhode Island – die Folge.[13] Wenn sich in den Kolonien dennoch Religionsfreiheit durchsetzte, so deswegen weil bei politischen Eliten zunehmend das Interesse an Handel, Mobilität und fortgesetzter Immigration überwog, was sie zu Koalitionspartnern der religiösen Minderheiten machte, gleich ob diese Calvinisten, Anglikaner oder Katholiken waren. Selbst Madison und Jefferson mussten nach mehrfachem Scheitern ihrer Gesetzesvorschläge ökonomische Argumente ins Feld führen, um eine Mehrheit für die Verabschiedung der *Virgina Bill of Rights* zu gewinnen (vgl. Gill 2008, S. 198).

Die Tragfähigkeit seines Modells veranschaulicht Gill auch anhand von Lateinamerika und der ehemaligen Sowjetunion. Man könnte es im Übrigen sogar auf die Institutionalisierung von Menschenrechten im post-Westfälischen Staatensystem übertragen; denn auch dort waren es religiöse Nichtregierungsorganisationen, die sich – gerade im Falle amerikanischer Pfingstkirchen – nicht zuletzt aufgrund ihrer missionarischen Eigeninteressen für Religionsfreiheit einsetzen, dann aber im Laufe ihres Engagements unverhoffte Allianzen, etwa mit der Frauenbewegung, entdeckten, wodurch sie überhaupt erst zu Trägern der Menschenrechtsidee in einem anspruchsvolleren Sinne wurden (vgl. dazu Hertzke 2004). Bei aller Kritik, die an diesem vielleicht zu eindimensionalen theoretischen Modell geübt werden kann, macht es doch darauf aufmerksam, dass die Behauptungen der protestantischen Genealogie der Menschenrechte im Rahmen einer multikausalen Konstellationsanalyse mindestens zu modifizieren sind. Die Bedeutung der Reformation bestand womöglich primär darin, dass sie den Auftakt zu einer enormen Pluralisierungsdynamik innerhalb der Chris-

---

[13] Roger Williams' Rhode Island, auf das sich Jellinek kapriziert (vgl. auch Joas 2003), war ein beinahe singulärer Sonderfall inmitten der durch calvinistische oder anglikanische Staatskirchentümer und teils harsche Maßnahmen gegen religiöse Dissidenten gekennzeichneten amerikanischen Kolonien.

tenheit darstellte, zu deren Lösung dann angesichts spezifischer Konflikt- und Interessenkonstellationen neue Rechtsformen, darunter auch Religionsfreiheit und Menschenrechte, formuliert wurden.

3 Der Entstehungskontext der protestantischen Genealogie der Menschenrechte

Angesichts der soeben genannten Streitpunkte liegt die Vermutung nahe, dass die enorme Wirkungsgeschichte der protestantischen Genealogie sich auch der Tatsache verdankt, dass ihr Sinngehalt über eine historisch-soziologische Analyse hinausschießt. Um diesen Sinnüberschuss und mit ihm die diskursive Funktion jener Genealogien zu verstehen, ist es erforderlich, sich deren historischen Entstehungskontext vor Augen zu führen. Hier ist zuvörderst das intellektuelle Milieu des „Weltdorfs" Heidelberg zu nennen, für das Graf (Graf 2002) unter anderen zwei Merkmale namhaft gemacht hat, in denen man Plausibilitätsbedingungen für die protestantische Menschenrechtsgenealogie sehen könnte: nämlich einerseits eine – teils kulturkampfbedingte – Sensibilität für die Kulturbedeutung des Protestantismus und andererseits eine kritische Haltung gegenüber den Liberalisierungs- und Demokratisierungsdefiziten des Kaiserreiches.

Dass das *erste* Charakteristikum des Heidelberger Kreises, nämlich das bereits von Gothein und Sombert artikulierte Interesse an der „Kulturbedeutung des Protestantismus", im Kontext des Kulturprotestantismus steht, ist so bekannt, dass hier zwei Bemerkungen genügen mögen. Einerseits sei an den milieukonformen anti-katholischen Impetus erinnert, den die protestantische Genealogie der Menschenrechte in Zeiten von Kulturkampf und Pastorennationalismus (auch) hatte. Anlass gab es angesichts der Verwerfung von Menschenrechten und Demokratie als Irrlehren im *Syllabus Errorum* ja zweifellos. Vor allem der familiär mit dem Kulturkampf bestens vertraute Weber (vgl. Tyrell 2008) schuf mit seiner Stufenfolge von antikem Judentum, frühem Christentum und asketischem Protestantismus ein idealtypisches Entwicklungsschema, das bis heute der verbreiteten Standarderzählung der Säkularisierung zu Grunde liegt. Andererseits sei betont, dass das Verhältnis aller drei Autoren zum (älteren) Kulturprotestantismus alles andere als ungebrochen war. Insbesondere für Weber gilt, dass das anstaltsmäßige Luthertum und die enge Bindung von Thron und Altar stets seine heftigste Kritik fanden.

Damit ist bereits auf das *zweite* Charakteristikum des Heidelberger Kreises hingewiesen, nämlich die Kritik an Liberalisierungs- und Demokratisierungsdefiziten des Kaiserreiches, die Jellinek, Troeltsch und Weber miteinander verband. Vor allem Jellinek war darum bemüht, die konservative Staatsrechtslehre zu überwinden, die sich nach dem Scheitern zaghafter Versuche der Verankerung von Grundrechten in einzelnen post-napoleonischen Landes- und in der Paulskirchenverfassung von 1848 durchgesetzt hatte und für die Grund- und Menschenrechte allenfalls noch als staatlich gewährte Garantien in Betracht kamen (vgl. Suppé 2002). Nun schied für den durch das Feuer des Historismus gegangenen Jellinek nicht anders als für jene konservativen Rechtspositivisten ein affirmativer Rekurs auf das Erbe des Naturrechts aus methodischen Gründen kategorisch aus. Um die in seinem *System subjektiver öffentlicher Rechte* (1892) entfalteten Abwehrrechte des status negativus, die für ihn gemeinsam mit dem Prinzip der Volkssouveränität definitorischer Bestandteil des modernen Staates waren (vgl. auch Jellinek 1914, S. 323–331, 406–27)[14], nicht lediglich behaupten, sondern begründen zu können, wählte er den oben geschilderten Weg der genealogischen Rekonstruktion. Allen Beteuerungen rein historiographischen Interesses zum Trotz verfolgte er damit die pragmatische Absicht, die Menschenrechte von ihrer im zeitgenössischen Schrifttum verbreiteten Verbindung mit dem Säkularismus der Französischen Revolution zu befreien. Unmissverständlich legt Jellinek dies offen, wenn er festhält, dass nicht die konstitutionelle Garantie von Menschenrechten als solche, sondern der spezifische politische Kontext der Französischen Revolution deren destruktive Folgen erzeugt habe (Jellinek 1974, S. 31, 67). „Was man bisher für ein Werk der Revolution gehalten hat", so heißt es daher an zentraler Stelle, „ist in Wahrheit eine Frucht der Reformation und ihrer Kämpfe." Die protestantische Genealogie der Menschenrechte war somit auch ein Versuch, die Grundrechte in der deutschen Staatsrechtslehre wieder satisfaktionsfähig zu machen.

Sowohl von seinen deutschen als auch seinen französischen Zeitgenossen wurde diese Äußerungen, zumal im Verbund mit Jellineks Ausführungen zu den vermeintlich germanischen Ursprüngen von Freiheiten des Volkes gegenüber dem Staat, als originelle These mit anti-französischer Spitze gelesen. Dabei ist bis heute vielfach unbemerkt geblieben, dass Jellinek mit seiner protestantischen Genealogie der Menschenrechte ein Deutungsmuster reformulierte, das sich gerade linksrheinisch zumindest bis zum deutsch-französischen Krieg von 1870/71 großer Beliebtheit erfreute![15] Schon im April 1802, am Vorabend des Konkordats zwischen Napoleon und dem Vatikan, hatte das Institut de France eine Preisfrage mit dem bezeichnenden Titel gestellt: „Quelle a été l'influence de la Réformation de Luther sur la situation politique des différents États de

---

[14] Zu Jellinek im Kontext der klassischen Staatslehre vgl. Kersten 2000. Dagegen definiert Weber den modernen Staat – ohne Verweis auf das demokratische Souveränitätsprinzip – allein als „anstaltsmäßigen Herrschaftsverband" mit dem „Monopol legitimer physischer Gewaltsamkeit" (Weber 1988b, S. 506, 511; *RS I*, S. 547), insbesondere mit dem Monopol auf „gewaltsame Ausübung von Rechtszwang" (Weber 1980, S. 183); vgl. zu Webers Staatsverständnis Anter 1996.

[15] Damit ist nicht behauptet, dass Jellinek nur bereits vorhandene „Vorbilder" nachgezeichnet hätte (dagegen mit Recht Voigt 2005, S. 168); „Vorläufer" gab es aber durchaus.

l'Europe et sur le progrès des Lumières?" (vgl. dazu Baubérot/Mathieu 2002). Den Preis erhielt der Katholik und Kantianer, Franzose und Mitglied der Göttinger Gesellschaft der Wissenschaften Charles François Dominique de Villers (1765–1815) mit seinem *Essai sur l'esprit et l'influence de la Réformation de Luther*.[16] Das Hauptanliegen dieser Schrift, die über mehrere Jahrzehnte neu aufgelegt und ins Deutsche, Englische und Holländische übersetzt wurde, war es, dem französischen Publikum die Bedeutung der Reformation für die Entstehung des modernen Freiheitsbewusstseins zu vermitteln.[17] Explizit attestiert de Villers hier dem Preußischen Recht, dass in ihm die Prinzipien der Menschenrechte, die 1789 als revolutionärer Durchbruch gefeiert wurden, längst enthalten gewesen seien (Villers 1804, S. 135). Und nicht nur das, er behauptet auch (in weitgehendem Unkenntnis allerdings über die genauen rechtsgeschichtlichen Zusammenhänge), dass das letztlich auf die aus der Reformation hervorgegangenen Sekten zurückgehende Freiheitsbewusstsein in den USA die größte Wirkung entfaltet habe und von hier aus – vermittelt über die von Ludwig XVI. zur Unterstützung gegen England gesendeten französischen Soldaten – den Gang der Französischen Revolution geprägt habe (Villers 1804, S. 198; 1805, S. 232). Insgesamt sei in politischer Hinsicht also zu konstatieren:

> Une révolution politique, semblable à celle de France, ne peut nullement avoir lieu dans les états non-catholiques; les résultats les plus essentiels d'une telle révolution y sont d'avance tout établi (Villers 1804, S. 136).

> Dieß kann uns mit Recht hoffen lassen, daß eine politische Revolution, derjenigen ähnlich, wie wir sie in Frankreich erlebt haben, in den nichtcatholischen Ländern nie Statt finden könne; die wesentlichen Resultate einer solchen Revolution sind unter ihnen schon im Voraus ganz einheimisch (Villers 1805, S. 161).

Der von de Villers in offenkundiger Parallele zu Hegels Geschichtsphilosophie artikulierte Gegensatz zwischen katholisch-klerikalem und protestantisch-freiheitlichem Europa prägte die gesamte liberale französische Geschichtsphilosophie, angefangen von der Madame von Staël, auf die Villers einen unmittelbaren Einfluss ausübte, über François Guizot, Jules Michelet und Edgar Quinet bis hin zu Ernest Renan. In ihr wurde die französische Revolution nämlich als nachgeholte Reformation gedeutet – und genau als solche auf katholischer Seite von Autoren wie Joseph de Maistre und Louis de Bonald abgelehnt. Erst mit Gründung der III. Republik änderte sich die Diskurskonstellation in Frankreich, und an die Stelle des Konfessionsgegensatzes setzten Charles Maurras, Émile Zola und Louis Blanc das Gegenüber von (katholischer) Religion einerseits und republikanischer Laizität andererseits. Damit war in Frankreich eine affirmativ

---

[16]   Villers 1804; deutsche Erstübersetzung Villers 1805.

[17]   Welche Rolle diese Tradition für Jellineks Denken gespielt hat, muss hier offen bleiben. Gänzlich unbekannt kann de Villers seinerzeit jedenfalls nicht gewesen sein, obwohl seine zeitgenössische Prominenz nicht von Dauer sein sollte; vgl. nur Ulrich 1899.

gemeinte säkulare Genealogie der Prinzipien von 1789 entstanden, die in der Sache, wenn auch nicht in der Bewertung von der katholischen Gegenseite und auch der deutschen Staatslehre geteilt wurde. Sie verwarf Jellinek und reaktivierte gewissermaßen das konfessionelle Deutungsmuster, das in Frankreich nunmehr, wie die bekannten Reaktionen von Émile Boutmy zeigen, zunächst heftig abgelehnt wurde und erst nach mehreren Jahrzehnten wieder diskursfähig wurde (vgl. etwa Gauchet 1985).

Die französische Diskurskonstellation verdiente für sich genommen natürlich eine weitaus genauere Betrachtung als an dieser Stelle möglich ist. Doch schon die kurze Skizze unterstreicht nochmals, dass sich die uns geläufige protestantische Genealogie der Menschenrechte – nicht anders als ihre säkulare Genealogie – konfessionellen und nationalen Identitätspolitiken in partikularen Kontexten verdankt, deren historisch-soziologische Rekonstruktion keineswegs schon erschöpfend geleistet ist. Es steht zu vermuten, dass die gegenwärtige Präsenz partikularer Genealogien der universellen Menschenrechte im öffentlichen Diskurs westlicher Gesellschaften ähnliche diskursive Funktionen besitzt.

4   Ausblick

Die vorangehende Diskussion hatte das Ziel, die protestantische Genealogie der Menschenrechte, die sich wissenschaftlich wie öffentlich bis heute einer gewissen Beliebtheit erfreut, kritisch zu diskutieren. Nach knapper Rekapitulation einiger historiographischer Streitpunkte wurde das Argument entfaltet, dass jene Genealogie in ihrem partikularen Entstehungskontext eine spezifische diskursive Funktion gewinnen konnte, von der man vermuten kann, dass sie bis heute wirksam ist. Zwar mag die innerchristliche konfessionelle Spaltungslinie in den Hintergrund getreten sein, die interreligiöse Spaltungslinie zwischen Christentum und Islam erscheint dafür umso deutlicher. Es stellt sich mithin die Frage nach der normativen Bewertung solcher partikularistischer Genealogien, die bislang bewusst ausgeklammert blieb. Zumindest ausblickartig sei sie an dieser Stelle aufgegriffen und versuchsweise dahingehend beantwortet, dass religiöse Genealogien der Menschenrechte durchaus binnenreligiös, kaum aber interkulturell zu deren normativer Geltung beitragen können.

Dass religiöse Erzählungen der Menschenrechte deren binnenreligiöse Akzeptanz erhöhen können, zeigt vor allem die Haltung der katholischen Kirche. Deren vor allem im *Syllabus Errorum* artikulierte Ablehnung von Menschenrechten und Demokratie wurde erst im Umfeld des Zweiten Vatikanischen Konzils aufgegeben und durch eine produktive Vermittlung dieser modernen Ideen mit der eigenen Tradition ersetzt.[18] Ähnliche Vorgänge lassen sich im Übrigen auch für die reformatorische Tradition beobachten. Auch hier dauerte es – Jel-

---

[18]   Vgl. zur Analyse beispielsweise Casanova 2002.

linek, Troeltsch und Weber zum Trotz – bis in die siebziger Jahre, bis von offizieller Seite, nämlich dem lutherischen Weltbund und der Vollversammlung der Reformierten Kirchen eine positive Aneignung der Menschenrechtsidee erfolgte.

Im interkulturellen Gespräch werfen jene religiösen Genealogien der Menschenrechte indessen eher Probleme auf. Zu Recht warnt Heiner Bielefeldt (Bielefeldt 1998, S. 128) daher vor allen essentialistischen Versuchen, nach den eigentlichen „Wurzeln" oder „Ursprüngen" der Menschenrechte zu suchen. Es sei umgekehrt vielmehr so, dass das in Reaktion auf moderne Unrechtserfahrungen entstandene menschenrechtliche Bewusstsein erst die Voraussetzungen dafür geschaffen habe, die humanitären Motive gewissermaßen im Rückblick auch in der eigenen religiösen Tradition aufzuspüren. Qua ihres universalistischen Anspruchs bleibe die Idee der Menschenrechte selbst indessen begründungsoffen und damit für verschiedene Genealogien empfänglich (vgl. in diese Richtung auch Jullien 2008).

Die Soziologie der Menschenrechte könnte in dieser Situation eine andere Tradition ins Feld führen, nämlich jene, die auf Émile Durkheim (Durkheim 1970 [1890]), aber auch Georg Simmel und Norbert Elias zurückgeht und in Menschenrechten, jenem „Kult des Individuums", ein Korrelat des gesellschaftsstrukturellen Wandels von Arbeitsteilung und funktionaler Differenzierung erkennt (vgl. auch Luhmann 1965). Eine normative Begründung der Menschenrechte würde sie damit gewiss nicht liefern können, wohl aber eine Erklärung ihrer Plausibilitätsbedingungen, die ihrer Begründungsoffenheit eher Rechnung trägt als jene protestantischen Genealogien.

Literatur

Anter, A. (1996): *Max Webers Theorie des modernen Staates: Herkunft, Struktur und Bedeutung.* Berlin: Duncker & Humblot.

Anter, A. (Hrsg.) (2004): *Die normative Kraft des Faktischen. Das Staatsverständnis Georg Jellineks.* Baden-Baden: Nomos.

Baecque, A., Schmale, W., Vovelle, M. (1988): *L'an 1 des droits de l'homme.* Paris: Presses du CNRS.

Baubérot, J., Mathieu, S. (2002): *Religion, modernité et culture en France et en Grand-Bretagne.* Paris: Presses Universitaires de Paris.

Bielefeldt, H. (1998): *Philosophie der Menschenrechte. Grundlagen eines weltweiten Freiheitsethos.* Darmstadt: Wissenschaftliche Buchgesellschaft.

Blickle, P. (2003): *Von der Leibeigenschaft zu den Menschenrechten. Eine Geschichte der Freiheit in Deutschland.* München: C.H. Beck.

Breuer, S. (1999): *Georg Jellinek und Max Weber. Von der sozialen zur soziologischen Staatslehre.* Baden-Baden: Nomos.

Breuer, S. (2006): *Max Webers tragische Soziologie. Aspekte und Perspektiven.* Tübingen: Mohr Siebeck.

Brugger, W. (1980): *Menschenrechtsethos und Verantwortungspolitik. Max Webers Beitrag zur Analyse und" Begründung der Menschenrechte*. Freiburg, München: Verlag Karl Alber.

Casanova, J. (1994): *Public Religions in the Modern World*. Chicago: University of Chicago Press.

Casanova, J. (2002): „Civil society and religion: retrospective reflections on Catholicism and prospective reflections on Islam". In: Social Research 68, S. 1041–1080.

Draus, F. (1995): „Max Weber et la liberté". In: Revue européenne des sciences sociales XXXIII (101), S. 123–143.

Dunne, T., Wheeler, N. J. (1999): *Human Rights in Global Politics*. New York: Cambridge University Press.

Durkheim, E. (1970 [1890]): „Les principes de 1789 et la sociologie". In: Fillouc, J.-C. (Hrsg.): *Emile Durkheim. La science sociale et l'action*. Paris: Presses Universitaires de France, S. 215–225.

Eisenstadt, S. N. (1992): „Human Rights in Comparative Perspective". In: Eide, A., Hagtvet, B. (Hrsg.): *Human Rights in Perspective. A Global Assessment*. Oxford: Blackwell, S. 93–112.

Finke, R. (1990): „Religious deregulation: origins and consequences". In: Journal of Church and State 32, S. 609–626.

Gauchet, M. (1985): *Le désenchantement du monde. Une histoire politique de la religion*. Paris: Gallimard.

Gauchet, M. (1989): *La Révolution des droits de l'homme*. Paris: Gallimard.

Gill, A. (2008): *The Political Origins of Religious Liberty*. Cambridge: Cambridge University Press.

Gorski, P. S. (2003): *The Disciplinary Revolution. Calvinism and the Rise of the State in Early Modern Europe*. Chicago: University of Chicago Press.

Graf, F. W. (2002): „Puritanische Sektenfreiheit versus lutherische Volkskirche. Zum Einfluß Georg Jellineks auf religionsdiagnostische Deutungsmuster Max Webers und Ernst Troeltschs". In: ZNThG 9, S. 42–69.

Hanson, C. (1998): *Necessary Virtue: The Pragmatic Origins of Religious Liberty in New England*. Charlottesville: University Press of Virginia.

Headley, J. M. (2008): *The Europeanization of the World. On the Origins of Human Rights and Democracy*. Princeton: Princeton University Press.

Hertzke, A. D. (2004): *Freeing God's Children. The Unlikely Alliance for Global Human Rights*. Lanham: Rowman & Littlefield.

Jellinek, G. (1905): *Das System der subjektiven, öffentlichen Rechte*. Tübingen: Mohr Siebeck.

Jellinek, G.(1914³ [1900]): *Allgemeine Staatslehre*. Berlin: Justus Springer.

Jellinek, G. (1974 [1895]): „Die Erklärung der Menschen- und Bürgerrechte". In: Schnur, R. (Hrsg.): *Zur Geschichte der Erklärung der Menschenrechte*. Darmstadt: Wissenschaftliche Buchgesellschaft, S. 1–77.

Joas, H. (2003): „Max Weber und die Entstehung der Menschenrechte". In: Albert, G. (Hrsg.): *Das Weber-Paradigma*. Tübingen: Mohr-Siebeck.

Jullien, F. (2008): *De l'universel, de l'uniforme, du commun et du dialogue entre les cultures*. Paris: Fayard.

Kersten, J. (2000): *Georg Jellinek und die klassische Staatslehre*. Tübingen: Mohr Siebeck.

Koenig, M. (2002): *Menschenrechte bei Durkheim und Weber. Normative Dimensionen des soziologischen Diskurses der Moderne.* Frankfurt a. M., New York: Campus Verlag.

Koenig, M. (2005): *Menschenrechte.* Frankfurt a. M., New York: Campus.

Luhmann, N. (1965): *Grundrechte als Institution. Ein Beitrag zur politischen Soziologie.* Berlin: Duncker & Humblot.

Ouédraogo, J. M. (1996): „Sociologie religieuse et modernité politique chez Max Weber". In: De l'universalisme, du relativisme et de la modernité. Revue européenne des sciences sociales, Cahiers Vilfredo Pareto XXXIV, S. 25–50.

Ouédraogo, J. M. (2004): „Georg Jellinek, Max Weber, le politique et la tâche de la sociologie des religions". In: Archives de sciences sociales des religions 127, S. 105–137.

Parsons, T. (1971): *The System of Modern Societies.* Englewood Cliffs: Prentice Hall.

Philpott, D. (2001): *Revolutions in Sovereignty. How Ideas Shaped Modern International Relations.* Princeton: Princeton University Press.

Schmitt, C. (1928): *Verfassungslehre.* Berlin: Duncker & Humblot.

Somers, M. R., Roberts, C. N. J. (2008): „Toward a New Sociology of Rights: A Genealogy of ‚Buried Bodies' of Citizenship and Human Rights". In: Annual Review of Law and Social Science 4, S. 385–425.

Stackhouse, M. L. (1984): *Creeds, Society, and Human Rights.* Grand Rapids: William B. Eerdmans.

Stolleis, M. (2000): „Georg Jellineks Beitrag zur Entwicklung der Menschen- und Bürgerrechte." In: Paulson, S. L., Schule, M. (Hrsg.): *Georg Jellinek. Beiträge zu Leben und Werk.* Tübingen: Mohr Siebeck, S. 103–116.

Suppé, R. (2002): *Die Grund- und Menschenrechte in der deutschen Staatslehre des 19. Jahrhunderts.* Berlin: Duncker & Humblot.

Taylor, C. (2007): *A Secular Age.* Cambridge, Mass.: The Belknap Press of Harvard University.

Troeltsch, E. (1911): *Die Bedeutung des Protestantismus für die Entstehung der modernen Welt.* München, Berlin: Oldenbourg.

Troeltsch, E. (1912): *Die Soziallehren der christlichen Kirchen und Gruppen.* Tübingen: Mohr Siebeck.

Tyrell, H. (2008): „Kulturkämpfe in Frankreich und Deutschland und die Anfänge der Religionssoziologie". In: Koenig, M., Willaime J.-P. (Hrsg.): *Religionskontroversen in Frankreich und Deutschland.* Hamburg: Hamburger Edition, S. 97–181.

Ulrich, O. (1899): *Charles de Villers: Sein Leben und seine Schriften. Ein Beitrag zur Geschichte der geistigen Beziehungen zwischen Deutschland und Frankreich.* Leipzig: Dieterich.

Villers, C. de (1804): *Essai dur l'esprit et l'influence de la Réformation de Luther.* Paris: Henrichs.

Villers, K. (1805): *Versuch über den Geist und den Einfluß der Reformation Luthers. Gekrönte Preisschrift.* Hamburg: Benjamin Gottlob Hofmann.

Voigt, F. (2005): „Vorbilder und Gegenbilder. Zur Konzeptualisierung der Kulturbedeutung der Religion bei Eberhard Gothein, Werner Sombart, Georg Simmel, Georg Jellinek, Max Weber und Ernst Troeltsch". In: Schluchter, W., Graf, F. W. (Hrsg.): *Asketischer Protestantismus und der ‚Geist' des modernen Kapitalismus.* Tübingen: Mohr Siebeck, S. 155–184.

Weber, M. (1905): „Die protestantische Ethik und der Geist des Kapitalismus II". In: Archiv für Sozialwissenschaft und Sozialpolitik 21, S. 1–110.

Weber, M. (1963): „Gedenkrede auf Georg Jellinek". In: König, R., Winckelmann, J. (Hrsg.): *Max Weber zum Gedächtnis. Materialien und Dokumente zur Bewertung von Werk und Persönlichkeit.* Köln, Opladen: Westdeutscher Verlag, S. 13–17.

Weber, M. (^{5}1980): *Wirtschaft und Gesellschaft: Grundriß der verstehenden Soziologie,* hrsg. v. J. Winckelmann. Tübingen: Mohr Siebeck.

Weber, M. (1982): *Die protestantische Ethik II. Kritiken und Anti-Kritiken,* hrsg. v. J. Winckelmann. Gütersloh: Gütersloher Verlagshaus.

Weber, M. (1988a [1921]): *Gesammelte Aufsätze zur Religionssoziologie.* Tübingen: Mohr Siebeck.

Weber, M. (1988b): *Gesammelte politische Schriften.* Tübingen: Mohr Siebeck.

Zaret, D. (1989): „Religion and the Rise of Liberal-Democratic Ideology in 17th-Century England". In: American Sociological Review 54, S. 163–179.

Universale Menschenrechte – partikulare Moral

Eine protestantische Sicht

Friedrich Lohmann

1 Einleitung

Mein Auftrag besteht darin, die Frage, ob sich ein universaler Anspruch der Menschenrechte angesichts der gegebenen Partikularität und Vielfalt moralischer Vorstellungen begründen lässt, aus der Sicht der protestantischen Theologie zu beantworten. Ein solcher Auftrag stößt von Beginn an auf eine Schwierigkeit, die in ihrer Weise auf das mit der Themenstellung adressierte Problem zurückführt. Denn der Protestantismus ist selbst schon durch eine Vielfalt differierender Vorstellungen gekennzeichnet, die überdies gewollt ist, haben die Reformatoren doch ganz bewusst auf ein zentrales Lehramt zur Herstellung bzw. Sicherung doktrinaler Einheit verzichtet. Während es für die römisch-katholische Konfession zumindest idealiter möglich ist, anhand der Aussagen des Vatikans *die* katholische Sicht auf ein Problem zu benennen,[1] sind solche allgemeinen, ja definitorischen Aussagen im Blick auf die protestantische Theologie und Ethik von vornherein ausgeschlossen. Der Protestantismus ist in sich und prinzipiell pluralistisch – ein Faktum, das gerade in jüngerer Zeit von durchaus verschiedenen Seiten des protestantischen Spektrums aus hervorgehoben worden ist (Anselm et al. 2003, Herms 1995).

Die protestantische Sicht auf eine Fragestellung gibt es nicht. Wohl aber lassen sich verschiedene Sichtweisen darstellen und auf dieser Basis dann

---

[1] Für das Gebiet der Grundlegung von Ethik wäre hier vor allem die Enzyklika „Veritatis splendor" von Belang (Johannes Paul II. 1993), die freilich durch die inner-katholischen Abgrenzungen, die sie vollzieht, ungewollt die *faktische* Vielfalt der römisch-katholischen Ethik gerade belegt.

der Versuch einer systematischen Klärung aus dem Geist des Protestantismus durchführen. Dementsprechend werde ich im folgenden Beitrag zunächst in der Form eines kursorischen Abrisses der protestantischen Ethikgeschichte einige durchaus unterschiedliche Auffassungen im Blick auf die Existenz einer universalen Moral referieren, ehe ich einen eigenen Vorschlag zur Universalität der Menschenrechte unterbreite.

2 Der Protestantismus und die Frage nach einer universalen Moral – eine kurze Problemgeschichte

2.1 Reformationszeit

Die emphatische Rede von universalen Menschenrechten ist geistesgeschichtlich vergleichsweise jungen Datums, wobei die Reformation die Ausbildung des Menschenrechtsgedankens in vielfältiger Weise beförderte (Lohmann 2010). Der Wirkungsgeschichte zum Trotz waren die Menschenrechte für die Reformatoren des 16. Jahrhunderts allerdings kein explizites Thema, was jedoch nicht bedeutet, dass man aus ihren Schriften keine Aussagen zur Frage nach einer universalen Moral gewinnen könnte. Dem Geist der eigenen Zeit und der Vorzeit entsprechend steht bei ihnen wie bei den späteren protestantischen Theologen bis weit ins 20. Jahrhundert hinein die Rede vom *Naturrecht* für von allen Menschen geteilte moralische Überzeugungen. Meine Problemgeschichte befasst sich daher zunächst mit der Einschätzung des Naturrechts auf Seiten der protestantischen Theologie. Dabei wird sich zeigen, dass der Protestantismus sich im Verlauf seiner Geschichte von der These einer nicht weiter hinterfragten Identität von christlicher und naturrechtlicher – und damit universaler – Moral hin zu einer wesentlich skeptischeren Sicht des Naturrechts entwickelt hat. Die Einschätzung ist dabei weitgehend abhängig von der übergeordneten Auffassung im Blick auf die Leistungsfähigkeit der Vernunft für die Erfassung des sittlich Guten, darin der traditionellen Gleichsetzung von Natur- und Vernunftrecht folgend: In dem Maße, in dem die neuzeitliche Vernunft in ihrer sittlichen Kompetenz den Glaubenswahrheiten untergeordnet wurde, verlor auch der Naturrechtsgedanke an theologischer Plausibilität. Erst seit der Mitte des 20. Jahrhundert beginnt sich der Gedanke einer echten Kooperation zwischen Vernunft und (protestantischem) Glauben im Bereich des Sittlichen durchzusetzen, wobei nun aber in der Regel die genannte Gleichsetzung aufgegeben, die sittliche Vernunft also gerade nicht naturrechtlich gedacht ist.

Beginnen wir mit Martin Luther. Seine Theologie ist durch eine große Skepsis gegenüber der menschlichen Vernunft gekennzeichnet. Dies gilt vor allem hinsichtlich der Aussagen der Vernunft über Gott. Aber auch im Bereich des irdischen Lebens ist sie zwar „Erfinderin und Lenkerin aller Künste, der Medizin, der Rechtswissenschaft und alles dessen, was in diesem Leben an Weisheit, Macht, Tüchtigkeit und Ruhm von Menschen besessen wird"[2] (Luther 2006, S. 665), doch nach dem Fall der Macht der Begierden und des Teufels unterworfen und daher auf Leitung durch Gott und sein Wort angewiesen. Luther konzipiert daher seine Ethik als Gebotsethik, die sich konsequent am Wortlaut der Bibel orientiert. Das spricht für eine partikulare Grundlegung der Ethik bei Luther: Nur wer sich geleitet durch den Heiligen Geist an der Heiligen Schrift der Christen orientiert, hat wahre Erkenntnis des Guten. Inbegriff der biblischen Ethik sind die Zehn Gebote, die Luther immer wieder, nicht zuletzt in der reformatorischen Hauptschrift *Von den guten Werken* (1520) und in Großem und Kleinem Katechismus, interpretiert hat.

Luther war sich freilich der partikularen Herkunft des Dekalogs bewusst, etwa wenn er ihn gelegentlich als „der Juden Sachsenspiegel" bezeichnete.[3] Entscheidend für Luthers Rezeption des Dekalogs als weiterhin gültige Lebensregel ist daher die These, dass die Zehn Gebote in ihrem sittlichen Kern dem „natürlichen Gesetz" entsprechen, dessen Weisung alle Menschen in ihrem Gewissen verspüren. Luther kommt somit zur These eines universalen Anspruchs des christlichen Sittengesetzes, wobei er sich wie die gesamte Tradition eines christlichen Naturrechts vor ihm auf die Aussage aus dem Römerbrief beziehen kann, wonach auch die Menschen, denen das an Israel offenbarte Gesetz unbekannt ist, im Sinne des Gesetzes handeln und dadurch beweisen, „dass in ihr Herz geschrieben ist, was das Gesetz fordert, zumal ihr Gewissen es ihnen bezeugt, dazu auch die Gedanken, die einander anklagen oder auch entschuldigen" (Römerbrief 2,15).

Wie für den Dekalog, so hat Luther auch im Blick auf die Goldene Regel (Matthäus-Evangelium 7,12) eine Identität mit dem „natürlichen" Gesetz behauptet (Raunio 2001). Da der Satz des Paulus, der das Scharnier dieser Identitätsthese ist, selbst zum Schriftzeugnis gehört, widerspricht der durch ihn gestützte ethische Universalismus Luthers dem Schriftprinzip, das wie für seine gesamte Theologie auch für seine Ethik gilt, nicht. Man kann für Luther von einem Universalismus auf partikularer Grundlage sprechen.

Luthers Mitarbeiter Philipp Melanchthon, dessen Relevanz für unser Thema schon aus seiner späteren Etikettierung als „der Ethiker der Reformation" (Dilthey) und „der Naturrechtslehrer des Protestantismus" (Troeltsch) hervorgeht, hat, seiner humanistischen Prägung entsprechend, von Beginn an dem Naturrechtsgedanken stärkere Bedeutung als Luther beigemessen. Dabei ging es ihm um die

---

[2] „Quae est inventrix et gubernatrix omnium Artium, Medicinarum, Iurium, et quidquid in hac vita sapientiae, potentiae, virtutis et gloriae ab hominibus possidetur."

[3] Hierzu und zum Folgenden vgl. Köckert 2007, S. 113–117.

Grundlegung einer umfassenden Gesellschaftsordnung (Strohm 2000). Dement-sprechend betont er schon in der Erstausgabe der *Loci* von 1521 im Anschluss an Römer 2,14 f. die *allgemeine* Gültigkeit der naturrechtlichen Gebote und vergleicht sie in dieser Hinsicht mit den Axiomen der Mathematik: „Das Na-turgesetz ist deshalb ein allen gemeinsames Wissen, dem wir in gleicher Weise, alle Menschen, zustimmen – und zwar in dem Maße, wie Gott es in die Seele eines jeden eingemeißelt hat mit dem Ziel, die Sitten heranzubilden."[4] Wo in der Frühschrift die Naturrechtslehre als Produkt der Vernunft der Schriftoffenbarung noch klar untergeordnet und der Gedanke einer angeborenen Kenntnis der mora-lischen Sätze zumindest hypothetisch in Frage gestellt wird (Melanchthon 1997, S. 102; 162), verschwinden diese Vorbehalte in der Folge aus Melanchthons Denken, so dass in einer schiedlich-friedlichen Arbeitsteilung Fragen des See-lenheils der (partikularen) Offenbarung und ethische Themen der (allgemeinen) Vernunft zugeteilt werden können.[5] Melanchthon wurde so zum Wegbereiter einer langen Tradition protestantischer „Schulethik" (Troeltsch), die ganz im Sinne des thomanischen Stufenmodells eine harmonische Beziehung zwischen allgemeinen Vernunft- und partikularen Glaubenswahrheiten behauptete und da-bei die grundlegenden Inhalte der Moral dem ersten, allgemein zugänglichen Gebiet zuordnete.

Der letzte der Reformatoren, den ich behandeln möchte, ist Johannes Calvin. Die Deutung des Werks des Genfer Reformators, und zwar gerade hinsichtlich der nach dem Fall verbliebenen „natürlichen" Kapazitäten des Menschen, war im 20. Jahrhundert durchaus umstritten. Für seine Ethik stehen sich gegenüber die Deutung im Sinne einer *Divine command theory*, wonach die göttlichen Gebote willkürlich und ohne Bezug auf das Natürliche erfolgen (dazu Helm 2004, S. 347–354), und eine Deutung, die die Kontinuitäten zwischen Calvin und der klassischen Naturrechtslehre stärker betont. Die letztere Interpretation hat gegenwärtig die Oberhand gewonnen – zu Recht, wie mir scheint. Denn so sehr Calvin auch die Schwäche der menschlichen Natur betont, ist es ihm wich-tig, eine keimhafte Erkenntnis Gottes und des Guten mittels der unerleuchteten menschlichen Vernunft zu betonen, was bei einer *Divine command theory* ganz unmöglich wäre. Das geschriebene Gesetz, wie es in der Bibel enthalten ist, verdeutlicht lediglich den Willen Gottes, wie er allgemein bereits im Gewissen bekannt ist (Calvin 2008, II,8,1). Auch für Calvin besteht eine Übereinstim-mung zwischen dem an Israel offenbarten Gesetz Gottes und dem „inneren" Gesetz, das allen Menschen ins Herz geschrieben ist (Calvin 2008, II,8,1). Auch er bezieht sich dafür auf Römer 2,14 f., eine Passage, der er in seinem Römer-briefkommentar eine längere Passage gewidmet hat:

---

[4] Melanchthon 1997, S. 100: „*Est itaque lex naturae sententia communis, cui omnes homines pariter adsentimur atque adeo quam deus insculpsit cuiusque animo, ad formandos mores accommodata.*"

[5] Strohm 2000, S. 355: „Die Vernunft umfasst neben einer allgemeinen Gotteserkenntnis Welterkennt-nis und Weltgestaltung, während die Offenbarung sich auf die heilsrelevanten Sachverhalte bezieht."

Vergebens nämlich, stellt er [Paulus] fest, nehmen die Heiden ihre Unwissenheit zum Vorwand, während sie durch ihre Taten doch klar zu erkennen geben, dass sie sehr wohl so etwas wie eine Richtschnur der Gerechtigkeit haben. Denn kein Volk hat sich jemals so weit von menschlicher Art abgewandt, dass es sich nicht doch an bestimmte Gesetze hielte. Wenn also alle Völker aus freiem Antrieb, ohne dass jemand sie drängen müsste, dazu neigen, sich selbst Gesetze zu geben, dann gibt es unzweifelhaft bestimmte Vorstellungen von Gerechtigkeit und Recht […], die dem menschlichen Geist von Natur angeboren sind. Sie haben also Gesetze ohne die Tora. […] Derart also stellt Paulus die Natur dem geschriebenen Gesetz gegenüber: er sieht wie selbstverständlich, dass auch in der Völkerwelt „von Natur" ein Blitzstrahl der Gerechtigkeit aufleuchtet, der die Stelle des Gesetzes ausfüllt, durch das die Juden belehrt werden, und eben so sind sie sich selbst ein Gesetz (Calvin 2005, S. 125; zit. Elonheimo 2006, S. 130 f.).

Die Rede von „allen Völkern" macht deutlich, dass Calvin von einer universalen Verpflichtung ausgeht, die von den Kontingenzen des Offenbarungsgeschehens ganz unabhängig ist. Das Haben, ja Halten von „bestimmten Gesetzen" erscheint geradezu als Maßstab für das, was „menschlicher Art" ist.

Interessant ist noch eine Passage aus der *Institutio*, dem Hauptwerk Calvins, in der er nicht nur eine universale *Kenntnis* des Willens des jüdisch-christlichen Gottes postuliert, sondern auch das Handeln selbst universalisiert, indem er fordert, „allen Menschen ohne Ausnahme Gutes zu tun" (Calvin 2008, III,7,6). Begründet wird dies mit der Würde der Gottebenbildlichkeit, die jedem Menschen unverlierbar einwohnt, unabhängig von irgendwelchen Verdiensten:

Der Herr gibt uns die Vorschrift, allen Menschen ohne Ausnahme Gutes zu tun; und darunter ist ein erheblicher Teil dessen gänzlich unwürdig, wenn man diese Menschen nach ihrem eigenen Verdienst beurteilt. Da kommt uns nun die Schrift aufs beste zu Hilfe, indem sie uns lehrt, daß wir nicht auf das zu achten haben, was die Menschen aus sich selber verdienen, sondern daß wir unser Augenmerk bei allen Menschen auf das Ebenbild Gottes zu richten haben, dem wir alle Ehre und Liebe zu erweisen schuldig sind (Calvin 2008, III,7,6).

Die moralischen Forderungen sind also universal bekannt, und sie verpflichten zu einer universalen Haltung der Menschlichkeit, die sich nicht auf die Glaubensgenossen einschränken lässt.[6]

---

6 Der Gedanke, dass ein Mensch *als Mensch* Achtung verdient, findet sich auch bei Luther. Vgl. den folgenden Auszug aus einer Predigt über das Gleichnis vom Pharisäer und Zöllner: „Des gleichen sihe, wie er [der selbstgerechte Pharisäer] auch die ander Tafel rumpelt und tobet wider seinen Nehesten, Denn da ist auch gar keine Christliche liebe noch trew, dabey man spueren koendte, das er des Nehesten ehre oder seligkeit suechte oder jm goennete, Sondern schlecht zuferet und jn gar mit fuessen trit durch sein schendliche verachtunge und nicht eines Menschen wird achtet […]" (Luther: WA 22, 200; zit. Andersen 2005, S. 85).

2.2 Friedrich Schleiermacher (1768–1834)

Die reformatorische Ethik beruht in all ihren verschiedenen Abschattungen auf einem Identitätsgedanken: Die moralischen Forderungen des Glaubens sind auch der sich selbst recht verstehenden Vernunft zugänglich; darin kommt ihnen, trotz ihres kontingenten, partikularen Ursprungs, Allgemeinheit zu. Es brauchte jedoch nicht lange, bis dieses Identitätsmodell in der Folge der Konfessionskriege und der rationalen Religionskritik der philosophischen Aufklärung erschüttert wurde. Zwei Wege standen der protestantischen Theologie nunmehr offen. Entweder hielt sie an der Wahrheit aller Glaubensaussagen gegen den Einspruch der Vernunft, ja gerade durch Betonung ihrer Irrationalität, fest: Dies war der Weg des Supranaturalismus. Oder sie reduzierte den Glauben auf das, was dem Einspruch der Vernunft standhielt: Dies war der Weg des Rationalismus.

Am Anfang der theologischen Reflexion Friedrich Schleiermachers steht die Einsicht, dass beide Wege Irrwege sind. Im einen Fall wird die Religion auf das Widervernünftige, im anderen Fall auf das Vernünftige reduziert. Schleiermacher wollte demgegenüber zeigen, dass es möglich sei, die Legitimität des Glaubens in seiner Unterschiedenheit von der Vernunft gerade durch eine vernünftige Analyse des menschlichen Selbstbewusstseins darzutun – sein Versuch einer Vermittlung zwischen theologischem Supranaturalismus und Rationalismus. Den Abstraktionsformen Wissen und Moral gegenüber ist die Religion durch den Rekurs auf ein *unmittelbares* Selbstbewusstsein gekennzeichnet. Sie erhält dadurch ein unverwechselbar *individuelles* Moment. Aber dieses Individuelle der Religion existiert in einem Bewusstsein immer zusammen mit der auf das Allgemeine gehenden Vernunft. Daher sind sowohl ein autoritärer Kirchenglaube als auch Ideosynkrasien *gegen* die Vernunft lebensfremd. Die Glaubenswahrheiten müssen angeeignet werden können, d. h. vernünftig durchschaubar sein in der *Einheit* eines Bewusstseins. Ziel der religiösen Bildung ist weder eine abstrakte Vernunftreligion noch ein irrationaler Gehorsamsglaube, sondern ein individuell angeeigneter, vernünftig durchdrungener Glaube. Auf diese Weise versucht Schleiermacher die jeweilige *particula veri* von theologischem Rationalismus und Supranaturalismus festzuhalten und beide miteinander zu versöhnen.

Schleiermachers gesamtes Denken beschäftigt sich mit dem Verhältnis von individuellem Glauben und allgemeiner Vernunft. Die von ihm vorgeschlagene Verhältnisbestimmung ist den religionstheoretischen Fragestellungen seiner Zeit verpflichtet. Indem sie jedoch auf eine allgemeine Theorie des menschlichen Bewusstseins zurückgreift, ist sie auf alle Fragen des menschlichen Lebens anwendbar. Dies gilt auch für den Bereich der Moraltheorie, und Schleiermacher hat sich zeitlebens intensiv mit Fragen der Ethik beschäftigt. Schon in den *Monologen*, seiner ethischen Frühschrift, die er zum Jahreswechsel 1800 verfasste, ist die Verhältnisbestimmung von Individuellem und Allgemeinem entscheidendes Thema. In der Ich-Form beschreibt Schleiermacher sein ursprüngliches Genügen an einer an Allgemeinbestimmungen orientierten Ethik und seine spätere Wendung zur Hochschätzung des Individuellen:

> Lange genügte es auch mir nur die Vernunft gefunden zu haben, und die Gleichheit des Einen Daseins als das Einzige und Höchste anbetend, glaubte ich es gebe nur Ein Rechtes für jeden Fall, es müße das Handeln in Allen daßelbe sein, und nur weil Jedem seine eigne Lage, sein eigner Ort gegeben sei, unterscheide sich Einer vom Andern. […] So treibts der Mensch! wenn er die unwürdige Einzelheit des sinnlichen thierischen Lebens verschmähend das Bewußtsein der allgemeinen Menschheit gewinnt, und vor der Pflicht sich niederwirft, vermag er nicht sogleich auch zu der höhern Eigenheit der Bildung und der Sittlichkeit empor zu dringen, und die Natur, die sich die Freiheit selbst erwählt, zu schauen und zu verstehn (Schleiermacher 1988a, A 38 f.).

Die Auseinandersetzung mit Kant ist hier unverkennbar, und über sie gelangt Schleiermacher – ganz parallel wie im Hinblick auf die Religion in den kurz zuvor erschienenen „Reden über die Religion" – zu einer scheinbaren Gegenposition zu Kants Moralphilosophie, indem er nicht das Universelle, sondern das Individuelle zum entscheidenden Ziel der moralischen Besinnung erklärt: „Immer mehr zu werden was ich bin, das ist mein einziger Wille" (Schleiermacher 1988a, A 104). Mit dieser Wende zum Individuellen ist aber die eigentliche Pointe der „Monologen" noch gar nicht getroffen. „Schleiermachers Individualitätsethik wäre allerdings mißverstanden, würde man ihr die Absicht unterstellen, jenes individuelle Selbstbewußtsein gegen das allgemeine Selbstbewußtsein ausspielen zu wollen" (Barth 2004, S. 324). Das Scharnier zwischen beidem stellt die „Menschheit" dar, eine Allgemeinheit, die nur in Einzelexemplaren existiert:

> So ist mir aufgegangen, was jezt meine höchste Anschauung ist, es ist mir klar geworden, daß jeder Mensch auf eigne Art die Menschheit darstellen soll, in einer eignen Mischung ihrer Elemente, damit auf jede Weise sie sich offenbare, und wirklich werde in der Fülle der Unendlichkeit Alles was aus ihrem Schooße hervorgehen kann (Schleiermacher 1988a, A 40).

Wenn also das Ziel der moralischen Bildung darin besteht, „immer mehr zu werden was ich bin", so ist das gerade nicht ideosynkratisch gemeint, sondern es geht darum, die allen Menschen gemeinsame Aufgabe, die Menschheit darzustellen, in individueller Aneignung zu vollziehen. Es gibt durchaus ein menschheitliches Universal, einen „gemeinschaftliche[n] Grund", aber der Zugang zu ihm ist unhintergehbar perspektivisch und individuell geprägt:

> […] hätt ich unverrükt der weitern Bildung und jeder Aeußerung der Natur recht zugesehen: so könnt ich auch darüber keinen Zweifel tragen, welches Gebiet der Menschheit mir angehört, und wo von meiner Ausdehnung und meinen Schranken der gemeinschaftliche Grund zu suchen ist (Schleiermacher 1988a, A 41).

Schleiermacher hat sich daher, so wie er auf der einen Seite die bloß am Allgemeinen interessierten „Helden der Vernunft" verspottete (Schleiermacher 1991, A 81), auf der anderen Seite klar von den „seichten Indifferentisten" distanziert (Schleiermacher 1991, A 286). Der Skeptizismus, der ganz im Sinne heutiger kulturrelativistischer Einwände gegen die Menschenrechtsidee die Gedanken eines Individuums als „das unvermeidliche Ergebnis der jedesmaligen Umgebungen in seinem Dasein" deklariert (Schleiermacher 1988b, S. 10), ist Schleiermachers Sache nicht. Weil der „gemeinschaftliche Grund" alle Menschen verpflichtend verbindet, glaubt Schleiermacher auch daran, dass ein „letztes Wissen" möglich ist (Schleiermacher 1988b, S. 96), in dem alle unterschiedlichen Auffassungen versöhnt sind. Der Weg dorthin ist jedoch durch den notwendigen, vernünftig zu führenden dialektischen Streit bestimmt, in dem die individuell geprägten Vorstellungen einerseits untereinander, andererseits in sich selbst kritisch-argumentativ eine „Annäherung an das wirklich gewußte Wissen" vollziehen:

> Es ist überall soviel Annäherung an das wirklich gewußte Wissen, als das Verfahren des Induktionsprozesses begleitet ist von einem kritischen Verfahren, welches das Individuelle aufsucht und es in seinem Positiven und in seinen Grenzen zu verstehen sucht (Schleiermacher 1988b, S. 378; Hervorh. i. Original.).

Wir sind mit den letzten Zitaten von den „Monologen" unversehens zu den Vorlesungen zur Dialektik gelangt, in denen Schleiermacher die frühe Theorie einer „auf eigne Art" darzustellenden Menschheit, die ursprünglich in seiner Religionstheorie verankert ist,[7] zu einer allgemeinen Erkenntnis-, Argumentations- und Wissenstheorie ausbuchstabiert. Aus dieser Theorie ergibt sich zwangsläufig, dass das Verhältnis zwischen theologischer und philosophischer Ethik keines der Über- oder Unterordnung sein kann, sondern beide gleichberechtigt als individuell verschiedene Formen (die durch die jeweilige Perspektive geprägt sind: hier der Bezug aller Aussagen auf die Erlösung in Christus, dort der Bezug auf die „reine[ ] Idee der Vernunft", Schleiermacher 1999, S. 28) des Zugangs zum gleichen Inhalt (System von Regeln zur Gestaltung des Lebens, vgl. ebenda, S. 1 u. 28) interpretiert werden.

Ich habe an anderer Stelle (Lohmann 2002, S. 359–371) die Schleiermachersche Individualitätstheorie in ihrer Relevanz für den heutigen Menschenrechts-

---

[7] Vgl. Schleiermacher 1991, A 249: „Weil nämlich jede Anschauung des Unendlichen völlig für sich besteht, von keiner andern abhängig ist und auch keine andere notwendig zur Folge hat; weil ihrer unendlich viele sind und in ihnen selbst gar kein Grund liegt, warum sie so und nicht anders eine auf die andere bezogen werden sollten, und dennoch jede ganz anders erscheint, wenn sie von einem andern Punkt aus gesehen oder auf eine andere bezogen wird, so kann die ganze Religion unmöglich anders existieren, als wenn alle diese verschiedenen Ansichten jeder Anschauung, die auf solche Art entstehen können, wirklich gegeben werden, und dies ist nicht anders möglich als in einer unendlichen Menge verschiedener Formen, deren jede durch das verschiedene Prinzip der Beziehung in ihr durchaus bestimmt und in deren jeder derselbe Gegenstand ganz anders modifiziert ist, das heißt, welche sämtlich wahre Individuen sind."

und Universalismusdiskurs ausführlicher dargestellt und beschränke mich hier darauf, die damalige Zusammenfassung ins Gedächtnis zu rufen:

> Wahrheitsansprüche werden durch Schleiermachers Theorie also nicht ausgelöscht, da es im Streit um ein „letztes Wissen" geht. Schleiermacher wehrt sich lediglich dagegen, die eigene kulturelle Herkunft zu vergessen, seine Position vorschnell zu verabsolutieren und die argumentative Auseinandersetzung mit anderen zu meiden. Man könnte sagen: Gerade weil der jeweilige Ausgangspunkt „mit der besonderen Denkgeschichte des Wählenden zusammenhängen muß" (Schleiermacher 1988b, S. 37), ist das in das Gespräch mitgebrachte Individuelle im Sinne der oben zitierten Regel (Schleiermacher 1988b, S. 378) zu reflektieren, ist aber auch garantiert, dass der Dialog als engagierter Streit und nicht bloß intellektuelles Gedankenspiel betrieben wird. Durch den Bezug auf Vernunft und „letztes Wissen" wird in Schleiermachers Theorie der Relativismus seinerseits relativiert (Lohmann 2002, S. 367 f.).

2.3   20. und 21. Jahrhundert

Der Schleiermacher'sche Neuansatz von Theologie und theologischer Ethik traf bei seinen Zeitgenossen auf ganz unterschiedliche Aufnahme. Jedenfalls gelang es Schleiermacher nicht, wie von ihm erhofft, den Streit zwischen theologischen Rationalisten und Supranaturalisten zu schlichten. Der Streit wurde in den auf Schleiermachers Tod folgenden Jahrzehnten nicht inner-, sondern außertheologisch entschieden, insofern als der weite Vernunftbegriff des Rationalismus als Konsequenz der Erfolge der empirischen Naturwissenschaften zu einem positivistischen Verfügungswissen degenerierte, was eine theologische Anknüpfung von vornherein verunmöglichte. Man kann daher die protestantische Theologie in der ersten Hälfte des 20. Jahrhunderts in all ihren Ausprägungen und innertheologischen Kontroversen als insgesamt supranaturalistische, d. h. durch eine Antithese zum Geist der Vernunft ihrer Zeit geprägte Theologie verstehen. Das ist auch für Ernst Troeltsch der Fall, der sich mehr als irgendwer sonst in dieser Zeit um eine „Kultursynthese" bemühte, diese Synthese jedoch nur für möglich hielt, wenn das Christentum seine Prägung durch den seiner Meinung nach dem „modernen Menschen" nicht mehr nachvollziehbaren Erlösungsgedanken aufgäbe (Troeltsch 1981). Auch Troeltsch geht somit, wie die Mehrheit der ihm zeitgenössischen und unmittelbar folgenden Theologen, von einem Zwiespalt zwischen ursprünglichem Geist des Christentums und neuzeitlichem Geist aus. Nur löst er ihn anders als diese, insofern er rigoros den Versuch aufgibt, aus diesem Zwiespalt die Daseinsberechtigung, ja Überlegenheit einer positionellen Theologie abzuleiten – ein Versuch, durch den die übrige protestantische Theologie der ersten Hälfte des 20. Jahrhunderts jenseits ihrer verschiedenen Schulen gekennzeichnet ist.

Auch die protestantische Ethik jener Zeit hat hierin, im Bemühen um antineuzeitliche Profilbildung, ihren gemeinsamen Ausgangspunkt. Unter diesem

Dach ist freilich eine große Vielfältigkeit auszumachen. Grob gesagt lassen sich drei Ansätze der Ethik unterscheiden: ein schöpfungs- bzw. ordnungstheologischer Ansatz (Althaus, Brunner), ein Ansatz bei der individuellen Gewissenserfahrung (Hirsch) und ein christozentrischer, bei der Selbstoffenbarung Gottes in Jesus Christus ansetzender ethischer Entwurf (Barth). Ich habe diese verschiedenen Fundamentalethiken an anderer Stelle vorgestellt und gerade auch im Hinblick auf ihren Universalitätsanspruch diskutiert (Lohmann 2002, vgl. auch Herr 1972) und möchte daher an dieser Stelle nur kurz resümieren, dass all diese Modelle jenen Anspruch nicht aufgeben, ihn jedoch dezidiert als Gegenmodell gegen die autonom gewordene, selbst universale Geltungsansprüche anmeldende Vernunft verstehen, wobei das Naturrecht als Exponent dieser sich selbst missverstehenden Vernunft ausdrücklich mitgemeint ist. „Jesus Christus oder Naturrecht?", lautet daher nach Karl Barth die Frage, vor der jede Ethik steht (Barth 1945, S. 192). Und Emanuel Hirsch schreibt noch 1966, am Ende seines Lebens: „Das die menschliche Universalgesellschaft beherrschende Ethos wäre also ein sich götzenhaft verklärendes endliches Ethos" (Hirsch 1966, S. 259). Das unendliche Ethos hingegen ist Hirsch zufolge allein in der individuellen und unmittelbaren Gewissenserfahrung zugänglich.

Blickt man zu Beginn des 21. Jahrhunderts auf diese Modelle von Ethikgrundlegung zurück, wird man sagen können, dass keinem von ihnen eine längerfristige produktive Nachwirkung vergönnt war. Am ehesten gilt dies noch für die ethischen Arbeiten Emil Brunners. Brunner, aus der Bewegung des Religiösen Sozialismus hervorgegangen und in den 20er Jahren zum Kreis der Dialektischen Theologen um Karl Barth gehörend, hatte sich bereits Ende der 20er Jahre unter dem Titel *Die andere Aufgabe der Theologie* für eine stärkere Vermittlung zwischen (Offenbarungs-)Theologie und menschlicher Wirklichkeit ausgesprochen (Brunner 1929). Dies führte ihn in seinen ethischen Überlegungen zu einer Ordnungsethik, die zunächst den Begriff des göttlichen Gebots stark machte (Brunner 1932), dann aber, in Reaktion auf den Nationalsozialismus und dessen Missbrauch des positiven Rechts, beim Menschen und seiner geschaffenen Natur ansetzte (Brunner 1981). In diesem Kontext konnte Brunner nicht nur in seiner Zürcher Rektoratsrede die Beziehung zwischen Christentum und Menschenrechten positiv zur Geltung bringen (Brunner 1942). Er konnte auch gegenüber den damals opportunen völkischen Gedanken aus dem „Geschaffensein *aller* nach dem Gottesbild" (Brunner 1981, S. 40; Hervorh. i. Original) ein „Ur-recht" im Sinne der „ewigen, unveräusserlichen Menschenrechte" folgern (Brunner 1981, S. 59), das „dem Menschen als Menschen" zukommt und „für alles, was Menschenangesicht trägt", gilt (Brunner 1981, S. 43). Das, was dem *Menschen* gemäß seiner geschöpflichen Bestimmung entspricht, wird so zum obersten Maßstab der Gestaltung menschlichen Lebens. Arthur Rich (Rich 1984) hat aus diesen Überlegungen in ausdrücklicher Anknüpfung an Brunner den Leitbegriff des „Menschengerechten" entwickelt, der seither vielfältig rezipiert worden ist.

Zwar betont Brunner im Sinne des schon genannten Überlegenheitsanspruches, dass die genannte Rechtsauffassung spezifisch christliche Ursprünge hat, doch stellt er die historische Bedeutung auch der Stoa zumindest heraus (Brunner 1981, S. 42). Der klassische Naturrechtsgedanke wird in Form eines dezidiert „christlichen" Naturrechts restituiert (Brunner 1981, S. 320 f.), zugleich freilich werden seine Abstraktheit und seine Ungeschichtlichkeit kritisiert. Nimmt man hinzu, dass Brunner in für seine Zeit ungewöhnlicher Schärfe die Notwendigkeit von wissenschaftlicher Sachkenntnis für den theologischen Ethiker betont, der zu den konkreten Sachfragen des gesellschaftlichen Lebens Stellung beziehen will (Brunner 1981, S. 157), so erweist sich auch sein methodischer, dialogbereiter Zugriff auf die Bereichsethiken als wegweisend.

Das soll nicht heißen, dass Brunner in jeder Hinsicht Maßstäbe gesetzt hätte. Sein ordnungsethischer Ansatz, aus dem er nicht zuletzt die führende Rolle des Mannes gegenüber der Frau begründen konnte (Brunner 1981, S. 169 f.), fand zwar in der Naturrechtsrenaissance der 50er Jahre Zustimmung, hat sich aber in der protestantischen Ethik nicht durchsetzen können.

Mit dem Bezug auf die Realwissenschaften nehmen Brunner und die neuere protestantische Ethik die Einsicht auf, dass eine Ethik, die dezidiert *alle* Menschen in den Blick nehmen will, sich nicht auf die partikularen christlichen Überlieferungen allein berufen kann, sondern sich um eine vernunftgemäße Plausibilisierung ihrer Aussagen bemühen muss. In der so genannten „Denkschriften-Denkschrift", mit der die Evangelische Kirche in Deutschland 1970 grundsätzlich zu „Aufgaben und Grenzen kirchlicher Äußerungen zu gesellschaftlichen Fragen" Stellung nahm, wird dieser Gedanke dergestalt weitergeführt, dass neben das Kriterium der Schriftgemäßheit auch die Überprüfung der eigenen Thesen am vernünftigen Erfahrungswissen tritt.[8] Und in der „Leuenberger Konkordie", dem neben der Barmer Theologischen Erklärung wichtigsten Dokument des europäischen Protestantismus im 20. Jahrhundert, in der die reformierte und lutherische Linie der Reformation nach mehr als 400 Jahren der konfessionellen Trennung Kirchengemeinschaft erklärten, wird aus dem – letztlich im Monotheismus des Christentums begründeten – universal geltenden Willen Gottes die Notwendigkeit gefolgert, dass die Christen „mit anderen Menschen nach vernünftigen, sachgemäßen Kriterien suchen und sich an ihrer Anwendung beteiligen".[9] Damit ist der Überbietungsanspruch der

---

[8] Evangelische Kirche in Deutschland 1978, Ziffer 62: „die konkrete Entscheidung [erwächst] aus einem wechselseitigen Zusammenspiel von Glaubenserkenntnissen und vernunftgemäßem Erfahrungswissen".

[9] Konkordie reformatorischer Kirchen in Europa (Leuenberger Konkordie), Art. 11: „Diese Botschaft [der Rechtfertigung] macht die Christen frei zu verantwortlichem Dienst in der Welt und bereit, in diesem Dienst auch zu leiden. Sie erkennen, daß Gottes fordernder und gebender Wille die ganze Welt umfaßt. Sie treten ein für irdische Gerechtigkeit und Frieden zwischen den einzelnen Menschen

Theologie aufgegeben und im Sinne Schleiermachers ein vernünftiger Diskurs eingefordert, in dem das Christentum die anderen Weltanschauungen und Ethiken auf Augenhöhe wahrnimmt und man sich gemeinsam um die Lösung der drängenden gesellschaftlichen Probleme bemüht. Der weltanschauliche Pluralismus wird nun nicht länger als Problem, sondern als Chance begriffen. Im Blick auf die Menschenrechte äußert sich dieser neue Zugang zur Vielfalt der ethischen Ansätze in der Rede von ihrer „Begründungsoffenheit" (z. B. Vögele 2000, S. 487), mit der andere Formen der Menschenrechtsbegründung als die christliche akzeptiert und für legitim erklärt werden, ohne dass bleibende Differenzen heruntergespielt werden. Im protestantischen Bereich hat sich hier die Rede von Analogie/Entsprechung und Differenz zwischen säkularem und christlichem Menschenrechtsverständnis eingebürgert (eingeführt in: Huber und Tödt 1988), wie sie auch in einer maßgeblichen kirchlichen Erklärung aus dem Jahr 2007 verwendet wird:

> Orientiert an der Unterscheidung und Zuordnung von Gesetz und Evangelium können die evangelischen Kirchen den Menschenrechtsgedanken konstruktiv aufnehmen und kritisch vertiefen. Zwischen der neuzeitlichen Gestalt der Menschenrechte und den Grundinhalten des christlichen Glaubens besteht nämlich ein Verhältnis von Entsprechung und Differenz: Gegenüber einem exklusiven theologischen Begründungsanspruch gilt es den säkularen Charakter der Menschenrechte ernst zu nehmen. Ihr Begriff nötigt dazu, sie universal zu denken und nach Anschlussmöglichkeiten in den kulturellen Traditionen der Menschheit zu suchen. Im Rahmen der Lehre von der erhaltenden Funktion des „Gesetzes" ordnet evangelische Theologie das Anliegen der Menschenrechte dem Erhaltungswillen Gottes zu, ohne ihren säkularen Charakter zu leugnen. Geschichtliche und theologische Einsicht verbietet es, ein formuliertes Ethos unmittelbar mit dem Gesetz Gottes zu identifizieren (GEKE 2007, S. 145).

Diese Sätze werden zitiert in einer im Mai 2009 veröffentlichten Verlautbarung der Gemeinschaft evangelischer Kirchen in Europa (GEKE), mit der diese auf eine kritische Stellungnahme der Russisch-Orthodoxen Kirche zu den Menschenrechten reagiert. Hatte die Russisch-Orthodoxe Kirche – aufs Neue – einen Widerspruch zwischen den Menschenrechten und „christlichen Werten" konstruiert,[10] so betont die GEKE demgegenüber die Entsprechung im jeweils grundlegenden Gedanken einer unverlierbaren Menschenwürde und folgert daraus: „Die evangelischen Kirchen sehen die Menschenrechte deshalb nicht als Bedrohung der Moral, sondern als Fundamente für ein friedliches und respektvolles Zusammenleben in Freiheit in einer pluralistischen Gesellschaft" (GEKE 2009, S. 5). Die GEKE führt damit die Bewegung, die sich im neueren Protestantismus hin zur Anerkennung eigenständiger säkularer Wertordnungen

---

und unter den Völkern. Dies macht es notwendig, daß sie mit anderen Menschen nach vernünftigen, sachgemäßen Kriterien suchen und sich an ihrer Anwendung beteiligen. Sie tun dies im Vertrauen darauf, daß Gott die Welt erhält, und in Verantwortung vor seinem Gericht."

[10] Die Stellungnahme ist in einer englischen Übersetzung greifbar im Internet: http://www.mospat.ru/en/documents/dignity-freedom-rights/ (Stand: April 2010).

vollzogen hat, fort und folgert gerade aus dieser Anerkennung partikularer ethischer Zugänge die Anerkennung der Universalität der Menschenrechte, die diesen respektvollen Pluralismus der Weltanschauungen gewährleisten.

3 Partikularität der Moral und Universalität der Menschenrechte – ein Versuch aus dem Geiste des Protestantismus

Ich werde nun versuchen, in Form einiger Thesen mit Erläuterungen Folgerungen im Blick auf den Universalitätsanspruch der Menschenrechte zu ziehen, die nicht jeder einzelnen der skizzierten Positionen gerecht werden wollen, aber doch beanspruchen, aus dem Geist des Protestantismus zu schöpfen.

1. These: Es ist angemessen, nach einer universalen, von allen Menschen geteilten Moral zu streben.

Wer Mensch ist, steht unter der Forderung, menschlich zu handeln. Schon in der „Ilias" findet sich dieser Gedanke implizit, wenn nämlich Achill, der den Leichnam Hektors um das griechische Lager schleift und so entehrt, zugerufen wird, das sei nicht Menschenart (Pfürtner 1988, S. 20 f.). Aus solchen Ansätzen erwuchs in der griechischen Antike die Forderung des „In-Übereinstimmungleben", nämlich: in Übereinstimmung mit der eigenen Natur. Dementsprechend lässt sich die gesamte naturrechtliche Tradition als Aufruf verstehen, im Sinne der Bestimmung der eigenen Natur menschlich zu leben. Hierin liegt der Hauptgrund für die gute Rezipierbarkeit dieser Tradition durch das ebenfalls am Menschsein des Menschen interessierte Christentum, nur dass im christlichen Bereich die Naturbestimmung konkreter auf den göttlichen Willen als Schöpfungsbestimmung bezogen wurde. Wir haben gesehen, wie stark diese Bestimmung zur Humanität auch von den protestantischen Autoren herausgestellt wird. Selbst Schleiermacher, der von allen sicher am weitesten in Richtung auf einen ethischen Individualismus geht, betont den „gemeinschaftlichen Grund", auf dem sich alles individuelle menschliche Handeln erhebt, und erinnert auch die größten Individualisten an die allgemeine „Menschheit", denen ihre Charakterbildung verpflichtet ist. Dass dabei wie schon in alttestamentlicher Zeit (Brumlik 1999) *alle* Menschen, nicht nur die Gläubigen, unter die gleiche Verpflichtung gestellt werden, hat seinen Grund außer im Schöpfungsgedanken – die gesamte Wirklichkeit ist von Gott geschaffen – auch im monotheistischen Glauben, der Gott als „alles bestimmende Wirklichkeit" deutet (Bultmann 1993) und daher der Gültigkeit seiner Gebote keinen Riegel vorschieben kann, ohne inkonsequent zu werden. Aber auch ohne den Glauben an den einen

Schöpfer und Bestimmer der Wirklichkeit erhält die universale Forderung der Menschlichkeit große Plausibilität, wie die Rede von den „Verbrechen gegen die Menschlichkeit" zeigt, die sich dadurch auszeichnen, dass der oben genannte elementare Grundsatz, als Mensch zu handeln, in großem Maßstab verletzt wurde. Offenbar gibt es von der Antike bis heute und in allen Kulturen einen Grundbestand an Atrozitäten, über dessen moralische Verwerflichkeit sich relativ leicht Einklang erzielen lässt. „Denn kein Volk hat sich jemals so weit von menschlicher Art abgewandt, dass es sich nicht doch an bestimmte Gesetze hielte" (Calvin 2005, S. 125; s.o.). Wer demgegenüber auf die Vielfalt der Kulturen verweist, hat die Beweislast.

2. These: Menschlich handeln bedeutet, die Mitmenschen als Menschen, d. h. menschenwürdig zu behandeln.

Die „Verbrechen gegen die Menschlichkeit" haben ihre Pointe darin, dass man sich in ihnen nicht nur gegen die eigene, sondern besonders gegen die Menschheit der Opfer vergeht. Die Rechtfertigungsversuche etwa von Völkermord bestätigen gerade diese These, indem sie – sofern sie nicht die Tat als solche leugnen – dem attackierten Volk den vollen Menschenstatus abzusprechen versuchen und die zugehörigen Menschen als „Barbaren", „Untermenschen" oder mittels einer zugeschriebenen Kollektivschuld auf ein unmenschliches Niveau herab erniedrigen. Offenbar ist es für den Folterer von größter Wichtigkeit, einen Ausnahmezustand herbeizureden, der es ihm ermöglicht, ohne Gewissensskrupel gegen die Menschenwürde der ihm ausgelieferten Person zu verstoßen. Die biblische Überlieferung unterbindet solche Rechtfertigungsversuche kategorisch, indem sie *alle* Menschen qua Schöpfung mit dem Würdeprädikat der Gottebenbildlichkeit ausstattet (Genesis 1,27). Die reformatorische Theologie, deren theologischer Ursprung gerade im Kampf gegen eine Frömmigkeit liegt, die meinte, an Werken oder Verdiensten entscheide sich die Annahme einer Person durch Gott, hat die Unverlierbarkeit dieser Würde und die prinzipielle Gleichheit aller Menschen vor Gott dann besonders herausgestellt (Beispiele s. o. 2.1). Es ist daher völlig im Geiste des Protestantismus (aber auch im Geiste der Bibel, wie ich meine), wenn die Gemeinschaft Evangelischer Kirchen in Europa die unlängst von der Russisch-Orthodoxen Kirche vertretene These, der Würde eines Menschen könne durch seine Sünde Abbruch getan werden, energisch zurückgewiesen hat (GEKE 2009). Die unverlierbare Würde eines Menschen ist mit unverlierbaren Rechten verknüpft, so dass sich aus der protestantischen Theologie schlüssig die Existenz universal gültiger Menschenrechte ergibt.

3. These: Zum Respekt, den man dem Mitmenschen als Menschen schuldig ist, gehört auch der Respekt vor seinen Überzeugungen.

Die wichtigste moralische Konsequenz der Gottebenbildlichkeit ist der besondere Schutz des menschlichen *Lebens* (Genesis 9,5–6). Kann man hier im Umkehrschluss ein elementares Recht auf Leben ausgesprochen finden, so lassen sich die zwischenmenschlichen Gebote des Dekalogs ebenfalls als Forderungen interpretieren, elementare Rechte des Mitmenschen zu respektieren. Die prophetische Überlieferung hat dem eine besondere Zuspitzung im Blick auf die weiter bestehenden Rechte der scheinbar Entrechteten (Arme, Witwen und Waisen) gegeben. In neutestamentlicher Zeit kommen dann, im Kontext der Auseinandersetzung mit den jüdischen und römischen Autoritäten, Anklänge an das Recht auf Meinungs- und Gewissensfreiheit hinzu,[11] das in der protestantischen Tradition im Anschluss an die Ereignisse von Worms 1521 und Speyer 1529 besonderes Gewicht erhielt. Wenn Schleiermacher, aber auch neuere protestantische Äußerungen zu den Menschenrechten die Legitimität eines weltanschaulichen Pluralismus einschärfen, so ist dies als Erinnerung an dieses ureigene Erbe zu interpretieren und nicht etwa als Indifferentismus. Es muss Raum geben, um auch Minderheitsmeinungen zur Geltung zu bringen. Die Einsicht in das wahre Wesen des Menschen, die im Sinne von These 1 die Grundlage universal verbindlicher moralischer Sätze ist, kann nur aus einem gleichberechtigten argumentativen Streit der Weltanschauungen hervorgehen.

4. These: Die Zurückhaltung gegenüber einem moralischen Imperialismus (im Sinne der These einer Verbindlichkeit der eigenen Überzeugungen für alle) ergibt sich zudem aus der Eigenwahrnehmung: aus dem Bewusstsein der eigenen Fehlbarkeit.

Das „negative Menschenbild" der Reformatoren inklusive der starken Betonung der unausweichlichen Sündigkeit jedes Menschen ist in ihren Auswirkungen oft kritisiert worden, z. T. auch mit Recht. Eine Pauschalkritik wird dem protestantischen Sündenverständnis jedoch nicht gerecht. Ohne hier ins Detail gehen zu können, möchte ich an dieser Stelle nur die ethische Konnotation im Sinne einer potentiell – leider in der Geschichte des Protestantismus nicht immer verwirklichten – großen Fähigkeit zur Toleranz erwähnen: Wer sich der eigenen

---

[11] Vgl. etwa die Einlassung des Paulus in seiner Verteidigungsrede vor dem römischen Landpfleger Felix: „Oder lass diese hier selbst sagen, was für ein Unrecht sie gefunden haben, als ich vor dem Hohen Rat stand; es sei denn dies *eine* Wort, das ich rief, als ich unter ihnen stand: Um der Auferstehung der Toten willen werde ich von euch heute angeklagt" (Apostelgeschichte 24,20 f.). Bibelzitate in diesem Aufsatz folgen der Lutherbibel 1984.

Fehlbarkeit bewusst ist und wer im Sinne des Bilderverbots konsequent seine Interpretationen des göttlichen Willens von diesem selbst kritisch unterscheidet, wird andere Meinungen gelten, ja sich von ihnen korrigieren lassen. Er oder sie wird auch dafür plädieren, gesetzgeberische oder rechtliche Entscheidungen permanenter Kontrolle zu unterwerfen.[12]

5. These: Die ethische Etablierung und rechtliche Implementierung menschenrechtlicher Standards oder anderer universaler moralischer Normen ist daher immer nur vorläufig möglich.

Die für den Bruch Luthers mit der altgläubigen Seite entscheidende These war die von der Irrtumsfähigkeit der Kirche und ihrer Konzilien. Sie konnte vom römisch-katholischen Kirchen- und Traditionsverständnis her, das die Kirche in ihrer sichtbaren Gestalt als Repräsentation Gottes auf Erden ansieht, nur als Häresie gewertet werden. Luther hingegen sah in den Entscheidungen der Kirche Menschensatzungen, die der permanenten Kontrolle am Wortlaut der Heiligen Schrift auszusetzen sind. Das reformatorische Schriftprinzip ist als exakte Parallele zum *extra nos* in der Rechtfertigungslehre zu interpretieren: So wie die Annahme eines Menschen bei Gott nicht von den eigenen Taten, sondern von der Tat Gottes in Jesus Christus abhängt, so ist die Kirche auch für die Erkenntnis der Wahrheit auf ein ihr externes Kriterium gewiesen, den Buchstaben der Schrift. Daher liegt es in der Logik der Sache, dass Luther den Anspruch der päpstlichen Seite, in der Immanenz ihres Lehramts die *eine* authentische Auslegung der Schrift zu vertreten, zurückweisen musste. Ebenso liegt es in der Logik der Sache, wenn die Bekenntnisse der neu entstandenen reformatorischen Kirchen sich als prinzipiell überbietbare *normae normatae* verstanden. Bessere Einsicht in den vernünftiger Erforschung offen stehenden Buchstaben der Schrift kann zur Änderung traditioneller Bewertungen führen. Die Vorläufigkeit von Glaubens- und Handlungsnormen verstärkt sich noch dadurch, dass der Protestantismus der – in ihrem Urteil geschichtlich wandlungsfähigen – Vernunft über die Bibelexegese hinaus auch im Sinne rational-wissenschaftlicher Evidenz eine Rolle bei der Normenbildung zuschreibt. Luthers Beispiel ist hier einschlägig.[13] Zumal in der Ethik haben sich hieraus im Lauf der Geschichte durchaus bemerkenswerte Entwicklungen innerhalb der protestantischen Lehre

---

[12] Zum Sündenverständnis als Motor für innerstaatliche Gewaltenteilung als Machtkontrolle in der früh-calvinistischen Theologie vgl. Lohmann 2010.

[13] Vgl. Luthers Wormser Antwort auf die Aufforderung, seine Schriften zu widerrufen: „Es sei denn, dass ich durch das Zeugnis der Schrift überwunden werde oder aber durch scheinliche Ursachen [im lat. Text: ‚ratione evidente'] (denn ich glaube weder dem Papst noch den Konzilien allein, weil es am Tag ist, dass dieselben mehrmals geirrt und wider sich selbst geredet haben) überwunden werde […] Ich bin überwunden durch die Schriften, so von mir geführt, und gefangen im Gewissen an dem Wort Gottes. Derhalben ich nichts mag noch will widerrufen. Weil wider das Gewissen zu handeln beschwerlich, unheilsam und gefährlich ist. Gott helfe mir, Amen" (Luther 1897, S. 876 f.; Rechtschreibung modernisiert).

ergeben. Jüngstes Beispiel ist die Neubewertung homosexueller Partnerschaften durch viele protestantische Kirchen – eine inner-protestantische Entwicklung, die von traditionsbestimmten Kirchen stark kritisiert wird.[14] Solche Entwicklungen im Zuge besserer Einsicht sind im Protestantismus durch die prinzipielle Relativierung der eigenen Tradition immer möglich, so dass auch das Erreichte im Blick auf die Menschenrechte einer Fortschreibung offensteht. Ein „letztes Wissen" (Schleiermacher) über das wahrhaft Menschengerechte wird erst am Ende der Zeiten möglich sein. Bis dahin gilt es, durch ethische Reflexion auf das Menschenbild der verschiedenen moralischen Traditionen Menschenrechtsstandards theoretisch zu etablieren und sie dann rechtlich zu implementieren.

6. These: Die genannte Etablierung und Implementierung ist – in dieser bewussten Vorläufigkeit – angemessen (s. These 1), ja sogar notwendig, um im Hier und Jetzt der globalisierten Welt das Menschengerechte soweit als möglich zu verwirklichen.

Die Menschenrechte haben zunächst eine moralische Bedeutung: Sie bestimmen, was einem Menschen minimal gewährt werden muss, damit er oder sie ein menschenwürdiges Leben führen kann. Als moralische Sätze ruhen sie in ihrem universalen Anspruch auf partikularen Moralen auf, die durch konvergierende (s. These 2), aber dennoch unterschiedliche Bestimmungen und Begründungen dessen, was ein menschenwürdiges Leben ausmacht, gekennzeichnet sind. Was diese moralische Bedeutung betrifft, genügt es, im Sinne der Erläuterung zu These 3 einen argumentativen Streit der Weltanschauungen zu führen, der, wie zu hoffen ist, zu einer allmählichen „Transpartikularisierung" (Dabrock 2001) führen wird. Von der moralischen ist aber die rechtliche Ebene zu scheiden. Im Hier und Jetzt der globalisierten Welt müssen rechtliche Rahmenbedingungen verpflichtend universalisiert werden, um ein geordnetes und menschengerechtes Miteinander in der Weltgemeinschaft zu ermöglichen. Zu diesen Rahmenbedingungen gehört auch die rechtliche Festschreibung von Grundrechten, die auf keinem Teil des Globus verletzt werden dürfen. Diese rechtliche Implementierung universaler Menschenrechte kann nicht allen partikularen Moralen und ihren jeweiligen Menschenrechtsvorstellungen gerecht werden. Sie muss begründungsoffen erfolgen. Auch das Modell eines *overlapping consensus* stößt bei der Verrechtlichung an seine Grenzen, da zwischen den einzelnen Kulturen

---

[14] Vgl. die autorisierte Version eines im Dezember 2009 mit dem SPIEGEL geführten Interviews von Erzbischof Hilarion, Auslandsbischof der Russisch-Orthodoxen Kirche: „*As for Protestant churches, we do not recognize them as Churches, seeing in them only communities of Christians. We have fundamental differences in theology and ethics. [...] Many Protestant churches have liberalized their notions of ethics, giving a theological justification to homosexuality and blessing same-sex couples.* [...]" (http://www.mospat.ru/en/2009/12/14/news10180/; Stand: April 2010; deutsche Übersetzung: SPIEGEL 51/2009, S. 111 f. bzw. http://www.spiegel.de/spiegel/print/d-68167790.html; Stand: April 2010).

z. T. unvereinbare Vorstellungen über das Menschengerechte existieren, die nicht durch schnittmengenmäßigen Konsens, sondern nur durch Kompromiss gelöst werden können. Ein Beispiel bildet der Artikel zur Religions- und Gewissensfreiheit im Internationalen Pakt über bürgerliche und politische Rechte. Nachdem die Allgemeine Erklärung der Menschenrechte von 1948 aufgrund einer wohl einmaligen historischen und personellen Konstellation (Glendon 2001) auch das Recht auf Religionswechsel festgeschrieben hatte,[15] hat der 1966 verabschiedete – und im Unterschied zur Allgemeinen Erklärung für die ratifizierenden Staaten rechtsverbindliche – Pakt im einschlägigen Art. 18 keine explizite Bestimmung mehr zum Religionswechsel.[16] Hätte man auf einer Formulierung wie in der Allgemeinen Erklärung bestanden, hätten die muslimischen Staaten aufgrund des Apostasieverbots in der Scharia, das einen Religionswechsel von Muslimen mit der Todesstrafe bedroht, dem Pakt nicht zugestimmt. Es galt also, eine Kompromissformulierung zu finden (die Europäische Menschenrechtskonvention von 1950 enthält in Art. 9 I eine ausdrückliche Formulierung zur Freiheit, die Religion zu wechseln). Auch wenn mehrere muslimische Staaten den Pakt dennoch nicht oder nur mit ausdrücklicher Reserve, Art. 18 gelte im Kontext der Scharia, ratifiziert haben, muss diese Aufweichung der Allgemeinen Erklärung als vorläufig beste Möglichkeit, das Recht auf Religions- und Gewissensfreiheit weltweit zu implementieren, gut geheißen werden. Dieses Urteil gilt gerade auch aus protestantischer Sicht infolge des verantwortungsethischen Ansatzes, der sich im Protestantismus des 20. Jahrhunderts durchgesetzt hat und dessen Spuren sich bis zu den Reformatoren zurückverfolgen lassen. Nun ist argumentative Überzeugungsarbeit notwendig, um auf der Basis des erreichten Kompromisses zu weitergehenden Schutzbestimmungen fortzuschreiten. Im Begriff des Kompromisses ist das Miteinander von Entsprechung und Differenz enthalten, das die Stellung des Protestantismus zu vielen in dieser Weise implementierten Menschen- und Grundrechtserklärungen kennzeichnet. Zugleich ist damit ausdrücklich inbegriffen, im Falle des Scheiterns eines Fortschritts auf universaler Ebene regionale Erklärungen zu verabschieden, mit denen die Differenz zu anderen moralischen Traditionen

---

[15] Art. 18: „Everyone has the right to freedom of thought, conscience and religion; *this right includes freedom to change his religion or belief,* and freedom, either alone or in community with others and in public or private, to manifest his religion or belief in teaching, practice, worship and observance" (Hervorh. v. Verf.).

[16] Art. 18: „1. Everyone shall have the right to freedom of thought, conscience and religion. *This right shall include freedom to have or to adopt a religion or belief of his choice,* and freedom, either individually or in community with others and in public or private, to manifest his religion or belief in worship, observance, practice and teaching. 2. No one shall be subject to coercion which would impair his freedom to have or to adopt a religion or belief of his choice. 3. Freedom to manifest one's religion or beliefs may be subject only to such limitations as are prescribed by law and are necessary to protect public safety, order, health, or morals or the fundamental rights and freedoms of others. 4. The States Parties to the present Covenant undertake to have respect for the liberty of parents and, when applicable, legal guardians to ensure the religious and moral education of their children in conformity with their own convictions" (Hervorh. v. Verf.).

deutlich markiert wird (Art. 9 I der EMRK wäre in diesem Sinn als Signal an die muslimischen Staaten zu interpretieren).

4 Zusammenfassung

Im Blick auf die Problemstellung, der sich der vorliegende Band widmet, lässt sich aus protestantischer Sicht folgendes Fazit ziehen:

1. Die Vielfalt moralischer Vorstellungen in der Welt des Menschen ist prinzipiell eine berechtigte Vielfalt.
2. Hierzu gehört auch eine Vielfalt von Vorstellungen über das Menschengerechte als Grundlage universaler Menschenrechte.
3. Es wäre ein eklatanter Selbstwiderspruch (sofern die Meinungsfreiheit ein anerkanntes Menschenrecht ist), *eine* solche Vorstellung als allein berechtigte universal oktroyieren zu wollen.
4. Wohl aber besteht die Aufgabe, im Hier und Jetzt der globalisierten Welt argumentative Diskurse über das Menschengerechte zu führen und auf diese Weise auf dem Weg zur ethischen Etablierung und rechtlichen Implementierung universal akzeptierter (und nicht oktroyierter) menschenrechtlicher Standards fortzuschreiten.
5. Dieser Fortschritt kann beinhalten, zunächst auf regionaler Ebene Standards zu implementieren, um Zeichen zu setzen. Das *prinzipielle* Anerkennen berechtigter Vielfalt bedeutet keinen Indifferentismus, der alle moralischen Vorstellungen gut heißt.

Literatur

Andersen, S. (2005): „Kann eine evangelische Ethik ‚Menschenrechte' unterstützen? Überlegungen zu Kant und Luther". In: Scharbau, F. O. (Hrsg.): *Kant, Luther und die Würde des Menschen* (= Veröffentlichung der Luther-Akademie Sondershausen-Ratzeburg, Bd. 2). Erlangen: Martin-Luther-Verlag. S. 81–100.

Anselm, R., Fischer, J., Frey, Ch. et al. (2003): „Starre Fronten überwinden. Eine Stellungnahme evangelischer Ethiker zur Debatte um die Embryonenforschung". In: Anselm, R., Körtner, U. H. J. (Hrsg.): *Streitfall Biomedizin. Urteilsfindung in christlicher Verantwortung.* Göttingen: Vandenhoeck & Ruprecht, S. 197–208.

Barth, K. (1945): *Ein Brief aus der Schweiz nach Großbritannien (1941).* In: Ders.: *Eine Schweizer Stimme 1938–1945.* Zollikon, Zürich: Theologischer Verlag, S. 179–200.

Barth, U. (2004): *Das Individualitätskonzept der „Monologen". Schleiermachers ethischer Beitrag zur Romantik.* In: Ders.: *Aufgeklärter Protestantismus.* Tübingen: Mohr Siebeck, S. 291–327.

Brumlik, M. (1999): „Zur Begründung der Menschenrechte im Buch Amos". In: Brunkhorst, H., Köhler, W. R., Lutz-Bachmann, M. (Hrsg.): *Recht auf Menschenrechte. Menschenrechte, Demokratie und internationale Politik.* Frankfurt a. M.: Suhrkamp, S. 11–19.

Brunner, E. (1929): „Die andere Aufgabe der Theologie". In: Zwischen den Zeiten 7, S. 255–276.

Brunner, E. (1932): *Das Gebot und die Ordnungen. Entwurf einer protestantisch theologischen Ethik.* Tübingen: Mohr Siebeck.

Brunner, E. (1942): *Die Menschenrechte nach reformierter Lehre.* Zürich: Universitäts-Verlag.

Brunner, E. (³1981): *Gerechtigkeit. Eine Lehre von den Grundgesetzen der Gesellschaftsordnung (1943).* Zürich: TVZ.

Bultmann, R. (⁹1993): *Welchen Sinn hat es, von Gott zu reden? (1925).* In: Ders.: *Glauben und Verstehen. Gesammelte Aufsätze.* Bd. 1. Tübingen: Mohr Siebeck, S. 26–37.

Calvin, J. (2005): *Der Brief an die Römer. Ein Kommentar.* Teil 1, hrsg. v. E. Busch, A. Heron u. Chr. Link (= Calvin-Studienausgabe 5.1). Neukirchen-Vluyn: Neukirchener Verlag.

Calvin, J. (2008): *Unterricht in der christlichen Religion – Institutio Christianae Religionis.* Nach der letzten Ausgabe von 1559 übers. und bearb. v. O. Weber. Im Auftrag des Reformierten Bundes bearb. u. neu hrsg. v. M. Freudenberg. Neukirchen-Vluyn: foedus-verlag/Neukirchener Verlag.

Dabrock, P. (2001): „Zugehörigkeit und Öffnung. Zum Verhältnis von kultureller Praxis und transpartikularer Geltung". In: Glauben und Lernen 16 (2001), S. 53–65.

Elonheimo, K. (2006): *Das universale Recht bei Johannes Calvin. Mit besonderer Berücksichtigung seines Naturrechtsverständnisses.* Åbo: Åbo Akademis Förlag.

Evangelische Kirche in Deutschland (1978): *Aufgaben und Grenzen kirchlicher Äußerungen zu gesellschaftlichen Fragen (1970).* In: *Die Denkschriften der Evangelischen Kirche in Deutschland.* Bd. I/1. Gütersloh: Gütersloher Verlagshaus, S. 43–76.

Gemeinschaft Evangelischer Kirchen in Europa (GEKE) (2007): *Gesetz und Evangelium. Eine Studie, auch im Blick auf die Entscheidungsfindung in ethischen Fragen. Ergebnis eines Studienprozesses der Gemeinschaft Evangelischer Kirchen in Europa (GEKE),* hrsg. v. M. Bünker u. M. Friedrich. Frankfurt a. M.: Lembeck.

Gemeinschaft Evangelischer Kirchen in Europa (GEKE) (2009): *Menschenrechte und christliche Moral. Eine Antwort der Gemeinschaft Evangelischer Kirchen in Europa (GEKE) – Leuenberger Kirchengemeinschaft – auf die Grundsätze der russisch-orthodoxen Kirche über „menschliche Würde, Freiheit und Rechte"* (http://www.leuenberg.eu/daten/File/Upload/doc-9805-2.pdf – Stand: April 2010).

Glendon, M. A. (2001): *A World Made New. Eleanor Roosevelt and the Universal Declaration of Human Rights.* New York: Random House.

Helm, P. (2004): *John Calvin's Ideas.* Oxford: Oxford University Press.

Herms, E. (1995): *Pluralismus aus Prinzip.* In: Ders.: *Kirche für die Welt. Lage und Aufgabe der evangelischen Kirchen im vereinigten Deutschland.* Tübingen: Mohr Siebeck, S. 467–485.

Herr, Th. (1972): *Zur Frage nach dem Naturrecht im deutschen Protestantismus der Gegenwart.* München, Paderborn, Wien: Schöningh.

Hirsch, E. (1966): *Ethos und Evangelium.* Berlin: De Gruyter.

Huber, W., Tödt, H. E. (³1988): *Menschenrechte. Perspektiven einer menschlichen Welt.* München: Kaiser.

Johannes Paul II. (1993): *Enzyklika Veritatis splendor,* hrsg. vom Sekretariat der Deutschen Bischofskonferenz (= Verlautbarungen des Apostolischen Stuhls 111). Bonn.

Köckert, M. (2007): *Die Zehn Gebote.* München: C. H. Beck.

Die Konkordie reformatorischer Kirchen in Europa: Leuenberger Konkordie (1973), hrsg. v. W. Lohff. Frankfurt (Main): Lembeck 1985.

Lohmann, F. (2002): *Zwischen Naturrecht und Partikularismus. Grundlegung christlicher Ethik mit Blick auf die Debatte um eine universale Begründbarkeit der Menschenrechte.* Berlin, New York: De Gruyter.

Lohmann, F. (2010): „Die Bedeutung des Protestantismus für die Menschenrechtserklärungen der Moderne". In: Werkner, I.-J., Liedhegener, A. (Hrsg.): *Religion, Menschenrechte und Menschenrechtspolitik.* Wiesbaden: VS Verlag für Sozialwissenschaften.

Luther, M. (1897): *Verhandlungen mit D. Martin Luther auf dem Reichstage zu Worms 1521.* In: Ders.: *Weimarer Ausgabe.* Bd. 7. Weimar: Böhlau, S. 814–887.

Luther, M. (2006): *Disputatio De Homine 1536.* In: Ders.: *Lateinisch-Deutsche Studienausgabe.* Bd. 1. Leipzig: Evangelische Verlagsanstalt, S. 663–669.

Melanchthon, Ph. (²1997): *Loci communes 1521.* Lateinisch-Deutsch. Übers. und mit kommentierenden Anmerkungen versehen v. H. G. Pöhlmann. Hrsg. vom Lutherischen Kirchenamt der Vereinigten Evangelisch-Lutherischen Kirche Deutschlands. Gütersloh: Gütersloher Verlagshaus.

Pfürtner, St. H. (1988): *Ethik in der europäischen Geschichte I. Antike und Mittelalter.* Stuttgart, Berlin, Köln, Mainz: Kohlhammer.

Pöhl, I. H. (1963): *Das Problem des Naturrechtes bei Emil Brunner.* Zürich, Stuttgart: Zwingli Verlag.

Raunio, A. (2001): *Summe des christlichen Lebens. Die „Goldene Regel" als Gesetz der Liebe in der Theologie Martin Luthers von 1510–1527.* Mainz: Verlag Philipp von Zabern.

Rich, A. (1984): *Wirtschaftsethik.* Bd. I: *Grundlagen in theologischer Perspektive.* Gütersloh: Gütersloher Verlagshaus.

Schleiermacher, F. D. E. (1988a): *Monologen. Eine Neujahrsgabe.* In: Ders.: *Schriften aus der Berliner Zeit 1800–1802.* Hrsg. v. G. Meckenstock (= Kritische Gesamtausgabe, Bd. I/3). Berlin, New York: De Gruyter, S. 3–61.

Schleiermacher, F. D. E. (1988b): *Friedrich Schleiermachers Dialektik.* Im Auftrage der Preußischen Akademie der Wissenschaften auf Grund bisher unveröffentlichten Materials hrsg. v. R. Odebrecht, Nachdruck Darmstadt: Wissenschaftliche Buchgesellschaft.

Schleiermacher, F. D. E. (⁷1991): *Über die Religion. Reden an die Gebildeten unter ihren Verächtern.* In der Ausgabe von R. Otto. Göttingen: Vandenhoeck & Ruprecht.

Schleiermacher, F. D. E. (1999): *Die christliche Sitte nach den Grundsätzen der evangelischen Kirche im Zusammenhang dargestellt,* neu hrsg. u. eingel. v. W. E. Müller. Waltrop: Hartmut Spenner.

Strohm, C. (2000): „Zugänge zum Naturrecht bei Melanchthon". In: Frank, G. (Hrsg.): *Der Theologe Melanchthon.* Stuttgart: Jan Thorbecke Verlag, S. 339–356.

Troeltsch, E. (1981): *Glaubenslehre.* Nach Heidelberger Vorlesungen aus den Jahren

1911 und 1912 hrsg. v. G. von le Fort. Neudruck der Ausgabe München 1925. Aalen: Scientia-Verlag.

Vögele, W. (2000): *Menschenwürde zwischen Recht und Theologie. Begründungen von Menschenrechten in der Perspektive öffentlicher Theologie.* Gütersloh: Gütersloher Verlagshaus.

http://www.mospat.ru/en/documents/dignity-freedom-rights – Stand: April 2010.
http://www.mospat.ru/en/2009/12/14/news10180 – Stand: April 2010.
http://www.spiegel.de/spiegel/print/d-68167790.html – Stand: April 2010.

Schutz der Menschenrechte durch bewaffnetes Eingreifen?

Politisch-ethische Anmerkungen zur Debatte um eine *Responsibility to Protect*

Thomas Hoppe

Begonnen sei mit einer Erinnerung an die politische Situation in Europa vor der Epochenwende des Jahres 1989. Auf diese Zeit des Ost-West-Konflikts bezieht man sich heute im Allgemeinen unter der durchaus ungenauen Bezeichnung *Kalter Krieg* – ein Terminus, der in den siebziger und vor allem den achtziger Jahren des vergangenen Jahrhunderts für eine damals bereits überwundene, besonders konfrontativ geprägte Phase dieser Systemauseinandersetzung gestanden hatte. Die Bereithaltung militärischer Mittel war seit 1968 in ein Konzept der Kriegsverhütung „durch Abschreckung und Entspannung" (so die Formel des so genannten *Harmel-Berichts*) integriert, das ihren tatsächlichen Einsatz überflüssig machen sollte. Dies insbesondere angesichts der Tatsache, dass jeder größere bewaffnete Konflikt zwischen Ost und West jedenfalls für Europa verheerende Folgen gehabt hätte, die die Zahl der Opfer und das Ausmaß der Verwüstungen des Zweiten Weltkriegs voraussichtlich noch weit übertroffen hätten.

I Veränderte Herausforderungen für internationale Friedenssicherung nach dem Ende des Ost-West-Konflikts

Diese Situation spiegelte sich auch in der friedensethischen Debattenlage wider. Im Jahr 1983 publizierten die katholischen Bischöfe der USA und mehrerer europäischer Länder, unter ihnen auch beider deutscher Staaten, Hirtenbriefe zum Frieden. Sie kamen in der zentralen Botschaft überein, dass die Aufrechterhaltung militärischer Mittel der Verhinderung, nicht der Führung von Kriegen zu dienen habe. Insbesondere galt dies angesichts der ethischen Problematik der nuklearen Abschreckung. Sie basierte für den Fall ihres Versagens auf Einsatzoptionen für Kernwaffen, denen gegenüber das Friedenswort der deutschen Bischöfe fragte: „Ist nicht die Eskalationsgefahr auch eines noch so begrenzten Einsatzes so groß, dass keine Situation denkbar ist, in der der Entschluss zum Atomwaffeneinsatz in Abwägung aller Güter noch verantwortet werden könnte?" Dieser Artikulation grundlegender Skepsis folgte unmittelbar die Feststellung: „Im europäischen Bereich stellt sich die Frage auch verschärft im Blick auf die wachsende Zerstörungskraft konventioneller Waffen" (Sekretariat der deutschen Bischofskonferenz 1983, S. 55).

Alle Anfang der achtziger Jahre des vergangenen Jahrhunderts vorgelegten katholischen kirchenamtlichen Dokumente zur Friedensfrage wählten als gemeinsamen Referenztext die Pastoralkonstitution des Zweiten Vatikanums *Gaudium et Spes* (Zweites Vatikanisches Konzil 1965). Diese hatte in deutlichen Worten vor den Eigendynamiken gewarnt, die nur allzu bald in der Anwendung organisierter Gewalt aufzutreten drohten und „den Willen des Menschen zu den fürchterlichsten Entschlüssen treiben" (Pastoralkonstitution Gaudium et Spes, Nr. 80) könnten. „Gewarnt vor Katastrophen, die das Menschengeschlecht heute möglich" mache, gelte es „dringend", dass sich die Menschheit „von der alten Knechtschaft des Krieges" (ebenda Nr. 81) befreie. Wenn man nicht dieses weiter gefasste Ziel im Auge habe, bleibe es fraglich, ob sich nukleare Abschreckung als spezifischer Modus einer Politik der Kriegsverhütung werde überwinden lassen. Die mit ihrer Aufrechterhaltung verbundenen immensen Risiken und Kosten rechtfertigten jedenfalls nicht, sie auf Dauer als Grundlage militärischer Friedenssicherung zu akzeptieren.

Vor diesem Hintergrund erscheint die Skepsis und Zurückhaltung, mit der insbesondere die Öffentlichkeiten des Westens nach 1990 auf die wachsende Beteiligung ihrer Länder an militärischen Einsätzen reagierten, zu erheblichen Teilen als Ausdruck einer gegenüber früheren Zeiten gereiften Bewusstseinslage. In den politischen und ethischen Aporien der Abschreckung hatte sich in besonderer Zuspitzung eine grundsätzlichere Problematik herauskristallisiert, nämlich die Ambivalenz, ja Kontraproduktivitätsgefahr, die jeder Drohung mit, vor allem jedoch jeder Anwendung von organisierter Gewalt innewohnt: Krieg, so ließe sich mit einem oft wiederholten Wort des vormaligen Papstes, *Johannes Paul II.*, formulieren, stellt stets eine „Niederlage der Menschheit" dar – auch dort, wo solche Entschlüsse nicht leichtfertig gefällt werden und sich die Verantwortlichen der oft schwerwiegenden Konsequenzen solcher Gewalt, gerade für viele Unbeteiligte, bewusst sind. Im gleichen Sinn findet sich bereits in der Präambel der *Charta der Vereinten Nationen* von 1945 die feierliche Selbstverpflichtung der Mitgliedstaaten, „künftige Geschlechter vor der Geißel des Krieges zu bewahren."

Vom Gedanken der Gewaltprävention als zentralem Anliegen her ist auch das Friedenswort entworfen, das die deutschen katholischen Bischöfe im Jahr 2000 unter dem Titel „Gerechter Friede" veröffentlichten. Seine zentrale Botschaft lautet: Angesichts der regelmäßig absehbaren und nur schwer vermeidbaren Folgen organisierter Gewaltanwendung muss es erster Imperativ von Friedenspolitik sein, zu vermeiden, überhaupt in Situationen zu geraten, in denen man nur noch die Wahl zwischen im Grunde inakzeptablen Alternativen hat. Nur unter sehr speziellen Voraussetzungen kann der ethische Vorbehalt gegen Gewalt irgendwelche Einschränkungen erfahren. Angesichts von Situationen schwerster Menschenrechtsverletzungen, mit denen die Staatengemeinschaft in den neunziger Jahren mehrfach konfrontiert war, sprachen die Bischöfe von der moralischen „Pflicht [...], Menschen vor fremder Willkür und Gewalt wirksam zu schützen" (Sekretariat der deutschen Bischofskonferenz 2000, Ziff. 150). Bereits während des Zerfallsprozesses im ehemaligen Jugoslawien hatte sich die Frage gestellt, wie dem dortigen Blutvergießen ein Ende zu bereiten sei und ob es hierzu nicht eines internationalen Eingreifens bedürfe. Auch der Genozid in Ruanda, der 1994 binnen weniger Monate mehr als eine Million Menschenleben forderte, hatte der Welt vor Augen geführt, welche Konsequenzen sie in Kauf nahm, wenn sie in solchen oder ähnlichen Fällen auf wirksames Handeln verzichtete. Dabei ist die Zielsetzung, bedrohte Menschen zu schützen, universal zu formulieren, sie macht an politischen, geographischen, ethnischen, religiösen oder anderen Grenzziehungen prinzipiell nicht Halt. Denn darin, dass die Unrechtserfahrung, auf die diese Zielsetzung sich gründet, von fundamentaler Art ist, liegt offenkundig eine Erkenntnis, die sich jenseits partikularer normativer Überzeugungen als konsensfähig erweist.

Insofern ist die etwa ab Mitte der neunziger Jahre zu verzeichnende Zunahme multinationaler bewaffneter Interventionen nicht schlichtweg als Rückwendung zu politischen und militärischen Denkkategorien aus dem vornuklearen Zeitalter zu bewerten. Sie reagierte vielmehr auf die Wiederkehr des Krieges – auch nach Europa – in unterschiedlichen Formen der Vermischung herkömmlicher zwischenstaatlicher Konflikte mit innerstaatlichen Auseinandersetzungen. Auf internationaler Ebene bildete sich in jüngster Zeit ein wachsender Konsens darüber heraus, dass die internationale Gemeinschaft ihre *Responsibility to Pro-*

tect[1] annehmen müsse: Die Friedensverantwortung der Vereinten Nationen und ihrer Mitgliedstaaten könne und dürfe sich nicht darauf beschränken, klassische zwischenstaatliche Kriege zu verhindern. Sie habe vielmehr auch den potentiellen oder aktuellen Opfern von Völkermord, Kriegsverbrechen, ethnischen Säuberungen und anderen Verbrechen gegen die Menschlichkeit Schutz zu gewähren, soweit sie diesen Schutz nicht von Seiten des Staates erhielten, in dem sie leben. In ihrer Resolution 60/1 vom September 2005 bekannte sich die UN-Generalversammlung zu diesem Prinzip[2], und Papst *Benedikt XVI.* hob in seiner Ansprache an die Vereinten Nationen am 18. April 2008 in New York ebenfalls dessen Bedeutung hervor. Hierbei führte er unter anderem aus:

> Das Handeln der internationalen Gemeinschaft und ihrer Institutionen darf, soweit sie jene Prinzipien respektiert, die der internationalen Ordnung zugrunde liegen, nie als eine ungerechtfertigte Nötigung oder eine Begrenzung der Souveränität verstanden werden. Vielmehr sind es die Gleichgültigkeit oder das Nichteingreifen, die tatsächliche Schäden verursachen.[3]

Freilich hat diese Verpflichtung zu einem ggf. auch bewaffneten Eingreifen zugleich eine problematische Kehrseite: Sie kann dazu führen, dass das militärische Instrument, statt randständig zu werden, als Mittel der politischen Einflussnahme verstärkt ins Zentrum der Überlegungen rückt. Dass die Anwendung von Gewalt, wenn überhaupt, dann allenfalls als *ultima ratio* zu rechtfertigen wäre, kann auf diese Weise schnell in Vergessenheit geraten. Zudem erhöhen erfahrungsgemäß die Eigendynamiken des Einsatzes von organisierter Gewalt sowohl die Eskalationsträchtigkeit des Kampfgeschehens selbst, wie sie die Aussichten auf eine politische Unterbrechung bzw. Beendigung der militärischen Auseinandersetzung zu untergraben drohen. Der Kosovo-Konflikt konnte im Juni 1999 auch deswegen beendet werden, weil sich eine gefährliche weltpolitische Eskalation immer stärker abzeichnete, an welcher keiner der Staaten außerhalb des ehemaligen Jugoslawiens ein Interesse hatte. Von der wachsenden Sensibilität für diese Risiken war insbesondere die friedens- und sicherheitspolitische Diskussion der letzten Jahre des Kalten Krieges gekennzeichnet gewesen.

---

[1]   Vgl. International Commission on Intervention and State Sovereignty (ICISS) 2001.

[2]   Vgl. Vereinte Nationen 2005, Ziff. 138 f. Die Resolution der Generalversammlung fasst zugleich das Spektrum möglicher Krisen- bzw. Konfliktszenarien, die eine aktuelle *Responsibility to Protect* der Staatengemeinschaft entstehen lassen, enger, als es in der ICISS-Studie skizziert wurde. Dort war auch die Rede von Prozessen des Staatenzerfalls in Verbindung mit Hungersnöten oder Bürgerkriegen sowie von Naturkatastrophen, angesichts derer die zuständigen staatlichen Autoritäten entweder überfordert wären oder aus anderen Gründen untätig blieben. Vgl. Schaller 2008, S. 12.

[3]   Vgl.   http://www.vatican.va/holy_father/benedict_xvi/speeches/2008/april/documents/hf_ben-xvi_spe_20080418_un-visit_ge.html (Stand: April 2010). Zu diesem Text formulierte *Mary Ann Glendon*, die Botschafterin der USA beim Vatikan, einen Kommentar; vgl. Glendon 2008.

II Internationales Gemeinwohl als Bezugspunkt von Interventionsentscheidungen

In Reaktion auf die veränderte Einsatzwirklichkeit der Streitkräfte erließ das Bundesministerium der Verteidigung im Jahr 2003 neu gefasste *Verteidigungspolitische Richtlinien*, die an die Stelle der seit 1992 gültigen traten. In den neuen Richtlinien spiegelte sich das Bemühen wider, den Eindruck eines *Paradigmenwechsels* in der Außen- und Sicherheitspolitik zu vermeiden. Sie orientierten den Begriff „Verteidigung" vielmehr an einem „erweiterten Sicherheitsbegriff", der wie folgt formuliert wurde:

> Verteidigung heute […] schließt die Verhütung von Konflikten und Krisen, die gemeinsame Bewältigung von Krisen und die Krisennachsorge ein. Dementsprechend lässt sich Verteidigung geografisch nicht mehr eingrenzen, sondern trägt zur Wahrung unserer Sicherheit bei, wo immer diese gefährdet ist (Bundesministerium der Verteidigung 2003, Ziff. 5).

Die Richtlinien waren – wie drei Jahre später das sicherheitspolitische Weißbuch der Bundesregierung – darum bemüht, eine militärpolitische Engführung des Sicherheitsbegriffs zu vermeiden; explizit stellten sie fest:

> Sicherheit kann weder vorrangig noch allein durch militärische Maßnahmen gewährleistet werden. Präventive Sicherheitspolitik umfasst politische und diplomatische Initiativen sowie den Einsatz wirtschaftlicher, entwicklungspolitischer, rechtsstaatlicher, humanitärer und sozialer Maßnahmen (ebenda, Ziff. 36).

Grundsätzlich ist die Erweiterung des Reflexionsrahmens zu begrüßen, in dem hier über Sicherheit nachgedacht wird. Lange Zeit hindurch galt das Plädoyer für eine Integration militärischer Mittel in ein umfassendes Konzept der Friedenssicherung, das primär auf nichtmilitärischen Komponenten aufruht, als durchaus gewöhnungsbedürftiger Gedanke; auch wo er nicht formell bestritten wurde, hatte er es doch schwer, sich in etablierten außen- und sicherheitspolitischen Diskursen Geltung zu verschaffen. Vor diesem Hintergrund warnte bereits das Wort der deutschen Bischöfe *Gerechter Friede* davor, Außenpolitik lediglich unter dem Aspekt eines kurzsichtigen Eigeninteresses zu betreiben. Frieden als eines der grundlegenden kollektiven Güter der Völkergemeinschaft könne nur gesichert werden, wenn sich nationalstaatliche Politik am Maßstab eines übernationalen Gemeinwohls kritisch überprüfe und aufmerksam dafür werde, wo sie „elementare Rechte und Interessen anderer verletzt und so leicht zu neuer Ungerechtigkeit oder zur Festschreibung überkommener Unrechtsverhältnisse führt" (Sekretariat der deutschen Bischofskonferenz 2000, Ziff. 61). Von diesem Ansatz her ließ sich die friedenspolitische Relevanz von Defiziten auf den Gebieten internationaler Gerechtigkeit, des Menschenrechtsschutzes, der Zusammenarbeit im Rahmen internationaler Institutionen, der Bewahrung der natürlichen Lebensgrundlagen besonders eindrücklich aufweisen.

Der „erweiterte Sicherheitsbegriff" erscheint zwar als prinzipiell „anschlussfähig" für diese friedensethische Argumentationslinie, differiert jedoch zugleich in signifikanter Weise von ihr. Denn er beschränkt sich auf die Perspektive des längerfristig orientierten „aufgeklärten Eigeninteresses", das die gewachsene Komplexität der politischen Weltverhältnisse in der Haltung vorausschauender Klugheit zu berücksichtigen sucht. Dabei kommt man zwar möglicherweise auf weite Strecken zu ähnlichen politisch-praktischen Empfehlungen, wie sie sich aus friedensethischer Sicht ergeben. Der Anspruch an eine tragfähige normative Begründung für unter Umständen weitreichende Entscheidungen, gerade im Hinblick auf den Einsatz militärischer Mittel, erscheint dennoch in prekärer Weise reduziert.

Eine Begründungslücke mag sich beispielsweise dann auftun, wenn der Nachweis einer direkten Gefährdung der Sicherheit des eigenen Staates durch gewaltsame Konflikteskalationen in entfernten Regionen schwer fällt: Wo es in erster Linie um die Rettung von Menschen geht, die anderenfalls von schwersten Menschenrechtsverletzungen, bis hin zum Genozid, bedroht sind, kann der Verzicht auf ein Eingreifen mit einem „erweiterten Sicherheitsbegriff" noch vereinbar erscheinen – sofern aus einem solchen Nicht-Eingreifen keine weiteren, in herkömmlichen nutzentheoretischen Kategorien zu fassenden Nachteile drohen. Zugleich erschiene ein solcher Verzicht bei Anlegen ethischer Maßstäbe zutiefst fragwürdig. Das eindrücklichste Beispiel hierfür ist nach wie vor die faktische Nicht-, weil viel zu spät erfolgte Intervention der Staatengemeinschaft angesichts des Genozids in Ruanda 1994. Nicht nur der vormalige Generalsekretär der UN, *Kofi Annan*, auch der damals amtierende US-Präsident *Bill Clinton* und seine UN-Botschafterin *Madeleine Albright* haben seitdem wiederholt davon gesprochen, dass sie ihre Mitverantwortung für das Geschehen-Lassen der damaligen Ereignisse als moralisches Versagen empfänden.

Das Bestreben, eine inhaltlich anspruchsvolle außen- und sicherheitspolitische Konzeption unter häufigem Rekurs auf eine explizite deutsche Interessenlage zu begründen, muss zweifellos auch vor dem Hintergrund eines zunehmend in diese Richtung wirkenden politischen bzw. gesellschaftlichen Drucks interpretiert werden. Die wachsende Zahl internationaler militärischer Beteiligungen Deutschlands wirft für viele die Frage auf, wann sie mit Blick auf die beschränkten Fähigkeiten der Bundeswehr, solche Einsätze mit zu tragen, die Grenze des Vertretbaren erreicht. Die sorgfältige Prüfung, welche Art von Verpflichtung an welchem Ort zu welcher Zeit mit welchen Kräften übernommen werden kann, ist nicht nur nicht zu beanstanden – sie gehört zu den Amts-, aber auch zu den moralischen Pflichten der Bundesregierung und des zuständigen Ressortministers gegenüber den entsandten Soldaten wie gegenüber der Öffentlichkeit.

Aber eben für die Findung geeigneter Entscheidungskriterien wird die Alternative „universalistische oder primär an Partikularinteressen orientierte Analyse?" folgenreich: Waren es nicht gerade nationalstaatliche Interessenkalküle, aus denen heraus 1994 nicht verhindert wurde, was in Ruanda geschah? Sind es nicht vergleichbare Erwägungen, die heute nicht verhindern, dass sich in Darfur ein ähnliches Geschehen quasi „in Zeitlupe" wiederholt?[4] Und wie überzeugend wirkt auf einen moralisch sensiblen Menschen, der möglicherweise im Einsatz sein Leben riskiert, die Begründung solcher Einsätze – oder im Gegenteil des Verzichts auf sie – zwar mit einem ganzen Fächer politischer Opportunitätsargumente, aber unter Aussparung zentraler ethischer Aspekte, die damit unzweifelhaft verbunden sind? Immerhin droht hier nicht nur ein prekäres Begründungsdefizit für politisches Handeln mit militärischen Mitteln, das unter Umständen zum Nichthandeln führen kann, wo zu handeln geboten wäre. Es ist auch vorstellbar, dass unter Rückgriff auf rein politische oder ökonomische Interessen militärische Einsätze stattfinden, die bei einer näheren Prüfung unter friedensethischer Perspektive fragwürdig erscheinen, wenn nicht abzulehnen wären. Verfolgt man das Menschenrechtsanliegen lediglich in Abhängigkeit von anderen Interessen, so besteht nicht nur die Gefahr, dass bestimmte Menschen schutzlos bleiben, sondern auch diejenige, dass es zum interessenpolitischen Missbrauch von UN-Mandaten kommt (Vgl. Dembinski und Förster 2007, S. 13 f.). Erst eine Analyse jenseits nationalstaatlicher Kalküle könnte die Problematik solchen Handelns bewusst werden lassen.

Versucht man, politisches Entscheiden und Handeln nicht nur aus der Perspektive der jeweiligen Akteure, sondern möglichst aller von ihren Entscheidungen Betroffenen her wahrzunehmen, so wird überdies rasch deutlich, dass und warum die Berücksichtigung eines übernational verstandenen Gemeinwohls gerade nicht im Gegensatz zur klugen Wahrung von legitimen Eigeninteressen zu stehen braucht. Politische Klugheit hat als einen ihrer Maßstäbe, wie weit die zeitliche Dimension beachtet wird, in der sich einzelne Entscheidungen auswirken. Zu rechnen ist mit einer gewissen „Latenzzeit", nach der auch unerwünschte Handlungsergebnisse unübersehbar werden. Je mehr es gelingt, sie zu minimieren, vor allem grundlegende und legitime Interessen derer, die von solchen negativen Konsequenzen betroffen sind, zu respektieren und zu wahren, desto eher dürften zurückliegende Entscheidungen auch im Nachhinein auf Respekt, wenn nicht auf Akzeptanz rechnen können. Das Fehlen entsprechender Empathie kann dagegen kurzfristig erzielte Erfolge alsbald wieder in Frage stellen, wenn nicht zunichte machen. So gesehen, ist die Orientierung an der Perspektive eines Weltgemeinwohls nicht schlechterdings als das Gegenüber zu

---

[4] Hierzu im Detail Pabst 2008. Der Autor kommt zu dem Ergebnis (ebenda, S. 250): „Die strukturellen Mängel und Probleme sind durch das Fehlen einer einheitlichen Sudan-Politik im Sicherheitsrat zu erklären. [...] Bestimmend waren bisher Sonderinteressen von Mitgliedstaaten und Staatengruppierungen. Vorübergehend günstige Konstellationen im Sicherheitsrat wurden nicht genutzt, um einen kleinsten gemeinsamen Nenner für bessere Rahmenbedingungen zu finden."

dem zu betrachten, was man früher „Staatskunst" nannte, sondern kann, zumindest bei mittel- und längerfristiger Betrachtung, geradezu zu deren normativem Kriterium werden.

Sich am Anliegen eines übernationalen Gemeinwohls zu orientieren, bedeutet, eine gegebene politische Struktur unter der Fragestellung zu beurteilen, wie weit in ihr für jeden Betroffenen der Schutz und die tatsächliche Nutzungsmöglichkeit jener elementaren Rechte gewährleistet sind, die als Menschenrechte bezeichnet werden. Wenn man den Begriff „übernationales Gemeinwohl" vom Anliegen der Menschenrechtsverwirklichung für alle her erläutert, gewinnt er nicht nur inhaltliche Kontur, sondern entgeht zugleich der Gefahr einer Engführung lediglich auf Verteilungsaspekte, so wichtig diese zweifellos sind. Maßstab der Qualität und Legitimität politischen Agierens sind dessen konkrete Auswirkungen auf jene Minimalbedingungen menschenwürdiger Existenz, auf die alle Mitglieder der Menschheitsfamilie einen Anspruch haben.

Das Entscheidungsverhalten der Nationalstaaten in internationalen Strukturen, die der Gewaltprävention bzw. ihrer Eindämmung dienen, darf sich daher nicht länger nur pragmatisch, sondern muss sich prinzipiell an der Verwirklichung der Menschenrechte ausrichten (vgl. auch Mair 2007a, S. 17 ff.). Unter solchen Bedingungen ließe sich auch die Glaubwürdigkeit und damit das politische Gewicht legitimierter Institutionen der internationalen Staatengemeinschaft wesentlich erhöhen, wenn es gilt, mit nichtmilitärischen Mitteln auf ein konkretes Konfliktgeschehen einzuwirken. In diesem Zusammenhang ist zu betonen, dass das Konzept einer internationalen Schutzverpflichtung – *Responsibility to Protect* – auf die Bedeutung solchen gewaltpräventiven Handelns den größten Wert legt; keineswegs ist es die militärische Intervention, die im Zentrum solcher Überlegungen steht.[5] Es kommt vielmehr darauf an, die Instrumente und Mechanismen nicht nur der Frühwarnung, sondern vor allem eines zeitgerechten Krisenmanagements aufzuwerten und mit wesentlich stärkerer Effizienz zur Geltung zu bringen. Viele Situationen, in denen Gewaltanwendung als *ultima ratio* erscheint, könnten so wahrscheinlich vermieden werden, wenn diese – als *prima ratio* – verfügbaren nichtmilitärischen Handlungsoptionen konsequent genutzt würden. Dies verlangt von den Entscheidungsträgern – auf supranationaler wie nationaler Ebene – zunächst und vor allem einen hinreichenden politischen Willen, sich in Fragen des Krisenmanagements und der Gewaltprävention rechtzeitig zu engagieren.[6] Für ein solches Engagement sprechen nicht nur ethische Gründe – wo man Menschen das mit organisierter Gewaltanwendung verbundene Leid ersparen kann, ist man verpflichtet, dies zu tun[7] –, sondern auch die nutzentheoretische Überlegung, dass die Anforderun-

---

[5]   Dies hebt zu Recht hervor Evans 2008, S. 285, S. 290 f. Vgl. zu einzelnen Vorschlägen, wie sich diese Responsibility to prevent stärken ließe, Moix und Keck 2008.

[6]   Vgl. hierzu im Einzelnen Abramowitz und Pickering 2008.

[7]   Diese Überlegung bezieht sich durchaus auch auf Möglichkeiten, verfolgte Personen nicht durch die physische Präsenz von Interventionstruppen in ihren Herkunftsländern zu schützen, sondern indem

gen und Kosten präventiver Politik meist deutlich hinter dem Umfang an Verpflichtungen zurückbleiben dürften, der infolge eines militärischen Eingreifens zu erwarten stünde.

Dazu gilt es vor allem, die Strukturen des politischen Entscheidungsapparats daraufhin zu verändern, dass eine zeitgerechte Reaktion auf entsprechende Warnungen möglich wird. Eine gewaltpräventiv orientierte Friedenspolitik muss den Mut haben, auch „antizyklisch" zu agieren, also nicht auf den Druck bzw. die Zustimmung großer Öffentlichkeiten zu warten, bevor man in einer klar sichtbar werdenden Krisenlage zu handeln bereit ist. Politische Entscheidungen sind kontinuierlich daraufhin zu überprüfen, ob durch sie riskiert wird, vorhandene Krisenpotentiale noch zu verschärfen und – statt zur vorausschauenden Transformation – eher zur weiteren Eskalation von gewaltträchtigen Situationen beizutragen. Darüber hinaus ist es von ausschlaggebender Bedeutung, auf die Kohärenz anderer Politikbereiche – vor allem der Wirtschaftspolitik – mit den für die Außenpolitik definierten Zielsetzungen zu achten. Unter diesem Gesichtspunkt verlangt der Handel mit Rohstoffen aus Krisengebieten und mit Waffen, besonders den so genannten Kleinwaffen, wirksame Beschränkungen und Kontrollen. Gerade die leichte Verfügbarkeit solcher Waffen trägt entscheidend dazu bei, dass sich in manchen Regionen der Dritten Welt regelrechte „Kriegssysteme" herausbilden – mit verheerenden politischen und sozialen Konsequenzen.

III Legitimitätskriterien humanitär begründeter Interventionen

Von einem in dieser Hinsicht qualifizierten Begriff von Friedenspolitik her ist die Frage zu beantworten, welches die Kriterien sind, denen die Beteiligung an humanitär begründeten Interventionen zu unterliegen hätte:[8]

---

ihnen Flüchtlingsschutz bzw. Asyl in denjenigen Staaten gewährt werden, die sich anderenfalls vor eine Interventionsentscheidung gestellt sähen. Vgl. zu den hiermit aufgeworfenen Fragen Barbour und Gorlick 2008. Die Autoren erinnern daran, dass eine große Zahl der dem nationalsozialistischen Massenmord zum Opfer gefallenen Juden hätte gerettet werden können, wenn sie an den Grenzen möglicher Aufnahmestaaten nicht zurückgewiesen worden wären. Umgekehrt lasse sich seit dem Inkrafttreten der Genfer Flüchtlingskonvention 1951 als positive Erfahrung konstatieren (ebenda, S. 31): „[…] there is a proven track record of literally millions of persons being saved through the grant of asylum and protection as refugees. Many of those persons granted asylum since the inception of the international protection regime were fleeing situations of persecution based on a well-founded fear of genocide, ethnic cleansing and other serious crimes."

[8] Vgl. zum Folgenden Hoppe 2004.

1

Humanitäre Hilfe, Aufklärung und Schutz der Bevölkerung müssen essentielle Bestandteile jeder Intervention sein. Klarheit und angemessener Umfang des Mandats der Interventionskräfte, eine hinreichende personelle und materielle Ausstattung sowie adäquate Einsatzgrundsätze (*Rules of Engagement*) sind nicht nur entscheidend für die erfolgreiche Durchführung solcher Missionen. Sie sind zugleich eine unerlässliche Voraussetzung dafür, hierbei das Ziel einer *wirksamen Schadensbegrenzung gerade für die Zivilbevölkerung* so weit wie möglich verwirklichen zu können. Denn militärisches Handeln, das zu unverhältnismäßigen Zerstörungen führt, wird in seinem *Vollzug* auch dann unerlaubt, wenn es vom *Anlass* her gerechtfertigt erscheint. Darüber hinaus droht ein Übermaß an Gewaltanwendung den politischen Zweck einer Intervention zu vereiteln, denn eine hohe Zahl insbesondere ziviler Opfer steht in offenkundigem Gegensatz zu jenen Prinzipien der Humanität, mit denen der internationale Einsatz begründet wird. Diese schwindende Glaubwürdigkeit wirkt sich in prekärer Weise auch auf die Chancen aus, in der zivilen Aufbauarbeit Erfolge zu erzielen. Zudem ist damit zu rechnen, dass das Scheitern von UN-Missionen, die von vornherein inadäquat mandatiert und ausgerüstet entsandt wurden, zu Unrecht als Beweis einer mangelnden Eignung der Vereinten Nationen für Aufgaben der internationalen Friedenssicherung und des weltweiten Menschenrechtsschutzes interpretiert wird.

2

Um kontraproduktive Auswirkungen eines bewaffneten Eingreifens möglichst zu vermeiden, bedarf es einer so sorgfältig wie möglich ausgearbeiteten politischen Gesamtkonzeption (*sustainable peace*).[9] Dies schließt die zeitgerechte Bereitstellung ziviler Komponenten in hinreichender Zahl und Qualität ein. Wer sich zu einer Intervention entschließt, übernimmt eine direkte Verantwortung für die politische wie persönliche Zukunftsperspektive der Menschen im Interventionsgebiet und die dort regelmäßig notwendigen strukturellen Wandlungsprozesse. Diese Verpflichtung muss den Bevölkerungen, die einen Einsatz mittragen sollen, von vornherein in entsprechender Klarheit vermittelt werden. Fatal wäre es, direkt oder indirekt zu signalisieren, dass internationale Bemühungen um Konsolidierung und Stabilisierung einer Krisenregion nur von kurzer Dauer sein werden, so dass sie von interessierter Seite „in Ruhe abgewartet" werden können, um hernach alsbald die alten Verhältnisse neu entstehen lassen

---

[9] Diese Forderung bleibt grundsätzlich gültig, auch wenn Situationen denkbar sind, in denen man wegen unmittelbarer Handlungsnotwendigkeit nicht warten kann, bis ein solches Konzept vorgelegt wird, vielmehr auch die Risiken und Kosten eines Nicht-Eingreifens zu bedenken hat. Vgl. Mair 2007b, S. 15.

zu können. Solche gravierenden politischen Misserfolge von überaus aufwändigen Einsätzen drohen das dahinter stehende Konzept in den maßgeblichen politischen Öffentlichkeiten zu diskreditieren. Stattdessen müsste es darum gehen, jene *Lessons Learned* zu bedenken, die zu einer Verbesserung des Wirkungsgrads dieser Bemühungen beitragen können.

Teil einer tragfähigen Gesamtkonzeption muss es sein, die Kooperation ziviler und militärischer Akteure in sachgemäßer Weise zu justieren.[10] Einerseits dürfen zivile Helfer nicht zu politischen bzw. militärischen Zwecken instrumentalisiert werden, dies brächte sie um einen Teil ihrer Glaubwürdigkeit. Es kann dabei nicht nur notwendig sein, militärische und zivile Handlungsfelder bewusst zu entflechten – vor allem müssen die Schwerpunkte von vornherein richtig gesetzt werden, so dass die militärische Dimension des intervenierenden Handelns nicht die zivile, von ihrem Aufgabenprofil her in der Regel bei weitem komplexere dominiert.[11] Die Rolle von Streitkräften besteht in erster Linie darin, ein sicheres und stabiles Umfeld für eine konstruktive politische Konfliktbearbeitung zu schaffen, diese selbst obliegt hauptsächlich zivilen Akteuren. Das heutige Missverhältnis zwischen militärischen und zivilen Kapazitäten gerade angesichts der genannten Herausforderungen in der Konsolidierungsphase eines noch fragilen Friedenszustandes wurde bis in die jüngste Vergangenheit in verschiedensten Einsatzzusammenhängen beklagt, es bedarf dringend der Korrektur. Die zivilen Instrumente der Konfliktbearbeitung zu vernachlässigen, ist politisch fatal gerade unter dem Aspekt, dass es gilt, sich endlos in die Länge ziehende militärische Engagements zu vermeiden.

Andererseits kann die Konsequenz aus dieser Überlegung nicht lauten, dass humanitäre Helfer ihre Kooperation bzw. Koordination mit politischen oder militärischen Akteuren überall dort verweigern, wo eine Intervention nicht neutral sein *kann*, weil ihre explizite Begründung gerade darin liegt, die Angehörigen einer bestimmten Bevölkerungsgruppe vor Gewalt von Seiten anderer Gruppen oder seitens des Staates, in dem sie leben, zu schützen. Zu Recht beklagte der

---

[10] Zu kritischen Analysen zur diesbezüglichen Situation in Afghanistan vgl. Schmidt 2008.

[11] Vgl. Maass 2007, S. 84. – Zu vorstellbaren Formen der arbeitsteiligen Kooperation und Koordination ziviler und militärischer Akteure vgl. Hofmann 2008, S. 54 f.: „CIMIC-Einheiten sollten ihre taktische Komponente nutzen und humanitäre Hilfe in jenen Gebieten leisten, die für NGOs zu unsicher sind. Dabei sollten sie sich deutlich – etwa durch Uniformierung – als militärische Akteure zu erkennen geben. Um humanitäre CIMIC-Projekte nachhaltiger gestalten zu können, müssen die Einheiten paritätisch besetzt werden: der militärische Anteil am Personal darf nicht größer sein als der zivile, wie es momentan häufig der Fall ist. Außerdem müssen die zivilen Posten mit ausgebildetem und erfahrenem zivilem Personal besetzt werden, während das militärische Personal einer grundlegenden Ausbildung in internationaler Entwicklung und Friedenskonsolidierung bedarf. Darüber hinaus sollte die Entsendezeit für das militärische Personal der Dauer humanitärer Projekte angepasst werden. Damit die Projekte von NGOs und CIMIC-Einheiten genauer aufeinander abgestimmt werden können, sollte man den Informationsaustausch verbessern: Die Kommunikation der Akteure muss direkt erfolgen, nicht über Dritte [...] Dabei sollte man nicht ausschließen, dass es zu einer engeren Zusammenarbeit zwischen NGOs und CIMIC kommt, sobald eine Stabilisierung der Verhältnisse dies möglich werden lässt."

Verband Entwicklungspolitik deutscher Nichtregierungsorganisationen (VEN-RO) das Ausbleiben einer humanitären Intervention in Ruanda 1994[12], in der sich unzweifelhaft eine Option für die Opfer illegitimer Gewaltanwendung manifestiert hätte – in diesem Sinne wäre sie unparteilich nur in dem Sinne gewesen, dass sie ohne Ansehen der Person diesen Opfern zugute gekommen wäre.[13] Hilfsorganisationen sehen sich in ihrer Arbeit in Krisengebieten mit Zielkonflikten konfrontiert, die nicht in jedem Fall vermeidbar sind, bestenfalls auf ein annehmbares Maß verringert werden können.[14]

3

Sollen humanitär begründete Interventionen dem Anliegen des globalen Menschenrechtsschutzes auch auf längere Sicht dienen und in diesem Sinn eine nachhaltige Wirkung entfalten, so ist so weit wie möglich zu verhindern, dass in der Weise ihres Zustandekommens die Grundlagen supranationalen Rechts ausgehöhlt werden. Jede Staatenpraxis, die die gegebene Rechtslage nicht respektiert, bietet Grund zu der Befürchtung, dass sie Präzedenzfälle für vergleichbare Rechtsverletzungen anderer Staaten setzt. Sie liefe damit Gefahr, einer weiteren Zunahme kriegerischer Gewaltanwendung in den internationalen Beziehungen den Weg zu ebnen und das gegenwärtige Friedenssicherungssystem dadurch zu untergraben.[15]

Dies setzt andererseits voraus, dass insbesondere die Mitglieder des Sicherheitsrats der Vereinten Nationen von den ihnen zustehenden exklusiven Rechten einen sachgemäßen Gebrauch machen. Ein entschiedenes Handeln zugunsten der Menschenrechte darf nicht dort blockiert werden, wo seine Dringlichkeit offenkundig ist. Daher gilt es das internationale Recht mit dem Ziel weiterzuentwickeln, dass erforderliche Entscheidungen zu bewaffnetem Eingreifen aufgrund konsentierter materieller Rechtsstandards[16] und möglichst frei von anders gelagerten politischen Opportunitätskalkülen getroffen werden. Die ent-

---

[12] Vgl. VENRO 2003, S. 11.

[13] Zur Unterscheidung zwischen Neutralität und Unparteilichkeit und ihren Konsequenzen für die Konzeptionierung und Durchführung von Interventionen vgl. Donald 2003.

[14] Kaum auflösbar erscheint dabei folgender Konflikt: Militärische Absicherung humanitärer Hilfe für einzelne Zielgruppen richtet sich unvermeidlich gegen bestimmte Akteure des Konfliktgeschehens und kollidiert so mit der Neutralitätsverpflichtung der Helfer, kann aber die einzige Option darstellen, um durch Gewalttaten an Leib und Leben gefährdete Zivilbevölkerung ebenso zu schützen wie das Hilfspersonal selbst. Der Verzicht auf diese Absicherung würde dann darauf hinauslaufen, hilflose Menschen ihrem Schicksal zu überlassen. Dies wäre nicht nur für viele der Beteiligten unerträglich, es würde auch die moralische Glaubwürdigkeit beschädigen, mit der man sich in der Legitimation einer Intervention auf humanitäre Zielsetzungen beruft. Gerade mit Blick auf solche real möglichen Situationen sollte daher zwischen militärischen und zivilen Einsatzkräften bereits vor Beginn einer Mission Einvernehmen darüber hergestellt werden, wie im Ernstfall zu handeln ist.

[15] Vgl. als eine konzise Diskussion der hier begegnenden normativen, aber auch politisch-praktischen Probleme Etzioni 2007, bes. S. 193–207.

[16] Vgl. hierzu im Einzelnen Stelter 2007, bes. S. 291 ff.

sprechenden Verfahrensregelungen in internationalen Gremien sind daraufhin zu reformieren, dass sie das Zustandekommen sachgerechter Beschlüsse fördern.[17] Auch wenn gegenwärtig diskutierte konkrete Vorschläge hierzu aus unterschiedlichen Gründen noch nicht überzeugen können, muss die Suche nach konstruktiven Modifikationen des gegebenen Systems, nach transparenten und zugleich effizienten wie rechtlich überprüfbaren Entscheidungswegen fortgeführt werden. Nicht zuletzt haben zivile Helfer wie Soldaten einen Anspruch darauf, nicht in eine unsichere Rechtssituation entsandt zu werden.

Fortschritte erscheinen ferner im Hinblick auf die geltenden Standards im humanitären Völkerrecht notwendig, die die Opfer bewaffneter Konflikte nicht hinreichend zu schützen vermögen – zumal angesichts gewandelter Konfliktaustragungsformen und sich verändernder technischer Möglichkeiten zum Einsatz von Gewalt. Zum einen gilt es, alle Staaten dazu zu bewegen, die Standards der Genfer Zusatzprotokolle von 1977 im eigenen Zuständigkeitsbereich verbindlich zu machen. Zum anderen sollten Verhandlungsprozesse initiiert bzw. weitergeführt werden, die auf eine Fortbildung und Verstärkung der humanitären Schutznormen des Völkerrechts, über den Rahmen der Zusatzprotokolle hinaus, gerichtet sind.

4

Im Interesse der Kontrolle und Minimierung von Gewaltanwendung bedürfen die für den militärischen Einsatz vorgesehenen Personen einer Sensibilisierung für die ethischen Aspekte bzw. Konsequenzen vieler der ihnen unter Umständen abverlangten Einzelentscheidungen, darunter ausdrücklich auch für die ethischen wie rechtlichen Grenzen von Befehl und Gehorsam. Nur die Herausbildung von Aufmerksamkeit dafür, wie leicht sie – als Befehlsgeber wie als Befehlsempfänger – in den Sog der gewaltspezifischen Eigendynamiken geraten können[18], vermag zu verhindern, dass sie selbst schwere Verletzungen der Menschenrechte und der Normen des humanitären Völkerrechts begehen. Im Interesse präventiver Wirksamkeit genügt es nicht, dass Verstöße gegen diese elementaren Standards nachträglich sanktioniert werden. Vielmehr bedarf es einer hinreichend systematisch durchgeführten Bewusstseinsbildung in diesen Fragen bereits durch entsprechende Ausbildungsprogramme während der

---

[17] Vgl. z. B. die Vorschläge bei Abramowitz und Pickering 2008, S. 103 f. – Die ICISS-Studie zur *Responsibility to Protect* vom Dezember 2001, in der wesentliche Elemente dieses Konzepts ausgearbeitet worden waren, hatte auf die strukturellen Defizite der Entscheidungsfindung im UN-Sicherheitsrat ausdrücklich hingewiesen und verschiedene Optionen für den Fall einer Blockade dieses Gremiums im Fall einer Krisensituation diskutiert. Darauf nimmt die Resolution 60/1 der UN-Generalversammlung nicht mehr Bezug (vgl. Vereinte Nationen 2005); „stattdessen wird schlicht auf die Prinzipien der UN-Charta und des Völkerrechts verwiesen" (Schaller 2008, S. 13).

[18] Vgl. z. B. Hedges und Al-Arian 2007.

Einsatzvorbereitung.[19] Darauf ist ausdrücklich auch hinsichtlich der Behandlung von Gefangenen hinzuweisen. Selbst dort, wo man einem Inhaftierten den Kriegsgefangenenstatus nicht zuerkennt, wird dieser deswegen keineswegs zu einer rechtlosen Person. Seine Menschenwürde ist weiterhin in der Weise, wie er behandelt wird, zu respektieren; insbesondere stellen die auch in Krisensituationen nicht derogierbaren Menschenrechte rechtlich verbindliche Schutznormen dar, die gegenüber jedermann gelten.

Die Aktualität und Notwendigkeit, auf diesen Sachverhalt ausdrücklich hinzuweisen – nicht nur gegenüber Verbündeten, sondern auch im Blick auf Vorgänge und Diskussionslagen in Deutschland –, liegt leider seit geraumer Zeit offen zutage. Für die Bundeswehr besteht eine besondere Verpflichtung auf den Menschenrechtsschutz bereits im Rahmen der verbindlichen Grundsätze der Inneren Führung. Allerdings gilt es gerade im Kontext multinationaler Einsätze der Gefahr entgegenzuwirken, dass diese Prinzipien und die ihnen entsprechenden Soldatenrechte unter Druck geraten, weil sie nicht in Übereinstimmung mit der Praxis und Tradition anderer Armeen stehen. Statt *de facto* eine allmähliche Relativierung dieser rechtlichen Standards zu akzeptieren, ist daher auf die Bedeutung dieser Dimension politischer wie militärischer Verantwortung gegenüber einem reduktionistischen Verständnis der so genannten „Funktionalität" von Streitkräften – speziell im Blick auf Auslandseinsätze – mit Nachdruck hinzuweisen.

IV   Konfliktnachsorge als Prävention gegen erneute Gewalt

In vielen Fällen wird die Hauptverantwortung von Interventionsmächten nach dem Ende militärischer Auseinandersetzungen auf die Wiederherstellung eines Zustands gerichtet sein müssen, der der Bevölkerung im betroffenen Gebiet elementare Überlebensbedingungen sichert. Dabei gilt es, den erreichten Waffenstillstand dagegen abzusichern, dass die Situation nach kurzer Zeit in neue Gewaltanwendung zurückfällt. Darüber hinaus steht die Staatengemeinschaft vor der Aufgabe, einen umfassenden inneren Wandel im Lande einzuleiten, der das Wiedererstehen von Verhältnissen, die seinerzeit zum Interventionsgrund wurden, möglichst unwahrscheinlich werden lässt.[20] Grundsätzlich sollten sich stark wirksame und spürbare Eingriffe von außen darauf beschränken, Bedingungen zu schaffen, unter denen ein menschenrechtsfreundlicher Transforma-

---

[19]   Vgl. zu dieser Problematik Fleck 2008; ferner Schneiderhan 2008, bes. S. 146: „Die Ziele der Inneren Führung [...] verdeutlichen, dass insbesondere von den Vorgesetzten in ihrer Vorbildfunktion nicht primär handwerkliches Können, sondern vor allem ein ethisches und rechtsstaatliches Bewusstsein erwartet wird."

[20]   In der ICISS-Studie wurde dieser Dimension der internationalen Schutzverantwortung im Kontext der Überlegungen zur *Responsibility to Rebuild* Rechnung getragen, die zu den Verantwortungsdimensionen *to Prevent* und *to React* hinzukommen müsse.

tionsprozess gelingen kann. Ohne eine sich zunehmend konsolidierende Zivilgesellschaft dürfte es überaus schwierig werden, in Richtung auf – möglichst kulturell angepasste – Modelle politischer Partizipation dauerhafte Fortschritte zu machen. Allerdings lässt sich allein an der Durchführung von Wahlen nicht ablesen, wie weit ein Demokratisierungsprozess im Land bereits vorangeschritten ist. Es gehört vielmehr zur Verantwortung der Staatengemeinschaft, zu verhindern, dass als Ergebnis solcher Wahlen Personen an die Macht gelangen, die erwarten lassen, dass die begonnene Transformation der politischen und gesellschaftlichen Situation wieder revidiert wird.[21] Vergleichbare Probleme können sich im Kontext der Herausbildung zivilgesellschaftlicher Strukturen stellen, in denen ebenfalls nicht auszuschließen ist, dass radikale, gewaltbereite Kräfte erneut nach politischem Einfluss streben, denen es deswegen entgegenzuwirken gilt.

Bemühungen um eine Entmilitarisierung des Konflikts müssen Demobilisierungs- und Wiedereingliederungsmaßnahmen für ehemalige Kämpfer, insbesondere für Kindersoldaten, mit Priorität versehen. Frühzeitig bedarf es überdies weitreichender Reformen im Sicherheitssektor. Geeignete Rechtssysteme sind einzurichten, aber auch korrespondierende politische Institutionen zu schaffen, die einen wirksamen Menschenrechts- und Minderheitenschutz garantieren können. Zudem sollte nach Möglichkeiten gesucht werden, zum Aufbau einer veränderten politischen Kultur beizutragen, insbesondere der Neukonstituierung unabhängiger Medien den Weg zu bereiten. Von Bedeutung ist außerdem die Bekämpfung aller Erscheinungsformen von Korruption und organisierter Kriminalität, gerade in ihren schlimmsten Ausprägungen, wie sie im Menschenhandel (Zwangsprostitution), im Drogen- und Waffenhandel begegnen. Nicht zuletzt muss unterbunden werden, dass sich Angehörige der Interventionskräfte selbst hieran beteiligen und so ein Umfeld schaffen, in dem besonders menschenverachtende Kriminalitätsformen noch zusätzlich gefördert werden.

Externe Unterstützung ist unverzichtbar, sollen Regionen, die durch die Erfahrung organisierter Gewaltanwendung tief erschüttert wurden, auf den Weg einer sich in absehbarer Frist selbst tragenden Entwicklung zurückgeführt werden können. Wo in langjährigen Konflikten staatliche Strukturen zerfallen sind und sich stattdessen regelrechte Gewaltökonomien etablieren konnten, besteht eine Hauptaufgabe nach dem Abschluss einer militärischen Intervention darin, für viele Beteiligte einen Ausstieg aus diesen Gewaltstrukturen zu ermöglichen. Aufbauhilfen sollten daher auch darauf abzielen, der Bevölkerung in zunehmendem Maße zivile Einkommensmöglichkeiten zu erschließen. Zugleich muss das Eindringen von in Gewaltökonomien erzeugten Gütern in die formelle Wirtschaft erschwert werden.

---

[21] Zur Bedeutung dieser Überlegung vor dem Hintergrund der aktuellen Situation in Afghanistan vgl. Kupferschmidt 2008, S. 78 ff.

Flüchtlinge und Vertriebene bedürfen jedenfalls auf absehbare Zeit der Schaffung von Lebens- und Einkommensmöglichkeiten in der Nähe derjenigen Orte, in denen sie sich bei Ende der Gewaltphase tatsächlich befinden. Nur so weit die Verhältnisse in ihren ursprünglichen Herkunftsgebieten es vertretbar erscheinen lassen, darf auf ihre Rückkehr hingewirkt werden. Dieser Grundsatz muss nicht nur für anstehende Entscheidungen im Interventionsgebiet verbindlich sein, sondern ebenso für die Rückführungspolitik anderer Staaten, in denen Flüchtende vorübergehend Aufnahme gefunden haben. Zugleich bedarf es für alle Bevölkerungsgruppen einer zügigen Wiedererrichtung grundlegender sozialer Sicherungssysteme und eines wenigstens halbwegs gerecht zu nennenden Verteilungssystems, womöglich auch der zerstörten „sozialen Netzwerke". Erst durch die grundlegende Rekonstruktion des sozialen Systems werden Wege eröffnet, auf denen die dringend benötigten Ressourcen für eine sich längerfristig selbst tragende friedliche Entwicklung herausgebildet werden können.

Sorgfältig zu bestimmen ist der Zeitpunkt, zu dem mit einer strafrechtlichen Aufarbeitung von systematischen Menschenrechtsverletzungen und Verbrechen gegen die Menschlichkeit begonnen werden kann. Diese Aufgabe kann erst in Angriff genommen werden, wenn nicht mehr riskiert wird, dass der prioritäre Schutz vor neuer Gewaltanwendung auf diese Weise in Gefahr geriete. Generelle Amnestien sollten vermieden werden, weil sie regelmäßig dazu führen, dass die bisherigen Funktionseliten erhalten bleiben und ein breitenwirksamer Prozess der Auseinandersetzung mit dem Unrechtscharakter überwundener Systemstrukturen verhindert wird. Dadurch gerät jedoch die Legitimität der neuen politischen Ordnung auch bei den Opfern überwundener Unrechts- und Gewaltverhältnisse ins Zwielicht, obwohl sie auf deren Unterstützung wesentlich angewiesen ist. In manchen Situationen mag die Kombination von strafrechtlicher Verfolgung und einer öffentlichen Aufarbeitung der Vergangenheit im Rahmen von Wahrheitskommissionen empfehlenswert erscheinen; keinesfalls stellen jedoch solche Kommissionen eine Alternative dar, die die strafrechtliche Verfolgung schwerer Verbrechen schlechthin überflüssig machen könnte.

Angesichts der Unzulänglichkeiten strafrechtlicher Aufarbeitung bleibt eine Fülle weiterer Aufgaben zu bewältigen, wenn es gelingen soll, die Tatfolgen vergangener Verbrechen für die überlebenden Opfer und die Gesellschaft insgesamt zu lindern. Von besonderer Bedeutung sind dabei Bemühungen, die dem Versuch einer Linderung von Traumatisierungen gelten. Unter traumatischen Erfahrungen leiden nicht nur Opfer akuter Gewalt in Kriegen und Bürgerkriegen – schwere Traumatisierungen können auch die Folge vormaliger repressiver Gewaltstrukturen in autoritären bzw. diktatorischen Systemen sein. Eine Gesellschaft, die sich die Frage nach einem angemessenen Umgang mit ehemaligen Tätern nicht leicht macht, muss zugleich ebenso entschieden danach streben, den Opfern von systemischem Unrecht praktische Hilfe anzubieten. Insbesondere zivilgesellschaftlichen Akteuren müsste es deswegen darum gehen, den Umfang jeweils der konkreten Situation angepasster psychosozialer Hilfsangebote zu erweitern. Sie sollten dabei durchaus auch das jeweils vor Ort vorhandene, oft an traditionelle Formen gebundene Wissen um den Umgang mit Traumatisierungen berücksichtigen. Dabei gilt es zugleich der Tatsache Rechnung zu tragen, dass eine angemessene Bearbeitung der psychosozialen Folgen von Traumatisierungen längere Zeiträume benötigt und akute Kurzzeit-Interventionen vor allem dann wirksam werden können, wenn sie eine solche längerfristige Perspektive mit eröffnen.

Parallel hierzu wirken Bemühungen um eine Aufarbeitung der Vergangenheit auf gesellschaftlicher und politischer Ebene der Gefahr entgegen, dass sich vergleichbare Strukturen von Gewalt bzw. systemisch bedingtem Unrecht von neuem herausbilden. Die Erfolgsaussichten solcher Bemühungen hängen aufs Engste damit zusammen, wie weit es gelingt, im Raum der Öffentlichkeit früher zu Unrecht Verurteilte oder Benachteiligte zu rehabilitieren und wenigstens teilweise zu entschädigen. Solche Akte sind zwar zunächst im Hinblick auf die individuelle Lebenssituation der Betroffenen von großer Bedeutung, nicht minder sind sie es jedoch wegen ihrer symbolischen Funktion für die öffentliche Unterscheidung zwischen Recht und Unrecht, d. h. in politischer und kultureller Hinsicht. Durch öffentliche Ehrungen der Opfer, Gedenkstättenarbeit, historisch wie didaktisch mit Sorgfalt konzipierte Publikationen, Medienarbeit und die Thematisierung dieser Problematik im Bereich von Erziehung und Bildung kann es gelingen, Formen kollektiver Erinnerung vor politischer Manipulation zu schützen. Selbst die Aussichten für den Erfolg individueller Traumabearbeitung hängen entscheidend davon ab, ob diese in einem öffentlichen Klima stattfindet, das eine Offenlegung der Verursachungsfaktoren für die entstandenen Traumatisierungen ermöglicht.

Aus diesem – hier nur in groben Zügen skizzierten – anspruchsvollen friedensethischen Anforderungsprofil an militärische Interventionen mag zweierlei deutlich werden: Zum einen, warum es so schwer ist, Interventionen zu dem mit ihnen intendierten Ergebnis zu führen, so dass man damit rechnen muss, einem Teil der übernommenen Aufgaben auch bei ernsthaftem Engagement nicht gerecht zu werden. Zum anderen, dass eben deswegen der Handlungsmodus „Intervention" ein möglichst zu vermeidender ist und ausschließlich für extreme Situationen in Betracht gezogen werden darf, in denen er die einzige praktikable Alternative dazu darstellt, dass massenhafte Verbrechen gegen die Menschlichkeit einfach hingenommen werden. Vor einem „Paradigmenwechsel" in der internationalen Politik, der einen Interventionseinsatz von Streitkräften zunehmend als quasi normales Mittel der Einflussnahme anzusehen geneigt sein könnte, ist also tatsächlich zu warnen. Doch muss damit nicht zugleich negiert werden, dass das Mittel der Intervention unter den beschriebenen, eng definierten Voraussetzungen zur Verfügung stehen sollte – freilich eingebunden in die

Ausarbeitung einer Weltrechtsordnung, in der der Schutz der Menschenrechte höhere Bedeutung gewinnt als jedes Partikularinteresse eines Nationalstaats.

Literatur

Abramowitz, M., Pickering, T. (2008): „Making Intervention Work. Improving the UN's Ability to Act". In: Foreign Affairs 87 (2008), S. 100–108.

Barbour, B., Gorlick, B. (2008): „Embracing the ‚Responsibility to Protect': A Repertoire of Measures Including Asylum for Potential Victims". In: International Journal of Refugee Law 20 (2008), S. 533–566.

Benedikt XVI. (2008): „Ansprache vor den Vereinten Nationen am 18. April 2008" (http://www.vatican.va/holy_father/benedict_xvi/speeches/2008/april/documents/hf_ben-xvi_spe_20080418_un-visit_ge.html – Stand: April 2010).

Bundesministerium der Verteidigung (2003): Verteidigungspolitische Richtlinien, 21.05.2003. Berlin: BMV (http://www.bmvg.de/fileserving/PortalFiles/C1256EF40036B05B/N264XJ5C768MMISDE/VPR_BROSCHUERE.PDF – Stand: April 2010)

Dembinski, M., Förster, C. (2007): *Die EU als Partnerin der Vereinten Nationen bei der Friedenssicherung. Zwischen universalen Normen und partikularen Interessen.* Frankfurt a. M.: Hessische Stiftung Friedens- und Konfliktforschung.

Donald, D. (2003): „Neutral Is Not Impartial: The Confusing Legacy of Traditional Peace Operations Thinking". In: Armed Forces & Society 29 (2003), S. 415–448.

Etzioni, A. (2007): *Security First. For a Muscular, Moral Foreign Policy.* New Haven, Conn.: Yale University Press.

Evans, G. (2008): „The Responsibility to Protect: An Idea Whose Time Has Come … and Gone? " In: International Relations 22 (2008), S. 283–298.

Fleck, D. (2008): „Schutz der Menschenrechte bei Auslandseinsätzen: eine Herausforderung für Friedenstruppen, Entsendestaaten und internationale Organisationen". In: Neue Zeitschrift für Wehrrecht 50 (2008), S. 164–170.

Glendon, M. A. (2008): „Justice and Human Rights: Reflections on the Address of Pope Benedict to the UN". In: European Journal of International Law 19 (2008), S. 925–930.

Hedges, C., Al-Arian, L. (2007): „Der schmutzige Krieg. US-Soldaten berichten aus ihrem Alltag im Irak". In: Mittelweg 36 5/16 (2007), S. 17–52.

Hofmann, C. (2008): „Das Problem der Sicherheit für NGOs in Afghanistan". In: Schmidt, P. (Hrsg.): *Das internationale Engagement in Afghanistan – Strategien, Perspektiven, Konsequenzen.* Berlin: Stiftung Wissenschaft und Politik, S. 49–55.

Hoppe, T. (Hrsg.) (2004): *Schutz der Menschenrechte. Zivile Einmischung und militärische Intervention.* Berlin: Köster.

International Commission on Intervention and State Sovereignty (ICISS) (2001): *The Responsibility to Protect.* Ottawa: International Development Research Center for ICISS.

Kupferschmidt, F. (2008): „Sisyphus bei der Arbeit – oder: Wie viel ist genug?" In: Schmidt, P. (Hrsg.): *Das internationale Engagement in Afghanistan – Strategien, Perspektiven, Konsequenzen.* Berlin: Stiftung Wissenschaft und Politik, S. 73–83.

Maass, C. D. (2007): „Die Afghanistan-Mission der Bundeswehr". In: Mair, S. (Hrsg.): *Auslandseinsätze der Bundeswehr*. Berlin: Stiftung Wissenschaft und Politik S. 78–87.

Mair, S. (2007a): „Kriterien für die Beteiligung an Militäreinsätzen". In: Ders. (Hrsg.): *Auslandseinsätze der Bundeswehr*. Berlin: Stiftung Wissenschaft und Politik, S. 11–19.

Mair, S. (Hrsg.) (2007b): *Auslandseinsätze der Bundeswehr*. Berlin: Stiftung Wissenschaft und Politik.

Moix, B., Keck, T. (2008): *The Responsibility to Prevent. A Report to Congress from the Friends Committee on National Legislation (Quakers)*. Washington, D.C.

Pabst, M. (2008): „Die Vereinten Nationen und Sudan" In: Vereinte Nationen 56 (2008), S. 243–250.

Schaller, C. (2008): „Gibt es eine ,Responsibility to Protect'?" In: Aus Politik und Zeitgeschichte B 46/10.11.2008, S. 9–14.

Schmidt, P. (Hrsg.) (2008): *Das internationale Engagement in Afghanistan – Strategien, Perspektiven, Konsequenzen*. Berlin: Stiftung Wissenschaft und Politik.

Schneiderhan, W. (2008): „Innere Führung und ihre besonderen Anforderungen im Auslandseinsatz der Streitkräfte". In: Neue Zeitschrift für Wehrrecht 50 (2008), S. 144–149.

Sekretariat der deutschen Bischofskonferenz (1983): *Gerechtigkeit schafft Frieden*. Bonn.

Sekretariat der deutschen Bischofskonferenz (2000): *Gerechter Friede*. Bonn.

Stelter, C. (2007): *Gewaltanwendung unter und neben der UN-Charta*. Berlin: Duncker & Humblot.

VENRO (2003): *Positionspapier „Streitkräfte als humanitäre Helfer?"*, Bonn: Verband Entwicklungspolitik deutscher Nichtregierungsorganisationen (VENRO).

Vereinte Nationen (2005): Resolution 60/1 der Generalversammlung „Ergebnis des Weltgipfels 2005". New York: Vereinte Nationen.

Zweites Vatikanisches Konzil (1965): *Pastoralkonstitution Gaudium et Spes*.

Autorenverzeichnis

Julia Eckert ist Professorin für Sozialanthropologie an der Universität Bern.

Gerhard Ernst ist Professor für Geschichte der Philosophie und praktische Philosophie an der Universität Stuttgart.

Rainer Forst ist Professor für Politische Theorie und Philosophie an der Johann Wolfgang Goethe-Universität in Frankfurt am Main und Sprecher des dortigen Exzellenzclusters „Die Herausbildung normativer Ordnungen".

Volker Gerhardt ist Professor für praktische Philosophie an der Humboldt-Universität zu Berlin.

Stefan Gosepath ist Professor für Internationale Politische Theorie und Philosophie im Rahmen des Exzellenzclusters „Die Herausbildung normativer Ordnungen" an der Johann Wolfgang Goethe-Universität in Frankfurt am Main.

Thomas Hoppe ist Professor für Katholische Theologie unter besonderer Berücksichtigung der Sozialwissenschaften und der Sozialethik an der Helmut-Schmidt-Universität Hamburg.

Matthias Koenig ist Professor für Soziologie an der Georg-August-Universität Göttingen.

Friedrich Lohmann ist Professor für Systematische Theologie mit dem Schwerpunkt Ethik an der Humboldt-Universität zu Berlin.

Georg Lohmann ist Professor für praktische Philosophie an der Otto von Guericke-Universität Magdeburg.

Stephan Sellmaier ist Privatdozent an der Ludwig-Maximilians-Universität München sowie Akademischer Geschäftsführer des Münchner Kompetenzzentrums Ethik (MKE).

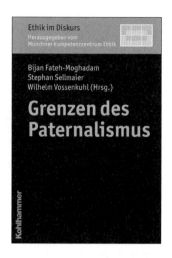

2010. 359 Seiten. Kart.
€ 29,90
ISBN 978-3-17-020548-2
Ethik im Diskurs, Band 3

Bijan Fateh-Moghadam/Stephan Sellmaier/Wilhelm Vossenkuhl (Hrsg.)

Grenzen des Paternalismus

Dieses Buch behandelt die Frage nach den Grenzen des Paternalismus als Grundlagenproblem der Moralphilosophie und des Strafrechts. Die von den Autoren diskutierten, konkreten Fragestellungen – u. a. aus den Bereichen Medizin- und Bioethik – zeigen, dass die Forderung nach einem Schutz des Menschen vor sich selbst nicht nur philosophische und juristische, sondern auch gesellschaftspolitische Sprengkraft besitzt.

Die Beiträge des ersten Teils zielen auf einen Perspektivenwechsel in der Paternalismusdiskussion ab, indem sie nach den Grenzen eines „liberalen Paternalismus" fragen, der vorgibt, sich an der Autonomie des Einzelnen zu orientieren. Im zweiten Teil werden die philosophischen Grundlagen des Paternalismusproblems analysiert. Der dritte Teil widmet sich spezifischen Problemen des Paternalismus im Strafrecht, während der vierte den Blick auf gesellschaftstheoretische und sozialpolitische Aspekte erweitert.

Dr. Bijan Fateh-Moghadam (Projektwissenschaftler im Exzellenzcluster „Religion und Politik") lehrt im Fachbereich Rechtswissenschaften der Universität Münster. **PD Dr. Stephan Sellmaier** (Akad. Geschäftsführer des MKE) und **Prof. Dr. Wilhelm Vossenkuhl** (Sprecher des Vorstands des MKE) lehren im Fachbereich Philosophie an der LMU München.

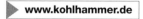

▶ **www.kohlhammer.de**

W. Kohlhammer GmbH · 70549 Stuttgart
Tel. 0711/7863 - 7280 · Fax 0711/7863 - 8430